口腔黏膜病药物治疗精解

Comprehensive Pharmacotherapy for Oral Mucosal Diseases

—— 第 2 版 ——

周红梅　周　刚　周　威　周永梅　编著

人民卫生出版社
·北京·

图书在版编目（CIP）数据

口腔黏膜病药物治疗精解 / 周红梅等编著. -- 2 版.
北京：人民卫生出版社，2024. 7. -- ISBN 978-7-117
-36584-0

Ⅰ. R781. 505

中国国家版本馆 CIP 数据核字第 2024VE1889 号

人卫智网	www.ipmph.com	医学教育、学术、考试、健康， 购书智慧智能综合服务平台
人卫官网	www.pmph.com	人卫官方资讯发布平台

口腔黏膜病药物治疗精解

Kouqiang Nianmobing Yaowu Zhiliao Jingjie

第 2 版

编　　著：周红梅　周　刚　周　威　周永梅
出版发行：人民卫生出版社（中继线 010-59780011）
地　　址：北京市朝阳区潘家园南里 19 号
邮　　编：100021
E - mail：pmph @ pmph.com
购书热线：010-59787592　010-59787584　010-65264830
印　　刷：北京盛通印刷股份有限公司
经　　销：新华书店
开　　本：889×1194　1/16　　印张：15
字　　数：454 千字
版　　次：2010 年 3 月第 1 版　　2024 年 7 月第 2 版
印　　次：2024 年 9 月第 1 次印刷
标准书号：ISBN 978-7-117-36584-0
定　　价：168.00 元

打击盗版举报电话：010-59787491　E-mail：WQ @ pmph.com
质量问题联系电话：010-59787234　E-mail：zhiliang @ pmph.com
数字融合服务电话：4001118166　E-mail：zengzhi @ pmph.com

编著者简介

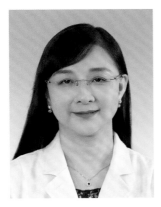

周红梅

主任医师,教授,博士研究生导师

四川大学华西口腔医学院口腔黏膜病科主任,中华口腔医学会中西医结合专委会候任主任委员,四川省口腔医学会口腔黏膜病(中西医结合)专委会主任委员。

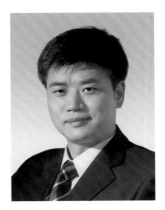

周　刚

主任医师,教授,博士研究生导师

武汉大学口腔医学院口腔黏膜科主任,中华口腔医学会口腔黏膜病学专委会主任委员,湖北省口腔医学会口腔黏膜病及中西医结合专委会主任委员。

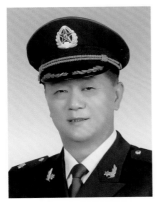

周　威

副主任医师,原第四军医大学口腔医学院牙周黏膜病科副主任、中国人民解放军总医院第八医学中心口腔科主任,中华口腔医学会中西医结合专委会副主任委员,北京市口腔医学会口腔黏膜病专委会副主任委员,北京市中西医结合学会口腔专委会副主任委员。

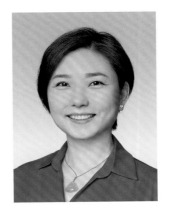

周永梅

副主任医师,上海交通大学医学院附属第九人民医院口腔黏膜病科,中华口腔医学会中西医结合专委会主任委员,上海市口腔医学会口腔遗传病与罕见病专委会副主任委员,上海市口腔医学会口腔黏膜病学专委会常委。

再 版 序

　　《口腔黏膜病药物治疗精解》迎来了它的再版，此乃我国口腔黏膜学界一件幸事。理由有三：

　　其一，是因为口腔黏膜病的复杂性、交叉性、疑难性，使从事这一行的专科医师或正在学习成为专科医师的人们，往往理不清头绪，开不了处方。这本书既全面系统，又简洁精要，从"用药"出发，倒叙了多种口腔黏膜常见病多发病的"临床特征""诊断要点""鉴别诊断"，使读者一目了然，大有醍醐灌顶之感。

　　其二，是因为口腔黏膜疾病的主要治疗手段是药物治疗，但没有此类疾病的专特药物。大部分药物是内科学或其他学科的用药，而用药原则和技巧又有别于其他学科。这本书正是从这一个"相似又不相同"的用药规律出发，给出了"治疗要点""用药原则"和"常用药物"。使读者能够一下子抓住药物治疗的关键，大有"指点迷津，顿然觉悟"之感。

　　其三，是因为编辑此书的四位"周"姓专家，都是专职从事口腔黏膜病临床诊疗工作几十年的中年医师，具有丰富的口腔黏膜病诊疗经验，见多识广，这本书将他们临诊成功的典型病例，以"用药方案举例"奉献给读者，大有"眼见为实，学有所依"之感。

　　再版之际，作者们与时俱进又增加了国内外相关临床指南或专家共识；根据最新药典全面更新了药物；增加了"疾病管理""康复宣教"理念，使该书更具有科学性、先进性和实用性。

　　我作为一名终身从事口腔黏膜病诊治的"周"姓老医生，很高兴为"四周"的书作序。我认为此书可以作为口腔黏膜病临诊的"肘后备急"工具书。要做到"精读、精理、精用"，才能让这本书在口腔黏膜病的"精准治疗"中发挥更大作用。

　　正所谓——
　　　　学海无边苦作舟，
　　　　术峰有顶勤去愁。
　　　　精读精理重精用，
　　　　精准疗效自然有。

周曾同

二〇二三年十二月十六日

第 一 版 序

口腔黏膜病学是口腔医学的重要组成部分，是研究和诊治口腔黏膜及软组织疾病的一门临床学科。口腔黏膜病是反映局部和全身综合状况的集合，并随着社会压力、环境污染、人口老龄化等问题的加剧，其病种越来越复杂疑难，发病率越来越高。又因口腔黏膜科医师在艾滋病、口腔癌前病变等的早期诊治中起着重要作用，所以，有专家指出：21世纪是口腔黏膜病科医师大显身手的时代。

目前，口腔黏膜病对于口腔医师来说，可谓是一大类公认的诊断困难、治疗棘手、"谈虎色变"的顽疾。药物治疗一直是与之斗争的主力军，但有关如何选择药物、如何采用合理的治疗方案、如何减少药物的毒副作用等仍为口腔医师和口腔黏膜病患者共同关注的问题。虽然，不少教材和参考书均涉及口腔黏膜病的防治问题，但至今国内外尚未见有关专门针对各类口腔黏膜病用药指导的专著，专业人士大呼"不解渴"！

"不解渴"怎么办？本书主编之一周红梅教授曾于1998年撰写《口腔科常见病用药指南》一书，深受广大口腔临床医师的欢迎，但该书是涉及口腔全科的用药。因此，撰写一本口腔黏膜病药物治疗解析的专门书籍成为大家的期望。我国四大口腔院校（华西、上二医、四医大、武大）的四位志同道合的中青年口腔黏膜病学专家走到一起来，他们均为我国口腔黏膜病专业委员会的副主委、常委，具有丰富的口腔黏膜病诊治经验，都曾主编或参编过多本统编教材或专著，最机缘巧合的是，他们四位都姓周。

"四周"经过艰苦的努力，终于将这本《口腔黏膜病药物治疗精解》奉献给大家。本书对各种口腔黏膜疾病的病因、临床表现、诊断等作了言简意赅的表述。而本书的最闪光点正是对口腔黏膜病药物应用的详解，同时，书中还穿插了丰富的典型病损和治疗前后的对比图片，使得整本书灵动而鲜活。另一方面，本书又尽量做到既有治疗经验和传统医学的提炼总结，又有国内外新观点和新进展的临床体现，是一本集"实用性、可读性、独创性、条理性和完美性"为一体的优秀专著。

我从事口腔黏膜病学的临床、教学和研究工作已有数十载，虽不能说桃李满天下，但我始终牢记十多年前在全校研究生毕业典礼上引用的一句名言"我向您鞠躬，并且高举手中的灯，照您上路"。看着我国口腔黏膜病学界的中青年专家茁壮成长，使我心中充满了幸福感，乐而为序。

李秉琦

二〇〇九岁末于怀玉堂

再 版 前 言

二〇〇八年十月，在成都一条僻静小街的茶舍里，我们"四周"商定了本书的写作计划。二〇一〇年《口腔黏膜病药物治疗精解》由人民卫生出版社出版发行。此后，我们各自忙碌，鲜有修订再版的想法。十年后的二〇二〇年，我们遭遇了一场突如其来的全球性疫情，世界面临百年未有之变局。当南京年会重逢时，我们不约而同地聊起了我们的这本书，没有任何犹豫一致决定着手修订。因为，我们知道这已不是单纯的一本书，它承载着希望、努力和延续。

在本书出版后的十年里，我们不断收到读者们的反馈，或口头或短信或邮件，有表扬鼓励的，有提出问题的，有希望再版的；而随机点入一个购书平台，满目是对本书的五星好评；让我们更没想到的是，撰写本书的初衷是为临床医生提供一本实用的口腔黏膜病用药参考书，却无意中成为口腔医学生们各类考试的备考工具书……我们特别感谢读者们的肯定和鼓励，更感激他们提出的各种修改建议，经过逐条梳理和认真讨论，最后成为本次修订的宝贵灵感和思路。

本次修订沿用了第一版的写作风格和逻辑层次，在保持原书"独特新颖、实用易读、多维美观、全面系统"等特色亮点的前提下，主要进行了以下四个方面的修订和更新：

1. 遵循循证医学原则，结合近年颁布的国内外口腔及临床医学领域相关指南或专家共识对疾病诊疗内容进行全面修订；

2. 根据《中华人民共和国药典》《中国医师药师用药指南》、中国医药信息查询平台等权威参考书或平台，对药物进行全面更新；

3. 引入疾病管理和康复养生理念，新增对局部和全身诱因的去除及健康宣教等内容；

4. 增加用药方案举例和病损图片的数量。

我们特别荣幸地邀请到全国著名的口腔黏膜病学专家上海交通大学医学院附属第九人民医院的周曾同教授为本书再版作序，也为"五周"齐聚而高兴。

本书难免有疏漏、不足，敬请指正，以利再版时修订完善。

感谢吴芳龙、王后赏、徐鸿单、牟镜天、张沈懿、陈娜、向远燊、曾庆祥、杨津、罗晶晶、王诗萌、史雪珂、刘扬帆、刘俊江协助部分修订工作，感谢胡筱悦设计封面药物插图。

鉴于口腔黏膜疾病的特殊性，本书所列部分药物可能存在超出说明书范围的情况，但均有团体标准、统编教材、学术文献以及作者长期临床实践的支持。本书仍是那块"抛砖引玉"的"砖"，还望口腔临床医师们严格遵循诊疗规范和个体化用药原则，愿药到病除！

周红梅　周　刚　周　威　周永梅

二〇二四年春

第一版前言

口腔黏膜病病种繁多,病因复杂,往往反映了口腔局部因素、全身因素、环境因素以及心理因素等综合作用的结果,因此,疑难杂症多,诊断较困难。而药物治疗对口腔医师来说更显棘手,例如,对于不同种类的疾病该如何制订治疗计划?对于同一种疾病的不同分型该如何用药?即使是同一分型但病情轻重程度不同又该如何选择不同的药物?还有同一病例的急性期、缓解期用药差异,不同年龄性别人群的用药差异,众多药物的合理选择搭配等,这些难题都可能使口腔医师在面对口腔黏膜病患者时显得束手无策,产生逃避、畏惧甚至放弃的心理。

其实,大多数口腔黏膜病是可以治愈或有效控制的,关键在于口腔医师是否掌握了用药原则、是否把握了正确的用药方向、是否能根据患者个体差异制订合理化的用药方案。要真正达到上述要求,既须进行长期的临床实践和总结交流,同时,配备一本专门解析口腔黏膜病用药的重要工具书也是必不可少的。据不完全统计,目前全国约有2万多名口腔医师会在日常医疗工作中接触到口腔黏膜病患者,由于黏膜病的治疗不像口腔医学的其他专业必需实际的器械操作培训,所以,专业用药书籍对黏膜病治疗的重要指导价值更为突出。

本书由来自国内四家著名口腔院校的四位长期从事口腔黏膜病临床、教学、科研的医师共同编著,这是真正意义上的"共同合作",因本书的编写形式有别于以往的分头撰写,组装成书,而是多次面对面地对每个疾病进行逐一讨论甚至争论,直至达到最后的共识,这既促进了学术的交流和融合,又最大限度地避免了一家之言或歧义。

本书除上述"学术的交融性"特点外,还具有以下特点。

1. 全面系统性 本书以病为纲,从用药原则、常用药物、用药方案、简便用药等多方面对各类口腔黏膜病的用药进行了较全面、系统、精密的解析。

2. 独特新颖性 本书专门针对不同种类、不同分型、不同病情、不同时期、不同人群的合理用药进行了较详尽的阐述和综合评估,是为本书最独特、最闪光之处。

3. 多维美观性 本书全彩印刷,不仅穿插了大量精致的典型病损图片和图表,还展示了丰富的治疗前后的对比图片,使整本书形象生动、多维美观。

4. 实用可读性 本书既结合国内外口腔黏膜病药物治疗的发展趋势,又特别注重对我国口腔临床医师的可借鉴性和实用性,绝大部分药物在国内均可购得,且有多种同类药物提供选择,有利于发挥本书对其临床实践的参考作用。

本书难免疏漏、错误,敬请指正,以利再版时修缮。

感谢危常磊、郭宜青、刘传霞、李晓英、王宇峰搜集部分资料。

本书仅起"抛砖引玉"的作用,还望广大口腔临床医师严格遵循"个体化用药"的最基本原则,愿"药到病除"!

周红梅 周 刚 周 威 周永梅

二〇〇九年十月二十八日

目　录

概　　述

口腔黏膜病(oral mucosal diseases)是指发生在口腔软组织上的类型各异、种类众多的疾病总称，主要包括口腔黏膜感染性疾病、口腔黏膜溃疡类疾病、口腔黏膜大疱类疾病、口腔黏膜变态反应性疾病、口腔黏膜斑纹类疾病、唇舌疾病、性传播疾病、系统疾病的口腔表征以及肉芽肿性疾病等。由于大多数口腔黏膜病是口腔局部刺激因素、系统性疾病以及神经精神因素等多因素综合作用的结果，因此，具有病因复杂、病损多变、诊断困难、治疗棘手等特点。

药物治疗是口腔黏膜病最主要的治疗手段，通过合理使用局部和全身药物，可有效控制病情或使部分病例达到临床愈合。口腔黏膜疾病的治疗具有以下5个特点。

1. 局部病损全身治疗　口腔黏膜病虽多表现为口腔局部损害，但由于常与全身因素和心理因素密切相关，因此，在临床治疗过程中，除了加强局部对症治疗外，还需针对可能存在的全身或心理因素进行对因治疗，即采取标本兼治的综合措施。

2. 相同疾病不同治疗　尽管疾病诊断相同，但仍需根据不同个体的不同病因、不同影响因素及不同时期等给予不同的药物治疗。

3. 不同疾病相同治疗　针对不同疾病可能具有相似的诱发因素或发病机制而给予相同的药物治疗。

4. 中西医结合治疗　对口腔黏膜病特别是一些慢性疾病，若结合中医药辨证施治可望获得良好的协同效应。

5. 慢性疾病管理　大多数口腔黏膜病慢性迁延，除了针对疾病本身进行治疗外，还需参照临床医学的慢性疾病管理模式对其进行管理，尽量消除可能的诱因，局部和全身联合用药，同时，注意随访观察，指导康复养生，防止病情复发或加重，甚至癌变。

在对口腔黏膜疾病实施药物治疗时，除了合理用药的基本原则外，还应遵循以下原则：①去除口腔局部刺激因素如烟、酒、残冠、残根、不良修复体、牙菌斑、牙结石等；②病情较轻者以局部治疗为主，较重者则采用局部和全身联合用药；③用药个体化原则；④采用药物治疗的同时，重视心理治疗的重要性。

在口腔黏膜病临床治疗过程中，常出现不同患者在使用同样药物时存在较大疗效差异的现象，这主要由两方面因素决定：一方面是药物因素，包括药物的化学结构、剂量和效应、剂型和给药途径、给药次数和时间等。局部剂型如溶液剂、糊剂、散剂等在口腔黏膜停留的时间较短，而凝胶剂、软膏等黏附制剂则可停留较长时间，因此，对缓释、控释剂型的研发有望提高药效；另一方面是机体因素，包括患者的年龄、性别、系统疾病、心理因素、营养状态、遗传因素等均对药效有重要影响。

尽管口腔黏膜疾病的合理用药和新药研发正逐渐受到重视，但在口腔黏膜病药物治疗方面仍存在一些问题，如经验性用药、缺乏个体化用药、选药不合理、局部药物制剂匮乏等。因此，目前口腔黏膜病药物治疗的研究重点即针对以上问题进行探索。

第一章　口腔黏膜感染性疾病的药物治疗

第一节　单纯疱疹

单纯疱疹（herpes simplex）是由单纯疱疹病毒（*Herpes simplex virus*, HSV）感染引起的一种急性皮肤黏膜疾病，以成簇小水疱伴不规则糜烂为其特点。当各种诱因（感冒、劳累、肿瘤放化疗、器官移植、艾滋病等）致人体抵抗力下降时易罹患该病。该病分为原发性和复发性感染两类，前者以儿童多见，后者好发于成人。

【临床特征】

1. **原发性疱疹性口炎**（primary herpetic stomatitis）　人类初次感染单纯疱疹病毒时大多为隐性感染，约10%～15%的患者可表现较明显的临床症状和体征。本节以急性疱疹性龈口炎（acute herpetic gingivostomatitis）为描述重点。

（1）好发于婴幼儿，但成人也常见。

（2）有较严重的前驱症状，如发热、头痛、乏力、肌肉酸痛、咽喉肿痛等，患儿哭闹、拒食、流涎等。

（3）口腔黏膜及口周皮肤出现成簇透明小水疱，疱壁薄，易破溃，疱破后融合成不规则糜烂。

（4）全口或局部的牙龈红肿，易出血（图1-1-1）。

（5）口腔疼痛明显，局部区域淋巴结肿痛。

（6）7～10天愈合。

（7）极少数情况下病毒可侵入中枢神经系统或内脏导致严重感染。

2. **复发性疱疹性口炎**（recurrent herpetic stomatitis）　原发性感染愈合后，约30%～50%的病例可出现复发性损害，因常在唇部或口周皮肤复发，又称复发性唇疱疹。本节以复发性唇疱疹为描述重点。

（1）好发于成人，诱因包括劳累、感冒、情绪改变、唇部的创伤或干燥等。

（2）在唇红部和（或）口周皮肤出现成簇小水疱，疱破后形成糜烂，上结痂壳（图1-1-2）。

（3）唇疱疹复发时，常出现在原来发作过的部位或其附近。

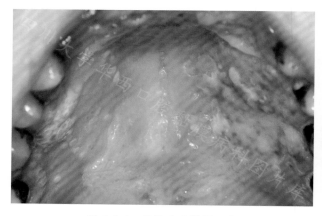

图1-1-1　急性疱疹性龈口炎
（四川大学华西口腔医学院供图）

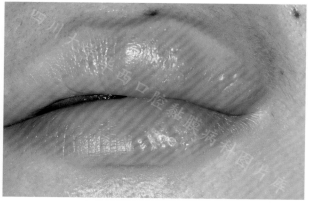

图1-1-2　复发性唇疱疹
（四川大学华西口腔医学院供图）

（4）全身反应较轻，局部有灼痛、麻胀感，局部区域淋巴结肿痛。

（5）约 7～10 天愈合。

【诊断要点】

1. 原发性感染多见于婴幼儿，急性发作，全身症状较重。复发性感染多见于成人，全身症状较轻。

2. 口腔黏膜或口周皮肤出现成簇小水疱，水疱易破溃形成不规则糜烂。

3. 一般 7 天左右愈合，可复发。

4. 结合病毒的分离鉴定、聚合酶链反应、血清学检查等可确诊。

【鉴别诊断要点】

1. 急性疱疹性龈口炎与疱疹型复发性阿弗他溃疡鉴别要点（表 1-1-1）

表 1-1-1　急性疱疹性龈口炎与疱疹型复发性阿弗他溃疡鉴别要点

	急性疱疹性龈口炎	疱疹型复发性阿弗他溃疡
病因	单纯疱疹病毒	不明确，免疫、遗传等多因素
好发年龄	6 个月～6 岁	20～40 岁
发作情况	急性发作 成簇小水疱，融合	反复发作 密集小溃疡，不融合
病损特点	常伴牙龈炎症 可有皮肤损害	少累及牙龈 不伴皮肤损害
全身反应	全身反应较重	全身反应较轻
用药方向	抗病毒治疗	免疫调节治疗
预后	大多数良好 极少数引起疱疹性脑膜炎	良好

2. 单纯疱疹与三叉神经带状疱疹鉴别要点

（1）前者由单纯疱疹病毒引起，后者由水痘 - 带状疱疹病毒引起。

（2）前者为小水疱，可累及口腔各部位黏膜，后者水疱较大，仅累及单侧口腔黏膜和（或）面部皮肤，疱性损害沿三叉神经分支排列，不超过中线。

（3）前者皮肤损害累及口周皮肤，后者累及单侧面部皮肤。

（4）后者疼痛较前者剧烈，病损愈合后易遗留疹后神经痛。

（5）前者愈合后可复发，后者在无免疫缺陷人群中极少复发。

3. 单纯疱疹与手 - 足 - 口病鉴别要点

（1）前者由单纯疱疹病毒引起，后者由柯萨奇病毒 A16 或肠道病毒 A71 引起。

（2）二者的口腔损害相似，但前者损害仅局限于口腔黏膜及口周皮肤，后者则可累及手掌、足底、臀部等部位皮肤。

（3）二者均有传染性，但后者的传染性更强。

4. 急性疱疹性龈口炎与药物过敏性口炎鉴别要点（表 1-1-2）

表 1-1-2　急性疱疹性龈口炎与药物过敏性口炎鉴别要点

	急性疱疹性龈口炎	药物过敏性口炎
病因	单纯疱疹病毒	变态反应
好发年龄	儿童	任何年龄
病史	感冒发热史	用药史

	急性疱疹性龈口炎	药物过敏性口炎
口腔损害	成簇小水疱,融合趋势	充血、水疱、糜烂
皮肤损害	常伴牙龈炎症 水疱,局限于口周	少累及牙龈 多样性,可累及四肢、躯干
用药方向	抗病毒治疗	抗过敏治疗
传染性	有	无
复发诱因	抵抗力下降	再次使用致敏药

5. 复发性唇疱疹与固定型药疹鉴别要点

（1）前者由病毒感染引起,后者由药物过敏引起。

（2）前者多有发热、感冒等诱因,后者有较明确的用药史。

（3）二者常复发于原先发作的位置或附近,但前者为成簇的小水疱,后者为单个圆形或椭圆形紫红色斑片或水疱。

【治疗要点】

1. 药物治疗。

2. 物理治疗。

3. 健康宣教。

【用药原则】

1. 宜在发病早期使用抗病毒药物(发病3～4天内)。

2. 全身和局部联合应用抗病毒药物。

3. 局部消毒、防腐、控制继发感染。

4. 原则上禁用糖皮质激素。

【常用药物】

（一）全身用药

1. 抗病毒药

（1）阿昔洛韦(aciclovir)

（2）伐昔洛韦(valaciclovir)

（3）泛昔洛韦(famciclovir)

（4）喷昔洛韦(penciclovir)

（5）利巴韦林(ribavirin)

（6）阿糖腺苷(vidarabine)

2. 免疫增强药

（1）胸腺肽(thymosin)

（2）匹多莫德(pidotimod)

（3）转移因子(transfer factor)

（4）卡介菌多糖核酸(BCG polysaccharide and nucleic acid)

3. 解热镇痛药

（1）布洛芬(ibuprofen)

（2）双氯芬酸钠(diclofenac sodium)

（3）阿司匹林(aspirin)

4. 维生素类药

（1）维生素 C(vitamin C)

（2）复合维生素 B（compound vitamin B）

（二）局部用药

1. 溶液剂

（1）氯己定溶液（chlorhexidine solution）

（2）复方氯己定溶液（compound chlorhexidine solution）

（3）复方硼砂溶液（compound borax solution）

（4）依沙吖啶溶液（ethacridine solution）

（5）呋喃西林溶液（nitrofurazone solution）

（6）过氧化氢溶液（hydrogen peroxide solution）

2. 糊剂

（1）金霉素甘油糊剂（chlortetracycline glycerol paste）

（2）达克罗宁糊剂（dyclonine paste）

3. 散剂

（1）西瓜霜粉剂

（2）锡类散

（3）冰硼散

4. 喷雾剂　口腔炎喷雾剂

5. 口含片

（1）利巴韦林含片（ribavirin buccal tablets）

（2）溶菌酶含片（lysozyme buccal tablets）

6. 膜剂　谷固醇达克罗宁膜（compound sitosterol pellicles）

7. 皮肤制剂

（1）重组人干扰素 α-2b 凝胶（recombinant human interferon α-2b gel）

（2）阿昔洛韦软膏（aciclovir ointment）

注：皮肤制剂可酌情用于唇部和面部皮损，勿用于口内病损。

（三）中成药

1. 口炎颗粒

2. 抗病毒颗粒

3. 板蓝根颗粒

4. 银翘解毒丸

【用药方案举例】

病例 1：急性疱疹性龈口炎。病情描述：儿童，口腔黏膜多处糜烂，牙龈红肿，精神较差，体温正常，肝肾功能正常。

1. 全身用药

（1）若患儿全身情况较差或伴肾功能不全或＜2 岁，应及时转诊儿科进行抗病毒及支持治疗。

（2）抗病毒药：阿昔洛韦片，口服或研细兑水口服，15mg/（kg·d），分 3 次服用，共 5～7 天。

（3）维生素类药：复合维生素 B 片，口服或研细兑水口服，0.5 片 / 次，每天 3 次；维生素 C 片，口服或研细兑水口服，50mg/ 次，每天 3 次。

2. 局部用药

（1）消毒防腐制剂：0.05% 氯己定溶液或复方氯己定溶液，稀释，含漱或由家长为患儿清洗口腔，每天 3 次。牙龈炎症较严重且能配合的患儿，可由口腔专科医师用 3% 过氧化氢溶液和 0.2% 氯己定溶液冲洗牙龈，每天 1 次，共 2～3 次。

（2）口腔炎喷雾剂，喷涂患处，每天2～3次；也可选西瓜霜粉剂，撒涂患处，每天2～3次。

3. 健康宣教

（1）注意为患儿保暖，饮食营养清淡，适当多饮水。

（2）因该病有传染性，应避免和老幼病弱人群密切接触。

4. 极少数病例可发展为严重感染，应密切观察，若患儿用药后病情未缓解或加重，需及时送儿科诊治。

病例2：急性疱疹性龈口炎。病情描述：成人，口腔较大面积糜烂，牙龈广泛红肿，畏寒，精神差，体温正常，肝肾功能正常。

1. 全身用药

（1）抗病毒药：阿昔洛韦片，口服，200mg/次，每天5次，共10天或400mg/次，每天3次，共10天。病情严重者，阿昔洛韦注射液，稀释后缓慢静脉滴注（持续1～2小时），一次用量5mg/kg，每8小时一次，共5天。也可选伐昔洛韦片，饭前空腹服用，0.3g/次，每天2次，共7天。

（2）根据患者全身情况给予支持、对症治疗：进食困难者可静脉输液；疼痛明显者给予解热镇痛药，可选布洛芬缓释胶囊，口服，0.3～0.6g/次，早晚各1次，餐中服可减少胃肠道症状。

（3）维生素类药：可酌情给予复合维生素B片，口服，2片/次，每天3次；维生素C片，口服，0.2g/次，每天3次。

（4）中成药：可酌情配合口炎颗粒，温开水冲服，3～6g/次，每天3次，共3～5天；也可选抗病毒颗粒或板蓝根颗粒等。

2. 局部用药

（1）消毒防腐制剂：1%～3%过氧化氢溶液、0.05%氯己定溶液或复方氯己定溶液，交替含漱，每天3次。牙龈炎症严重者，可由口腔专科医师用3%过氧化氢溶液、0.2%氯己定溶液冲洗牙龈，每天1次，共2～3次。

（2）金霉素甘油糊剂，涂敷患处，每天3次；也可选口腔炎喷雾剂，喷涂患处，每天3次；也可选西瓜霜粉剂、冰硼散等。

（3）超声雾化治疗：每天1～2次，共3～6次。

3. 健康宣教

（1）注意居家休息和保暖，饮食清淡营养，适当多饮水。

（2）因该病有传染性，应避免和老幼病弱人群密切接触。

病例3：复发性唇疱疹。病情描述：成人，唇部损害范围较大，肿痛较明显，复发较频繁，1年复发4～6次，体质较弱，易感冒，肝肾功能正常。

1. 全身用药

（1）抗病毒药：阿昔洛韦片，口服，200mg/次，每天5次，共5天或400mg/次，每天3次，共5天；也可选伐昔洛韦片，饭前空腹服用，0.3g/次，每天2次，共5天。

（2）免疫增强药：若患者体质较弱，胸腺肽肠溶片，口服，20mg/次，每天1次，1个月为1个疗程；也可选匹多莫德或转移因子等。

2. 局部用药

（1）消毒防腐制剂：0.05%氯己定溶液或复方氯己定溶液，湿敷唇部及口周皮损，泡软、洗脱痂壳，每天3次。

（2）抗病毒制剂：重组人干扰素α-2b凝胶，涂敷唇部及口周皮损，每天3次；也可选阿昔洛韦软膏或滴眼液，涂敷唇部及口周皮损，每天3次。

注意：上述3种皮肤制剂勿用于口内病损。

（3）低能量激光治疗：每天1次，共1～3次。

3. 健康宣教

（1）注意休息，少食辛辣燥性食物，适当多饮水。

（2）因该病有传染性，应避免和老幼病弱人群密切接触。

病例4：急性疱疹性口炎。病情描述： HIV抗体阳性患者，口腔损害严重，病程长，可持续1个月以上，反复发作。

用药方案详见第七章　艾滋病口腔表征的药物治疗。

【家庭简便用药】

1. 用生理盐水含漱或清洗患儿口腔，每天3次。

2. 蒲公英、板蓝根水煎，含漱，每天3次。

3. 青黛、冰片、人中白研细和匀，撒涂患处，每天3次。

【预后】

1. 该病预后一般良好。

2. 极少数播散性感染可引起疱疹性脑膜炎。

3. 若有诱因存在，可反复发作。

【预防】

1. 注意口腔卫生，常替婴幼儿擦洗口腔。

2. 体弱多病者应加强锻炼和营养，提高机体抵抗力。

3. 消除致抵抗力下降的因素，如劳累、节食、辛辣食物等。

4. 注意唇部保湿。

第二节　带 状 疱 疹

带状疱疹（herpes zoster）是由水痘 - 带状疱疹病毒（varicella-zoster virus，VZV）感染成人后引起的一种局部皮肤黏膜疾病，以沿单侧周围神经分布的成簇小水疱及剧烈神经痛为其特点。罹患恶性肿瘤、艾滋病、全身系统性疾病以及长期大量使用糖皮质激素等免疫抑制药均易诱发该病。夏秋季发病率较高，好发于老年人，病情常较严重。

【临床特征】

本节以三叉神经带状疱疹为描述重点。

1. 损害发生于单侧面部皮肤和口腔黏膜，不超越中线。

2. 面部皮肤出现成簇水疱，沿三叉神经排列成带状（图1-2-1）。

3. 口腔黏膜出现密集水疱，破溃后形成糜烂（图1-2-2）。

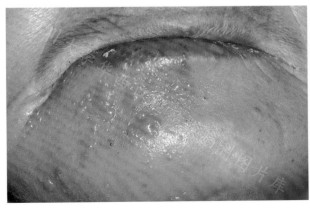

图1-2-1　三叉神经带状疱疹（面部）

（四川大学华西口腔医学院供图）

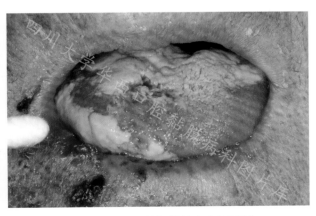

图1-2-2　三叉神经带状疱疹（口腔）

（四川大学华西口腔医学院供图）

4. 疼痛剧烈,老年人易遗留顽固的疱疹后神经痛(postherpetic neuralgia,PHN),可持续数周、数月,甚至数年。

5. 发病初期常有低热、乏力,局部有烧灼、刺痛、剧痛等症状。

6. 该病在无免疫缺陷人群中极少复发。

【诊断要点】

1. 好发于老年体弱者。

2. 单侧面部皮肤和口腔黏膜出现带状、成簇分布的水疱。

3. 剧烈的神经痛。

4. 必要时可采用抗病毒抗体检测等实验室检查。

【鉴别诊断要点】

1. 三叉神经带状疱疹与单纯疱疹鉴别要点 详见第一章第一节。

2. 三叉神经带状疱疹与药物过敏性口炎鉴别要点(表1-2-1)。

表1-2-1 三叉神经带状疱疹与药物过敏性口炎鉴别要点

	三叉神经带状疱疹	药物过敏性口炎	
诱因	年老体弱、系统疾病、劳累	用药史	
口腔损害	仅累及单侧口腔黏膜	口腔黏膜各部位均可累及	
皮肤损害	仅累及单侧面部皮肤	全身皮肤均可累及	
伴发症状	剧烈的神经痛	疼痛,但较神经痛轻微	
治疗方向	抗病毒治疗为主	抗过敏治疗为主	
复发	极少复发	若再次使用相同药物即复发	

【治疗要点】

1. 药物治疗。

2. 支持治疗。

3. 物理治疗。

4. 健康宣教。

【用药原则】

1. 尽早全身给予抗病毒药。

2. 联合增强免疫、止痛及神经营养药物。

3. 局部注意消毒、防腐、控制继发感染。

4. 慎用糖皮质激素。

5. 病情严重、全身情况较差者,及时转诊皮肤科住院治疗。

6. 若出现眼部损害,及时转诊眼科进行治疗。

【常用药物】

(一)全身用药

1. 抗病毒药

(1)阿昔洛韦(aciclovir)

(2)伐昔洛韦(valaciclovir)

(3)泛昔洛韦(famciclovir)

(4)溴夫定(brivudine)

(5)膦甲酸钠(foscarnet sodium)

2. 免疫增强药

（1）干扰素（interferon）

（2）胸腺肽（thymosin）

（3）匹多莫德（pidotimod）

3. 镇痛类药

（1）布洛芬（ibuprofen）

（2）双氯芬酸钠（diclofenac sodium）

（3）加巴喷丁（gabapentin）

（4）卡马西平（carbamazepine）

4. 维生素类药

（1）维生素 B_1（vitamin B_1）

（2）维生素 B_{12}（vitamin B_{12}）

（3）维生素 E（vitamin E）

（二）局部用药

1. 溶液剂

（1）氯己定溶液（chlorhexidine solution）

（2）复方氯己定溶液（compound chlorhexidine solution）

（3）复方硼砂溶液（compound borax solution）

（4）聚维酮碘溶液（povidone iodine solution）

（5）高锰酸钾溶液（potassium permangangate solution）

2. 糊剂

（1）金霉素甘油糊剂（chlortetracycline glycerol paste）

（2）达克罗宁糊剂（dyclonine paste）

3. 散剂

（1）锡类散

（2）冰硼散

（3）西瓜霜粉剂

4. 口含片

（1）双氯芬酸钠含片（diclofenac sodium lozenges）

（2）氯己定苯佐卡因含片（compound chlorhexidine hydrochloride buccal tablets）

（3）利巴韦林含片（ribavirin buccal tablets）

5. 皮肤制剂

（1）重组人干扰素 α-2b 凝胶（recombinant human interferon α-2b gel）

（2）阿昔洛韦软膏（aciclovir ointment）

（3）喷昔洛韦乳膏（penciclovir cream）

（4）酞丁胺软膏（ftibamzone ointment）

注：皮肤制剂可酌情用于唇部和面部皮损，勿用于口内病损。

（三）中成药

1. 口炎颗粒

2. 抗病毒颗粒

3. 板蓝根颗粒

4. 银黄口服液

5. 黄连口服液

6. 复方大青叶合剂
【用药方案举例】

病例 1：三叉神经带状疱疹。病情描述：成人，损害累及单侧面部及口腔黏膜，疼痛剧烈，精神较差，无免疫缺陷，肝肾功能正常。

1. 全身用药

（1）抗病毒药：阿昔洛韦片，口服，800mg/次，一天 5 次，共 7～10 天；若病情较重可选阿昔洛韦注射液，稀释后缓慢静脉滴注（持续 1～2 小时），一次用量 5mg/kg，每 8 小时一次，共 7～10 天；也可选伐昔洛韦片，饭前空腹服用，0.3g/次，每天 2 次，共 10 天；也可选溴夫定片，125mg/次，每天 1 次，共 7 天。

（2）免疫增强药：重组人干扰素 α-2b 注射液，肌内注射，$1×10^6$U/次，每天 1 次，共 6 天，一般和口服阿昔洛韦联合使用。

（3）镇痛类药：疼痛剧烈者，布洛芬缓释胶囊，口服，0.3～0.6g/次，早晚各 1 次，餐中服可减少胃肠道症状；也可选双氯芬酸钠缓释胶囊，整粒吞服，勿嚼碎，100mg/次，每天 1 次。

对于顽固的疱疹后神经痛，可选用加巴喷丁胶囊，第 1 天 0.3g，服 1 次，第 2 天 0.6g，分 2 次服用，第 3 天 0.9g，分 3 次服用，随后可根据疼痛缓解程度酌减剂量。

（4）维生素类药：维生素 B_{12} 注射液，肌内注射，0.25mg/次，每天 1 次，共 10～15 次；维生素 B_1 片，口服，10mg/次，每天 3 次。

2. 局部用药

（1）消毒防腐制剂：0.05% 氯己定溶液或复方氯己定溶液，含漱，每天 3 次；如果面部皮损较严重，应及时转诊皮肤科联合治疗。

（2）止痛制剂：双氯芬酸钠含片或氯己定苯佐卡因含片，含服，痛时用；也可选其他具有止痛作用的口腔制剂。

（3）毫米波治疗：每天 1 次，共 3～6 次（图 1-2-3）。

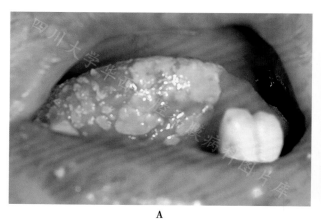
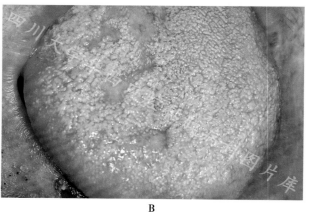

A   B

图 1-2-3　三叉神经带状疱疹
A. 治疗前　B. 治疗 1 周后
（四川大学华西口腔医学院供图）

3. 若患者全身情况较差或出现眼部损害，应及时转诊皮肤科或眼科进行治疗。

4. 健康宣教

（1）注意休息和保暖，饮食清淡营养，适当多饮水。

（2）该病传染性强，应避免和老幼病弱人群密切接触。

病例 2：三叉神经带状疱疹。病情描述：成人，存在免疫缺陷或 HIV 抗体阳性，口腔和皮肤损害较严重，肝肾功能正常。

1. 全身用药

（1）抗病毒药：阿昔洛韦注射液，稀释后缓慢静脉滴注（持续 1～2 小时），一次用量 5mg/kg，每 8 小时一次，共 7～10 天。如果患者对阿昔洛韦耐药，无明显疗效，则可换用膦甲酸钠。

（2）免疫增强药：重组人干扰素 α-2b 注射液，肌内注射，$1×10^6$U/ 次，每天 1 次，共 6 天。

（3）镇痛类药：疼痛剧烈者，布洛芬缓释胶囊，口服，0.3～0.6g/ 次，早晚各 1 次，餐中服可减少胃肠道症状；也可选双氯芬酸钠缓释胶囊，整粒吞服，勿嚼碎，100mg/ 次，每天 1 次。

对于顽固的疱疹后神经痛，可选用加巴喷丁胶囊，第 1 天 0.3g，服 1 次，第 2 天 0.6g，分 2 次服用，第 3 天 0.9g，分 3 次服用，随后可根据疼痛缓解程度酌减剂量。

（4）维生素类药：维生素 B_{12} 注射液，肌内注射，0.25mg/ 次，每天 1 次，共 10～15 次；维生素 B_1 片，口服，10mg/ 次，每天 3 次。

2. 局部用药

（1）消毒防腐制剂：0.05% 氯己定溶液或复方氯己定溶液，含漱，每天 3 次；如果面部皮损较严重，应及时转诊皮肤科联合治疗。

（2）止痛制剂：双氯芬酸钠含片或氯己定苯佐卡因含片，含服，痛时用；也可选其他具有止痛作用的口腔制剂。

3. 若患者全身情况较差或出现眼部损害，应及时转诊皮肤科或眼科进行治疗。

4. 健康宣教

（1）注意休息和饮食营养，积极提高机体免疫力。

（2）该病传染性强，应避免和老幼病弱人群密切接触。

【家庭简便用药】

1. 用生理盐水含漱或清洗面部皮损，每天 3 次。

2. 板蓝根 30g，水煎，含漱，每天 3 次。

3. 大青叶 30g，水煎，含漱，每天 3 次。

【预后】

1. 该病预后一般良好，自然病程约 2～4 周，老年人病程常为 4～6 周。

2. 年老体弱或治疗不当者，病情可较重，甚至有较严重的后遗症，如视力障碍甚至失明、面瘫、较长时间的疱疹后神经痛、持久性脑神经麻痹等。

【预防】

1. 积极治疗全身系统性疾病。

2. 长期服用糖皮质激素等免疫抑制药者应注意避免该病的发生。

3. 年老体弱者应尽量少聚集，注意锻炼身体，均衡饮食营养，提高机体抵抗力。

4. 养成健康的生活习惯，避免过劳，保持心情舒畅。

第三节　手 - 足 - 口病

手 - 足 - 口 - 病（hand-foot-mouth disease，HFMD）是由柯萨奇病毒（coxsackievirus，CV）A16、肠道病毒（enterovirus，EV）A71 等感染所引起的一种急性传染病，以发热、口腔黏膜、手、足、臀等多部位出现疱疹为主要特点，个别患者可引起严重并发症。该病好发于婴幼儿，在我国各地全年均有发生，患儿和隐性感染者为主要传染源，隐性感染率较高，我国于 2008 年 5 月 2 日将其纳入丙类传染病管理。

【临床特征】

1. 好发于 5 岁以下的婴幼儿。

2. 患儿可出现低热、咽痛、流涎、拒食、哭闹等症状。

3. 口腔黏膜散在红斑及小疱疹，疱疹易破溃形成糜烂，与单纯疱疹的口腔损害相似。

4. 皮肤小疱疹、斑丘疹呈离心性分布,多见于手掌、足底及臀部(图 1-3-1)。

5. 病程 5～7 天,可自愈,并发症较少,但少数患儿可出现高热、心肌炎、肺水肿、脑膜炎等严重并发症。

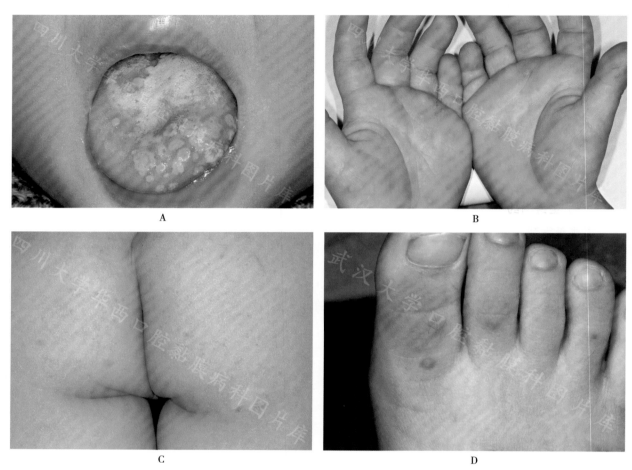

图 1-3-1　手 - 足 - 口病在不同部位的病损表现
A.口腔　B.手　C.臀　D.足(A～C 图由四川大学华西口腔医学院提供,D 图由武汉大学口腔医学院提供)

【诊断要点】

1. 夏秋季好发。

2. 患者多为 5 岁以下婴幼儿,易在幼儿园儿童间传播、群体发病。

3. 发热,口腔散在糜烂,手、足、臀等部位小疱疹。

4. 病程较短,一般 1 周内可愈合。

5. 结合病毒的分离鉴定、血清抗体检测、病毒特异性核酸检测等可确诊。

【鉴别诊断要点】

1. 手 - 足 - 口病与单纯疱疹鉴别要点　详见第一章第一节。

2. 手 - 足 - 口病与疱疹性咽峡炎鉴别要点

(1)前者主要由柯萨奇病毒 A16 及肠道病毒 A71 引起,后者主要由柯萨奇病毒 A4 引起。

(2)前者累及口腔黏膜及手、足、臀皮肤,后者主要累及口腔后份如软腭及咽周黏膜。

3. 手 - 足 - 口病与水痘鉴别要点

(1)前者主要由柯萨奇病毒 A16 及肠道病毒 A71 引起,后者由水痘 - 带状疱疹病毒初次感染引起。

(2)前者病程 5～7 天,后者更长 2～3 周。

（3）前者皮疹呈离心性分布，后者呈向心性分布，皮疹最密集的部位是胸、背、腹等躯体部位。

【治疗要点】

1. 手-足-口病属国家丙类法定传染病，口腔医师一旦发现手-足-口病患者，应严格按照《中华人民共和国传染病防治法》和《传染病信息报告管理规范》的有关规定进行登记上报。

2. 药物治疗。

3. 支持治疗。

4. 注意隔离患儿，并密切观察其全身情况。

【用药原则】

1. 全身给予支持、对症等治疗。

2. 局部注意消炎、止痛、促愈合。

3. 原则上禁用糖皮质激素。

4. 病情较重或伴严重并发症者，应及时转诊儿科住院治疗。

【常用药物】

（一）全身用药

维生素类药

（1）维生素C（vitamin C）

（2）复合维生素B（compound vitamin B）

（二）局部用药

1. 溶液剂

（1）氯己定溶液（chlorhexidine solution）

（2）复方氯己定溶液（compound chlorhexidine solution）

2. 散剂

（1）西瓜霜粉剂

（2）冰硼散

（3）锡类散

3. 喷雾剂 口腔炎喷雾剂

（三）中成药

1. 口炎颗粒

2. 小儿咽扁颗粒

3. 蒲地蓝消炎口服液

【用药方案举例】

病例：手-足-口病。病情描述：儿童，病情较轻，精神稍差，体温正常，肝肾功能正常。

1. 全身用药

（1）中成药：可酌情选口炎颗粒，温开水冲服，1.5～3g/次，每天3次，共3～5天；也可选小儿咽扁颗粒，温开水冲服，4～8g/次，每天2～3次，共3～5天。

（2）维生素类药：复合维生素B片，口服或研细兑水口服，0.5片/次，每天3次，共5～7天；维生素C片，口服或研细兑水口服，50mg/次，每天3次，共5～7天。

2. 局部用药

（1）消毒防腐制剂：0.05%氯己定溶液或复方氯己定溶液，稀释，含漱或由家长为患儿清洗口腔，每天3次。

（2）口腔炎喷雾剂，喷涂患处，每天2～3次；也可选西瓜霜粉剂，撒涂患处，每天2～3次。

（3）阿昔洛韦软膏，涂敷手、足等皮损处，每天3次。

3. 少数病例可出现严重并发症,应密切观察,及时转诊相应专科如儿科、神经内科、呼吸内科等进行诊治。

4. 健康宣教

（1）注意为患儿保暖,居家休息,清淡饮食,适当多饮水。

（2）因该病传染性强,需注意隔离患儿,勿和其他儿童密切接触,避免交叉感染。

【家庭简便用药】

1. 用生理盐水含漱或清洗患儿口腔,每天 3 次。

2. 金银花 3g,黄连 3g,水煎,含漱或清洗患儿口腔,每天 3 次。

3. 板蓝根 6g,竹叶 2g,薄荷 2g,水煎,含漱或清洗患儿口腔,每天 3 次。

【预后】

1. 该病预后一般良好,自然病程 1～2 周。

2. 少数病例可出现严重并发症,危及生命。

3. 患过该病的患儿,仍有可能再次感染,并非终身免疫。

【预防】

1. 遵循"早发现,早诊断,早治疗"的"三早"基本原则。

2. 及时隔离患儿,隔离时间不少于 1 周。

3. 儿童每晨入园时常规进行检查,包括口腔、双手、体温等。

4. 对儿童接触的用品包括玩具、餐具、便器等进行定期消毒。

5. 该病流行期间,做到"常洗手,勤开窗,喝开水,食熟食,晒衣被"十五字诀。

6. 调整婴幼儿的饮食营养结构,提高机体抵抗力。

第四节　疱疹性咽峡炎

疱疹性咽峡炎（herpangina）是由柯萨奇病毒 A 型（coxsackievirus groups A, CVA）及肠道病毒 A71 引起的一种急性传染病,以发热、咽峡部疱疹、溃疡为其特点。该病好发于 6 岁以下儿童,也可见于成人,夏秋季为高发季节。

【临床特征】

1. 前驱症状较轻,可有发热,患儿可表现流涎、拒食、哭闹等。

2. 在口腔后部如软腭、悬雍垂、扁桃体等部位出现成簇的小疱疹或糜烂（图 1-4-1）。

3. 病程约 4～6 天,并发症较少见,但少数病例可出现脑炎、肺水肿、心肌炎等严重并发症,危及生命。

【诊断要点】

1. 急性发病。

2. 多见于 6 岁以下儿童。

3. 病损局限于咽峡部,很少发生在口腔前部和牙龈。

4. 病损为丛集成簇的小疱疹或糜烂。

5. 结合病毒的分离鉴定、血清抗体检测、病毒特异性核酸检测等可确诊。

【鉴别诊断要点】

疱疹性咽峡炎与急性疱疹性龈口炎、手 - 足 - 口病鉴别要点（表 1-4-1）。

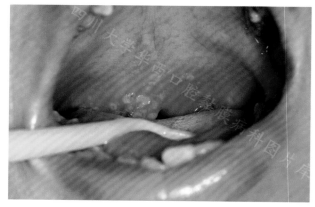

图 1-4-1　疱疹性咽峡炎
（四川大学华西口腔医学院供图）

表 1-4-1　疱疹性咽峡炎与急性疱疹性龈口炎、手 - 足 - 口病鉴别要点

	疱疹性咽峡炎	急性疱疹性龈口炎	手 - 足 - 口病
前驱症状	较轻	较重	较轻
口腔好发部位	局限于口腔后部,较少累及口腔前部和牙龈	累及口腔黏膜各部位和牙龈	累及口腔黏膜各部位,较少累及牙龈
口腔损害	成簇小疱疹或糜烂	成簇小疱疹 糜烂面积较大	散在小疱疹 糜烂面积较小
皮肤损害	无皮肤损害	可伴口周皮肤损害	可伴手、足、臀部皮肤损害
并发症	少数严重	较少见	少数严重

【治疗要点】

1. 药物治疗。

2. 支持治疗。

3. 注意隔离患儿,并密切观察其全身情况。

【用药原则】

1. 全身给予支持、对症等治疗。

2. 局部注意消炎、止痛、促愈合。

3. 原则上禁用糖皮质激素。

4. 有严重并发症者,应及时转诊儿科住院治疗。

【常用药物】

（一）全身用药

维生素类药

（1）复合维生素 B（compound vitamin B）

（2）维生素 C（vitamin C）

（二）局部用药

1. 溶液剂

（1）氯己定溶液（chlorhexidine solution）

（2）复方氯己定溶液（compound chlorhexidine solution）

2. 喷雾剂　口腔炎喷雾剂

（三）中成药

1. 口炎颗粒

2. 小儿咽扁颗粒

3. 蒲地蓝消炎口服液

【用药方案举例】

病例: 疱疹性咽峡炎。病情描述:儿童,病情较轻,精神稍差,体温正常,肝肾功能正常。

1. 全身用药

（1）中成药:可酌情选口炎颗粒,温开水冲服,1.5～3g/ 次,每天 3 次,共 3～5 天;也可选小儿咽扁颗粒,温开水冲服,4～8g/ 次,每天 2～3 次,共 3～5 天。

（2）维生素类药:复合维生素 B 片,口服或研细兑水口服,0.5 片 / 次,每天 3 次,共 5～7 天;维生素 C 片,口服或研细兑水口服,50mg/ 次,每天 3 次,共 5～7 天。

2. 局部用药

（1）消毒防腐制剂:0.05% 氯己定溶液或复方氯己定溶液,稀释,含漱或由家长为患儿清洗口腔,

每天 3 次。

（2）口腔炎喷雾剂，喷涂患处，每天 2～3 次。

3. **病情较重者，应及时转诊儿科进行抗病毒及支持治疗。**

4. **健康宣教**

（1）注意为患儿保暖，居家休息，清淡饮食，适当多饮水。

（2）因该病有传染性，应避免和老幼病弱人群密切接触。

【家庭简便用药】

1. 用生理盐水含漱或清洗患儿口腔，每天 3 次。

2. 金银花 3g，黄连 3g，水煎，含漱或清洗患儿口腔，每天 3 次。

3. 板蓝根 6g，竹叶 2g，薄荷 2g，水煎，含漱或清洗患儿口腔，每天 3 次。

【预后】

1. 该病有自限性，预后良好。

2. 少数病例可出现严重并发症，危及生命。

3. 该病可复发。

【预防】

1. 患儿在家隔离 2 周，避免传染其他儿童。

2. 注意口腔卫生，常替儿童擦洗口腔。

3. 勤洗手，勤消毒，居室每天通风半小时以上。

4. 减少聚集，尽量少带儿童去拥挤的公共场所。

5. 体弱多病者应加强营养，适当锻炼，提高机体抵抗力。

第五节　口腔念珠菌病

口腔念珠菌病（oral candidosis）是由真菌 - 念珠菌属感染所引起的口腔黏膜病，其中，白念珠菌（candida albicans）是最主要的病原菌。但近年克鲁斯念珠菌、都柏林念珠菌感染有增多趋势，还存在多种念珠菌混合感染现象。大多数健康人口腔内都有白念珠菌，正常状态下并不致病。但如果出现局部或全身性的诱因，如系统性疾病、艾滋病、长期应用广谱抗生素、免疫抑制药、佩戴假牙等，白念珠菌则可变成致病菌。该病分为急性假膜型、急性红斑型、慢性红斑型和慢性增殖型 4 种类型。

【临床特征】

1. **急性假膜型念珠菌病**（acute pseudomembranous candidosis）

（1）新生儿多见，又称新生儿雪口病。成人多见于 HIV 感染、长期使用广谱抗生素、免疫抑制药以及年老衰弱者。

（2）口腔任何部位均可累及。

（3）口腔黏膜广泛充血，上覆白色小斑点或斑片状假膜（图 1-5-1）。

（4）稍用力可擦掉假膜，露出充血或浅糜烂。

（5）全身反应较轻，患儿可出现流涎、拒食等，成人可有灼痛。

2. **急性红斑型念珠菌病**（acute erythematous candidosis）

（1）成人多见，特别是长期使用广谱抗生素、糖皮质激素等免疫抑制药者，又称抗生素性口炎。

（2）因舌部好发，又称抗生素性舌炎。

（3）口腔黏膜出现外形弥散的红斑，舌背丝状乳头萎缩呈鲜红色，有的病例可有少量假膜，可同时伴颊、腭红斑、口角糜烂等（图 1-5-2）。

（4）全身反应可表现为原发疾病的症状，局部有灼痛、口干、味觉异常、进食辛辣烫热食物疼痛加重等症状。

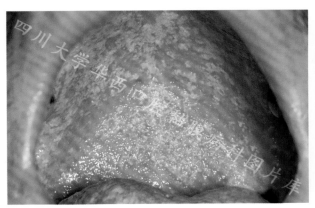

图 1-5-1　急性假膜型念珠菌病
（四川大学华西口腔医学院供图）

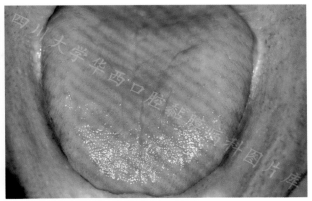

图 1-5-2　急性红斑型念珠菌病
（四川大学华西口腔医学院供图）

3. **慢性红斑型念珠菌病**（chronic erythematous candidosis）

（1）以佩戴全口义齿的中老年人多见，又称义齿性口炎。

（2）好发于与上颌义齿接触的腭、龈黏膜，下颌较少见。

（3）局部黏膜充血或萎缩呈亮红色水肿，可有黄白色斑点或条索状假膜覆盖，假膜可被擦掉（图 1-5-3）。

（4）全身反应轻，部分病例有灼痛感、口干等症状。

4. **慢性增殖型念珠菌病**（chronic hyperplastic candidosis）

（1）好发于口角内侧三角区、舌背及腭部黏膜。

（2）呈白色结节状或颗粒状增生，与口腔黏膜黏着紧密（图 1-5-4）。

（3）需定期观察，酌情活检。

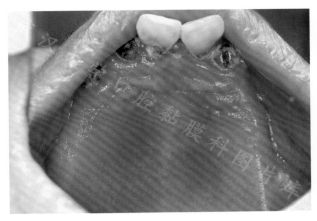

图 1-5-3　慢性红斑型念珠菌病
（武汉大学口腔医学院供图）

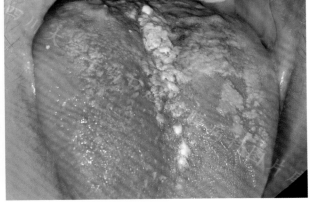

图 1-5-4　慢性增殖型念珠菌病
（四川大学华西口腔医学院供图）

【诊断要点】

1. 根据病史和临床损害特点可作出初步临床诊断。
2. 口腔黏膜出现白色假膜或充血萎缩区域。
3. 假膜可被擦掉。
4. 需结合直接镜检、真菌培养、组织病理学检查、基因诊断等实验室检查方可确诊。
5. 因念珠菌是机会感染菌，健康人可带菌，故需进行综合判断。

【鉴别诊断要点】

1. **假膜型念珠菌病与球菌性口炎鉴别要点**

（1）前者由念珠菌感染引起,后者由球菌感染引起。

（2）前者为白色斑点或斑片状假膜,后者为灰白色或黄褐色光滑致密假膜。

（3）前者口腔黏膜充血水肿不及后者明显。

（4）前者全身反应轻,后者全身反应较重,可伴区域淋巴结肿大。

2. **假膜型念珠菌病与梅毒黏膜斑鉴别要点**

（1）前者由念珠菌感染引起,后者由梅毒螺旋体感染引起。

（2）前者为白色斑点或斑片状假膜,后者为灰白色微隆斑片。

（3）前者假膜可被擦掉,后者斑片不能被擦掉。

（4）前者以抗真菌治疗为主,后者以抗生素治疗为主。

3. **假膜型念珠菌病与口腔白斑病鉴别要点**

（1）前者为急性病程,后者为慢性病程。

（2）前者为念珠菌感染,后者病因不明。

（3）前者为白色斑点或斑片状假膜,后者为苍白色粗糙斑块。

（4）前者假膜可被擦掉,后者斑块不能被擦掉。

【治疗要点】

1. 药物治疗。

2. 手术治疗。

【用药原则】

1. 对轻中度病情者,以局部抗真菌治疗为主。

2. 对病情较重者,可联合全身使用抗真菌药,但婴幼儿、孕妇、有严重系统疾病者等特殊人群除外。

3. 抗真菌药的用药疗程应足够长,若用药后短期内症状消失,仍需坚持用药至 7～14 天或更长,避免复发。

4. 由母乳喂养的患儿应母婴同治,避免交叉感染。

5. 局部和全身禁用糖皮质激素。

【常用药物】

（一）全身用药

1. **抗真菌药**

（1）氟康唑（fluconazole）

（2）伊曲康唑（itraconazole）

（3）特比萘芬（terbinafine）

2. **免疫增强药**

（1）胸腺肽（thymosin）

（2）匹多莫德（pidotimod）

（3）转移因子（transfer factor）

（4）卡介菌多糖核酸（BCG polysaccharide and nucleic acid）

3. **维生素类药**

（1）复合维生素 B（compound vitamin B）

（2）甲钴胺（mecobalamin）

（3）维生素 C（vitamin C）

（4）β-胡萝卜素（β-carotene）

（二）局部用药

1. 溶液剂

（1）碳酸氢钠溶液（sodium bicarbonate solution）

（2）氯己定溶液（chlorhexidine solution）

（3）复方氯己定溶液（compound chlorhexidine solution）

（4）复方硼砂溶液（compound borax solution）

（5）聚维酮碘溶液（povidone iodine solution）

2. 混悬剂　制霉菌素混悬液（nystatin suspension）

3. 糊剂　制霉菌素糊剂（nystatin paste）

4. 散剂

（1）咪康唑散（miconazole powder）

（2）冰连散

（3）青梅散

5. 口含片

（1）制霉菌素含片（nystatin buccal tablets）

（2）克霉唑含片（clotrimazole buccal tablets）

6. 膜剂

（1）制霉菌素膜（nystatin pellicles）

（2）复方维生素膜（compound vitamin pellicles）

7. 口腔贴片　咪康唑贴片（miconazole adhesive patch）

8. 皮肤制剂

（1）复方酮康唑软膏（compound ketoconazole ointment）

（2）复方咪康唑软膏（compound miconazole ointment）

（3）曲安奈德益康唑乳膏（triamcinolone acetonide and econazole cream）

注：皮肤制剂可酌情用于唇部和面部皮损，勿用于口内病损。

（三）中成药

1. 口炎颗粒

2. 知柏地黄丸

3. 芦笋胶囊

4. 增抗宁胶囊

【用药方案举例】

病例1：急性假膜型念珠菌病。病情描述：儿童，口腔损害较严重，全身反应较轻。

1. 全身用药　维生素类药：复合维生素B片，口服或研细兑水喂服，0.5片/次，每天3次，共7天；维生素C片，口服或研细兑水喂服，50mg/次，每天3次，共7天。

2. 局部用药

（1）消毒防腐制剂：2%碳酸氢钠溶液，含漱或由家长为低龄患儿清洗口腔，每天3次，共7~14天。

（2）抗真菌制剂：制霉菌素糊剂，涂敷患处，每天3次，共7~14天；也可选5万~10万U/mL制霉菌素混悬液，含漱或涂敷患处，每天3次，共7~14天。

3. 健康宣教

（1）产妇在每次哺乳前用2%~4%碳酸氢钠溶液清洗乳头，然后用清水清洗干净。

（2）奶瓶、奶嘴、汤匙等每次使用后需清洗干净，然后蒸沸消毒（图1-5-5）。

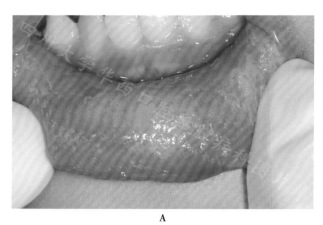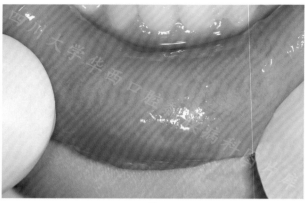

图 1-5-5　急性假膜型念珠菌病（儿童）

A.治疗前　B.治疗 1 周后

（四川大学华西口腔医学院供图）

病例 2：急性假膜型念珠菌病。病情描述：成人，口腔损害较严重，体质较差，肝肾功能正常。

1. 全身用药

（1）抗真菌药：氟康唑片，口服或含服，第 1 天 200mg，以后 50mg/ 次，每天 2 次，7 天为 1 个疗程。对氟康唑耐药者，可选伊曲康唑胶囊，饭后服，避免大量饮水，100～200mg/ 次，每天 1 次，7 天为 1 个疗程。

（2）免疫增强药：胸腺肽肠溶片，口服，20mg/ 次，每天 1 次，15～30 天为 1 个疗程；也可选匹多莫德片，口服，0.4～0.8g/ 次，每天 1～2 次，15～30 天为 1 个疗程。

2. 局部用药

（1）消毒防腐制剂：2%～4% 碳酸氢钠溶液，含漱，每天 3 次，共 7～14 天；也可选复方硼砂溶液，1∶5 稀释，含漱，每天 3 次，共 7～14 天。

（2）抗真菌制剂：制霉菌素糊剂，涂敷患处，每天 3 次，共 7～14 天；也可选 5 万～10 万 U/mL 制霉菌素混悬液，含漱或涂敷患处，每天 3 次，共 7～14 天；也可选克霉唑含片等（图 1-5-6）。

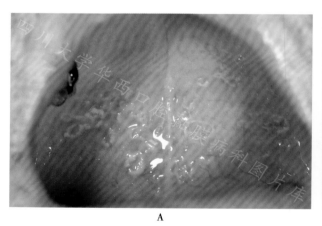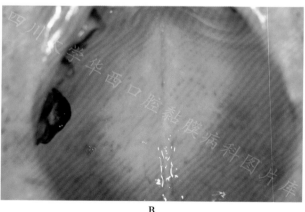

图 1-5-6　急性假膜型念珠菌病（成人）

Ａ.治疗前　Ｂ.治疗 2 周后

（四川大学华西口腔医学院供图）

病例 3：急性红斑型念珠菌病（抗生素性口炎）。病情描述：成人，口腔损害较严重，体质较差，肝肾功能正常。

1. 全身用药

（1）抗真菌药：氟康唑片，口服或含服，第 1 天 200mg，以后 50mg/ 次，每天 2 次，7 天为 1 个疗程。对氟康唑耐药者，可选伊曲康唑胶囊，饭后服，避免大量饮水，100～200mg/ 次，每天 1 次，7 天为 1 个疗程。

（2）舌乳头萎缩者：可酌情配合复合维生素 B 片，口服，2 片 / 次，每天 3 次，15～30 天为 1 个疗程；甲钴胺片，口服，0.5mg/ 次，每天 3 次，15～30 天为 1 个疗程。

（3）口干明显者：可酌情配合芦笋胶囊，口服，0.3～0.6g/ 次，每天 2～3 次，15～30 天为 1 个疗程；也可选知柏地黄丸或增抗宁胶囊。

2. 局部用药

（1）消毒防腐制剂：2%～4% 碳酸氢钠溶液，含漱，每天 3 次，共 7～14 天；也可选复方硼砂溶液，1：5 稀释，含漱，每天 3 次，共 7～14 天。

（2）抗真菌制剂：制霉菌素糊剂，涂敷患处，每天 3 次，共 7～14 天；也可选 5 万～10 万 U/mL 制霉菌素混悬液，含漱或涂敷患处，每天 3 次，共 7～14 天。

（3）口角糜烂者：复方酮康唑软膏，涂敷患处，每天 3 次，勿入口内；也可选咪康唑软膏，涂敷患处，每天 3 次，勿入口内（图 1-5-7）。

3. 健康宣教　医生和患者均需注意勿滥用抗生素或免疫抑制类药。

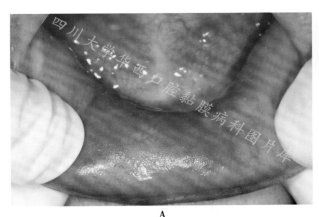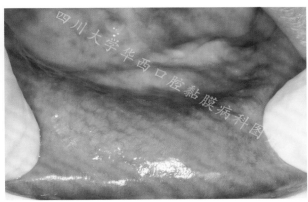

A　　　　　　　　　　　　　　　　　　　B

图 1-5-7　急性红斑型念珠菌病
A. 治疗前　B. 治疗 1 周后
（四川大学华西口腔医学院供图）

病例 4：慢性红斑型念珠菌病（义齿性口炎）。 病情描述：成人，佩戴部分义齿或全口义齿，体质较差，肝肾功能正常。

1. 全身用药

（1）免疫增强药：胸腺肽肠溶片，口服，20mg/ 次，每天 1 次，15～30 天为 1 个疗程；也可选匹多莫德片，口服，0.4～0.8g/ 次，每天 1～2 次，15～30 天为 1 个疗程。

（2）维生素类药：复合维生素 B 片，口服，2 片 / 次，每天 3 次；维生素 C 片，口服，0.1～0.2g/ 次，每天 3 次。

2. 局部用药

（1）消毒防腐制剂：2%～4% 碳酸氢钠溶液，含漱，每天 3 次，共 7～14 天；也可选复方硼砂溶液，1：5 稀释，含漱，每天 3 次。

（2）抗真菌制剂：制霉菌素糊剂，涂敷患处或涂敷在义齿内侧戴上，每天 3 次，共 7～14 天；也可选 5 万～10 万 U/mL 制霉菌素混悬液，含漱或涂敷患处，每天 3 次，共 7～14 天。

3. 健康宣教　注意饭后清洗义齿，睡觉前取下义齿，用 4% 碳酸氢钠溶液浸泡。

病例5：慢性增殖型念珠菌病。病情描述：成人，吸烟，口腔损害较严重，肝肾功能正常。

1. **全身用药**

（1）抗真菌药：氟康唑片，口服或含服，第1天200mg，以后50mg/次，每天2次，7天为1个疗程。对氟康唑耐药者，可选伊曲康唑胶囊，饭后服，避免大量饮水，100～200mg/次，每天1次，7天为1个疗程。

（2）免疫增强药：胸腺肽肠溶片，口服，20mg/次，每天1次，15～30天为1个疗程；也可选匹多莫德片，口服，0.4～0.8g/次，每天1～2次，15～30天为1个疗程。

2. **局部用药**

（1）消毒防腐制剂：2%～4%碳酸氢钠溶液，含漱，每天3次，共7～14天；也可选复方硼砂溶液，1∶5稀释，含漱，每天3次。

（2）抗真菌制剂：制霉菌素糊剂，涂敷患处，每天3次，共7～14天；也可选5万～10万U/mL制霉菌素混悬液，含漱或涂敷患处，每天3次，共7～14天；也可选克霉唑含片等（图1-5-8）。

注意：对顽固难治病例，可考虑行组织病理学检查。

3. **健康宣教**　戒烟，若每天吸烟量较大者，可逐渐减少吸烟量直至戒除。

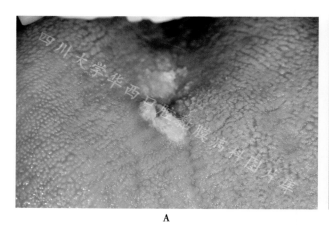
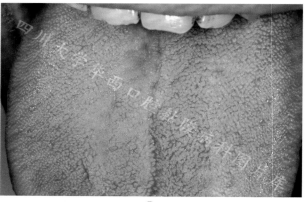

图1-5-8　慢性增殖型念珠菌病
A.治疗前　B.治疗2周后
（四川大学华西口腔医学院供图）

病例6：口腔念珠菌病。病情描述：HIV抗体阳性患者，口腔损害严重，累及范围广，反复发作。

用药方案详见第七章　艾滋病口腔表征的药物治疗。

【家庭简便用药】

1. 用温水把食用碳酸氢钠粉兑成2%～4%的溶液，含漱或清洗口腔，每天3次。

2. 野蔷薇花根，水煎，含漱，每天3次。

【预后】

1. 一般预后较好，经合理用药可治愈。

2. 体质差的婴幼儿或老人，若同时伴较严重的全身性疾病，则预后较差。

3. 若拖延治疗时机或治疗不当，白色假膜可延至咽喉、食管、气管等部位，甚至引起呼吸道梗阻，危及生命。

【预防】

1. 避免产房交叉感染，注意哺乳期卫生。

2. 冬季防口唇干裂，纠正舔唇等不良习惯。

3. 患慢性消耗性疾病者应注意口腔卫生，可预防性使用2%～4%碳酸氢钠溶液含漱。

4. 避免滥用抗生素，确需长期服用抗生素或免疫抑制药者，可预防性使用2%～4%碳酸氢钠溶液含漱。

5. 佩戴全口义齿的老人,注意义齿的日常清洗消毒,睡觉时不戴义齿,可用 4% 碳酸氢钠溶液浸泡义齿。义齿使用时间过长者,应及时更换。

6. 养成健康的生活方式,勿吸烟饮酒,勿过度劳累。

第六节 口腔结核

口腔结核(oral tuberculosis)是由结核分枝杆菌感染口腔黏膜所致的一种慢性传染性疾病,以长期不愈的溃疡为其特点。该病原发于口腔者少见,大多数继发于患者身体其他部位的结核病灶如肺结核、肠结核或有结核接触史。发生在口腔黏膜的结核病损可分为结核初疮、结核性溃疡、寻常狼疮 3 型。

【临床特征】

本节以继发性的口腔结核性溃疡为描述重点。

(1)可发生在口腔任何部位,常见于舌部。

(2)溃疡开始较表浅微凹,随病情发展可逐渐扩大。

(3)溃疡边界清楚,外形不规则,基底有少许脓性渗出物,除去渗出物可见暗红色桑葚样肉芽肿。溃疡边缘微隆呈鼠啮状,并向中央卷曲,形成潜掘性边缘(图 1-6-1)。

(4)溃疡持久不愈,舌部溃疡疼痛明显。

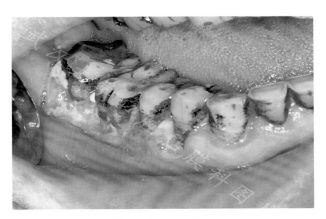

图 1-6-1 口腔结核
(武汉大学口腔医学院供图)

【诊断要点】

1. 长期不愈的不规则溃疡。

2. 伴有全身的结核病灶或结核病史或结核接触史。

3. 呼吸道症状、午后低热等全身症状。

4. 结合结核菌素皮肤试验、γ- 干扰素释放试验、胸部影像学检查等可辅助诊断。

5. 结合组织病理学检查和抗酸染色可确诊。

【鉴别诊断要点】

1. 口腔结核与重型复发性阿弗他溃疡鉴别要点 详见第二章第一节。

2. 口腔结核与口腔鳞癌鉴别要点

(1)前者溃疡边界清楚,边缘呈鼠噬状,底部为肉芽组织,后者边界不清晰,底部可呈菜花状增生。

(2)前者基底尚软、可有轻度浸润,后者基底硬,有浸润。

(3)前者下颌下及颈部无明显固定坚硬淋巴结,后者可有。

(4)前者组织病理查见结核性肉芽肿,后者查见癌细胞。

(5)前者结核菌素皮肤试验、γ- 干扰素释放试验多为阳性,后者阴性。

3. 口腔结核与创伤性溃疡鉴别要点

(1)前者溃疡外形不规则,边缘呈鼠噬状,后者溃疡外形与局部创伤因素的外形相符合。

(2)前者溃疡长期不愈,后者在去除创伤因素后可愈合。

(3)前者大多全身情况较差,后者全身情况好。

(4)前者组织病理查见结核性肉芽肿,后者为慢性炎症。

【治疗要点】

1. 药物治疗。

2. 消除口腔局部刺激因素。

3. 应及时将患者转诊传染病专科进行抗结核治疗。

【用药原则】

1. 抗结核治疗的原则为：早期、规律、全程、适量及联合应用抗结核药。

2. 仅有口腔损害者，也应局部和全身联合抗结核治疗。

3. 局部对症治疗，控制继发感染，促进溃疡愈合。

4. 全身和局部禁用糖皮质激素。

【常用药物】

（一）全身用药

1. 抗结核病药

由传染病专科医师进行正规抗结核治疗。

（1）异烟肼（isoniazid）（一线药物）

（2）利福平（rifampicin）（一线药物）

（3）乙胺丁醇（ethambutol）（一线药物）

（4）链霉素（streptomycin）（一线药物）

（5）吡嗪酰胺（pyrazinamide）（一线药物）

（6）利福布汀（rifabutin）（一线药物）

（7）利福喷丁（rifapentine）（一线药物）

（8）对氨基水杨酸钠（sodium aminosalicylate）

2. 免疫增强药

（1）胸腺肽（thymosin）

（2）匹多莫德（pidotimod）

（3）转移因子（transfer factor）

（4）卡介菌多糖核酸（BCG polysaccharide and nucleic acid）

3. 维生素类药

（1）复合维生素 B（compound vitamin B）

（2）维生素 C（vitamin C）

（二）局部用药

1. 溶液剂

（1）氯己定溶液（chlorhexidine solution）

（2）复方氯己定溶液（compound chlorhexidine solution）

（3）复方硼砂溶液（compound borax solution）

（4）聚维酮碘溶液（povidone iodine solution）

（5）依沙吖啶溶液（ethacridine solution）

（6）呋喃西林溶液（nitrofurazone solution）

2. 膜剂　利福平膜（rifampicin pellicles）

【用药方案举例】

病例： 口腔结核。病情描述：成人，未查见其他器官结核，体质较差，肝肾功能正常。

1. 全身用药　由传染病专科医师进行全身抗结核治疗。

2. 局部用药

（1）消毒防腐制剂：0.05% 氯己定溶液或复方氯己定溶液，含漱，每天 3 次；也可选复方硼砂溶液，1：5 稀释，含漱，每天 3 次；也可选 1% 聚维酮碘溶液，含漱，每天 3 次。

（2）抗结核病药：链霉素注射液，口腔病损局部基底封闭，0.5g/次，隔天注射 1 次；也可选异烟肼注射液，口腔病损局部基底封闭，0.1g/次，隔天注射 1 次。

（3）利福平膜，贴敷患处，每天 3 次。

【预后】

1. 如果做到早发现、早诊断、早治疗，预后较好。

2. 肺结核患者抵抗力较差时，可出现皮肤、口腔结核，结核菌素试验可呈假阴性，则预后不良。

【预防】

1. 注射结核疫苗，预防结核分枝杆菌的感染。

2. 均衡饮食营养，规律锻炼，增强机体抵抗力。

3. 养成健康的生活方式，勿过度烟酒，勿过劳。

第七节　球菌性口炎

　　球菌性口炎（coccigenic stomatitis）是由多种球菌如金黄色葡萄球菌、草绿色链球菌、溶血性链球菌、肺炎双球菌等感染口腔黏膜而引起的一种急性感染性疾病，以形成厚实、致密假膜为其特点，又称膜性口炎。该病好发于抵抗力低下的人群。

【临床特征】

1. 发病急，可有发热、头痛等全身症状。

2. 口腔黏膜充血、水肿、糜烂，表面覆盖厚实、光滑、致密的灰白色或黄褐色假膜。用力可擦掉假膜，遗留渗血糜烂（图 1-7-1）。

3. 唾液增多，疼痛明显，有炎性口臭，区域淋巴结肿痛。

【诊断要点】

1. 急性发病，好发于抵抗力低下的人群。

2. 口腔黏膜红肿糜烂，覆盖厚实光滑致密假膜，假膜可被擦掉。

3. 区域淋巴结肿痛。

4. 血常规检查示白细胞计数增高，体温升高。

5. 结合涂片镜检、细菌培养等检查可确诊。

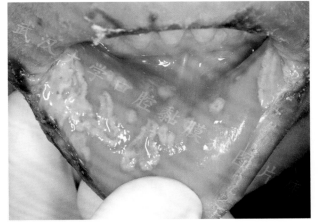

图 1-7-1　球菌性口炎
（武汉大学口腔医学院供图）

【鉴别诊断要点】

1. **球菌性口炎与口腔念珠菌病鉴别要点**　详见第一章第五节。

2. **球菌性口炎与坏死性龈口炎鉴别要点**

（1）前者为黏膜广泛充血，龈缘无坏死，后者龈缘坏死。

（2）前者为灰白色或黄褐色光滑致密假膜，后者为灰黑色假膜。

（3）前者为炎性口臭，后者为典型的腐败性口臭。

（4）前者涂片可见大量球菌，后者可见大量坏死梭杆菌和螺旋体。

【治疗要点】

1. 药物治疗。

2. 支持治疗。

3. 健康宣教。

【用药原则】

1. 口腔感染较严重者，应根据细菌学检查和药敏试验结果选择敏感抗菌药物。

2. 若全身情况较差或伴有全身感染征象者,应及时转诊感染专科进行抗感染及支持治疗。

3. 局部对症治疗,抗菌消炎,缓解疼痛,促进愈合。

4. 如果原发口腔病损的特点被继发感染所掩盖,可先进行抗感染治疗,待感染控制后再检查确定原发病损。

【常用药物】

（一）全身用药

1. 抗菌药

（1）青霉素类:包括阿莫西林(amoxicillin),阿莫西林克拉维酸钾(amoxillin and clavulanate potassium)、氨苄西林(ampicillin)等。

（2）头孢菌素类:包括头孢唑啉钠(cefazolin sodium),头孢呋辛钠(cefuroxime sodium)等。

（3）大环内酯类:包括红霉素(erythromycin),阿奇霉素(azitromycin)等。

（4）磺胺类:包括磺胺甲噁唑(sulfamethoxazole)、柳氮磺胺吡啶(sulfasalazine)等。

2. 免疫增强药

（1）匹多莫德(pidotimod)

（2）胸腺肽(thymosin)

（3）转移因子(transfer factor)

（4）卡介菌多糖核酸(BCG polysaccharide and nucleic acid)

3. 维生素类药

（1）复合维生素 B(compound vitamin B)

（2）维生素 C(vitamin C)

（二）局部用药

1. 溶液剂

（1）氯己定溶液(chlorhexidine solution)

（2）复方氯己定溶液(compound chlorhexidine solution)

（3）聚维酮碘溶液(povidone iodine solution)

（4）依沙吖啶溶液(ethacridine solution)

（5）呋喃西林溶液(nitrofurazone solution)

2. 糊剂金霉素甘油糊剂(chlortetracycline glycerol paste)

3. 口含片

（1）西地碘含片(cydiodine buccal tablets)

（2）溶菌酶含片(lysozyme buccal tablets)

4. 膜剂

（1）复方庆大霉素膜(compound gentamicin sulfate pellicles)

（2）甲硝唑药膜(metronidazole pellicles)

（三）中成药

1. 口炎颗粒

2. 银翘解毒丸

3. 清瘟败毒饮

【用药方案举例】

病例:球菌性口炎。病情描述:成人,口腔损害较严重,体质较差,肝肾功能正常。

1. 全身用药

（1）若口腔感染较严重或伴有全身感染征象者,应及时转诊感染专科进行抗感染及支持治疗。

（2）需根据细菌学检查和药敏试验结果选择敏感抗菌药。

（3）免疫增强药：匹多莫德片，口服，0.4～0.8g/次，每天2次；也可选胸腺肽肠溶片，口服，20mg/次，每天2次，疗程视病情轻重和疗效确定。

（4）维生素类药：复合维生素B片，口服，2片/次，每天3次；维生素C片，口服，0.2g/次，每天3次。

2. 局部用药

（1）消毒防腐制剂：1%聚维酮碘溶液，含漱，每天3次；也可选0.05%氯己定溶液或复方氯己定溶液，含漱，每天3次。

（2）5%金霉素甘油糊剂，涂敷患处，每天3次；也可选其他具有抗菌作用的口腔制剂。

3. 健康宣教

（1）居家休息，适当多饮水，饮食清淡营养。

（2）密切观察，如果全身症状加重，应及时送医。

【预后】

如果得到及时确诊和治疗，预后一般较好。

【预防】

1. 注意口腔卫生，去除口腔局部刺激因素。

2. 积极治疗原发病灶及全身系统性疾病。

3. 养成健康的生活方式，加强营养，适度锻炼，增强机体抵抗力。

第八节　坏死性龈口炎

坏死性龈口炎（necrotic ulcerative gingivo-stomatitis）是一种由坏死梭杆菌和螺旋体感染所致的急性坏死性溃疡性口腔疾病。以牙龈坏死伴典型的腐败性口臭为其特点。该病的发生和牙周病、营养不良、慢性消耗性疾病（如糖尿病、艾滋病）、精神紧张以及嗜烟酒等多因素密切相关。好发于青年男性。

【临床特征】

1. 发病急，病程较短。

2. 龈乳头和龈缘坏死，龈乳头消失变平如"刀削状"，上覆灰黑色假膜。

3. 全口黏膜也可出现不规则的坏死性深溃疡，上覆灰黑色假膜。

4. 典型的腐败性口臭。

5. 全身症状一般较轻，重症者可有低热、头痛。

【诊断要点】

1. 急性病程。

2. 龈乳头和龈缘坏死，上覆灰黑色假膜。

3. 典型的腐败性口臭。

4. 结合涂片镜检有助于诊断。

【鉴别诊断要点】

坏死性龈口炎与急性疱疹性龈口炎鉴别要点。

（1）前者为细菌性感染，后者为病毒性感染。

（2）前者好发于成人，后者好发于婴幼儿。

（3）前者的牙龈损害局限于龈缘和龈乳头，后者可累及整个牙龈。

（4）前者损害为牙龈坏死，后者为牙龈疱疹及浅糜烂。

（5）前者有典型的腐败性口臭，后者为炎性口臭。

【治疗要点】

1. 清创治疗。

2. 药物治疗。

3. 支持治疗。

4. 牙周治疗。

【用药原则】

1. 全身和局部均应使用抗厌氧菌药控制感染。

2. 重症者给予全身支持治疗。

3. 局部禁用腐蚀性药物。

4. 全身和局部禁用糖皮质激素。

【常用药物】

（一）全身用药

1. 抗菌药

（1）甲硝唑（metronidazole）

（2）替硝唑（tinidazole）

（3）奥硝唑（ornidazole）

（4）氨苄西林（ampicillin）

（5）红霉素（erythromycin）

2. 免疫增强药

（1）匹多莫德（pidotimod）

（2）胸腺肽（thymosin）

3. 维生素类药

（1）复合维生素 B（compound vitamin B）

（2）维生素 C（vitamin C）

（二）局部用药

1. 溶液剂

（1）过氧化氢溶液（hydrogen peroxide solution）

（2）氯己定溶液（chlorhexidine solution）

（3）复方氯己定溶液（compound chlorhexidine solution）

（4）聚维酮碘溶液（povidone iodine solution）

（5）依沙吖啶溶液（ethacridine solution）

（6）呋喃西林溶液（nitrofurazone solution）

2. 散剂

（1）霜梅乳没散

（2）五色消疳散

（3）牙疳散

（4）金黄散

3. 膜剂甲硝唑膜（metronidazole pellicles）

4. 其他

（1）甲硝唑棒（metronidazole stilus）

（2）甲硝唑口腔粘贴片（metronidazole oral sticking tablets）

【用药方案举例】

病例： 坏死性龈口炎。病情描述：成人，口腔损害较严重，体质较差，肝肾功能正常。

1. 全身用药

（1）全身情况较差者，应及时转诊感染科进行抗感染及支持治疗。

（2）抗厌氧菌药：甲硝唑片，餐后服，0.2～0.4g/ 次，每天 3 次，共 3～5 天；也可选替硝唑片，餐后服，1g/ 次，首剂加倍，每天 1 次，共 3～5 天。

（3）免疫增强药：匹多莫德片，口服，0.4～0.8g/ 次，每天 2 次；也可选胸腺肽肠溶片，口服，20mg/ 次，每天 2 次，疗程视病情轻重和疗效确定。

（4）维生素类药：复合维生素 B 片，口服，2 片 / 次，每天 3 次；维生素 C 片，口服，0.2g/ 次，每天 3 次。

2. **局部用药**　首先须由口腔专科医生进行清创处理：轻轻去除龈乳头和龈缘坏死组织，去除大块牙石，用 1%～3% 过氧化氢溶液冲洗牙龈，用镊子取适量甲硝唑棒放入龈袋或牙周袋内。再给予以下药物：

（1）消毒防腐制剂：1% 过氧化氢溶液、0.05% 氯己定溶液或复方氯己定溶液，交替含漱，每天 3 次。

（2）抗菌制剂：甲硝唑膜，贴敷患处，每天 3 次；也可选甲硝唑贴片，贴敷患处，每天 3 次。

（3）霜梅乳没散，撒涂患处，每天 3 次；也可选五色消疳散等。

3. **牙周治疗**　待急性炎症控制后，及时对原有牙周病进行系统治疗。

【家庭简便用药】

银花、甘草适量，水煎，含漱，每天 3 次。

【预后】

1. 若早发现早治疗者，病情可被迅速控制，预后良好。

2. 虽经治疗但不彻底者，常有复发或加重。

3. 若未经治疗或治疗不及时，而患者全身情况又极度衰弱，则病情发展迅速，可能发生严重的继发症如坏疽性口炎、脑膜炎、肺炎及脓毒血症等，危及生命。

4. 少数病例愈后面颊遗留缺损畸形，影响美观和生理功能。

【预防】

1. 待急性炎症控制后，及时对原有牙周病进行系统治疗。

2. 保持良好的口腔卫生，养成每天三顿饭后刷牙的习惯，勤换牙刷。

3. 均衡饮食营养，合理搭配，少食辛辣刺激食物。

4. 积极治疗系统性疾病。

5. 养成健康生活方式，勿过度烟酒，适度锻炼，增强机体抵抗力。

参 考 文 献

1. 国家药典委员会. 中华人民共和国药典：2020 版［M］. 11 版. 北京：中国医药科技出版社，2020.
2. 国家药典委员会. 中华人民共和国药典临床用药须知：2015 版［M］. 北京：中国医药科技出版社，2015.
3. 陈新谦，金有豫，汤光. 陈新谦新编药物学［M］. 18 版. 北京：人民卫生出版社，2018.
4. WERNER R N, NIKKELS A F, MARINOVIĆ B, et al. European consensus-based（S2k）Guideline on the Management of Herpes Zoster-guided by the European Dermatology Forum（EDF）in cooperation with the European Academy of Dermatology and Venereology（EADV），Part 1：Diagnosis［J］. Journal of the European Academy of Dermatology & Venereology，2017，31（1）：9-29.
5. LI X W, NI X, QIAN S Y, et al. Chinese guidelines for the diagnosis and treatment of hand, foot and mouth disease（2018 edition）［J］. World Journal of Pediatrics，2018，14（5）：437-447.
6. YU H, LI X W, LIU Q B, et al. Diagnosis and treatment of herpangina：Chinese expert consensus［J］. World Journal of Pediatrics，2020，16（2）：129-134.
7. 中国防痨协会. 耐药结核病化学治疗指南（2019 年）［M］. 北京：人民卫生出版社，2019.
8. 中华医学会结核病学分会. 中国耐多药结核病和利福平耐药结核病治疗专家共识（2019 年版）［J］. 中华结核和呼吸杂志，2019，42（10）：733-749.

第二章 口腔黏膜溃疡类疾病的药物治疗

第一节 复发性阿弗他溃疡

复发性阿弗他溃疡（recurrent aphthous ulcer，RAU）是最常见的口腔黏膜疾病，以周期性复发的口腔溃疡为其特点。该病病因尚不明确，可能是免疫、遗传、精神、环境、系统性疾病以及感染等多因素综合作用的结果。RAU 的患病率可高达 10%～25%，女性多见。

【临床特征】

1. 口腔溃疡好发于唇、舌、颊、软腭、咽旁等角化程度较差的部位，而角化程度较高的部位如牙龈、硬腭等一般不易发生。

2. 口腔黏膜出现具有"红、黄、凹、痛"特点的圆形或椭圆形溃疡，溃疡周围有红晕围绕（红），表面覆盖黄白色假膜（黄），中央凹陷（凹），局部疼痛明显（痛）。

按 Lehner 分类法将 RAU 分为轻型、重型、疱疹型三种类型。

3. **轻型**（minor aphthous ulcer，MiAU） 1～5 个溃疡，持续 7～14 天，愈后不留瘢痕（图 2-1-1）。

4. **重型**（major aphthous ulcer，MjAU） 又称复发性坏死性黏膜腺周围炎或腺周口疮，大多为单个大而深的弹坑状溃疡，持续 1～2 个月，愈后留瘢痕或组织缺损（图 2-1-2）。

5. **疱疹型**（herpetiform aphthous ulcer，HU） 又称口炎型。表现为十几个甚至数十个芝麻大小或针尖大小的溃疡，呈"满天星"，持续 10～14 日，愈后不留瘢痕（图 2-1-3）。

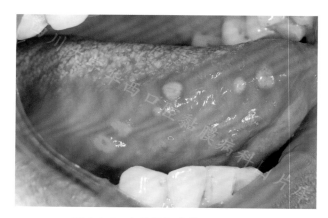

图 2-1-1 复发性阿弗他溃疡（轻型）
（四川大学华西口腔医学院供图）

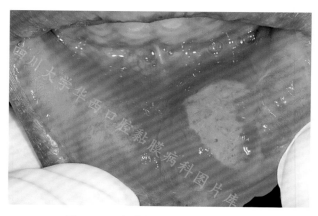

图 2-1-2 复发性阿弗他溃疡（重型）
（四川大学华西口腔医学院供图）

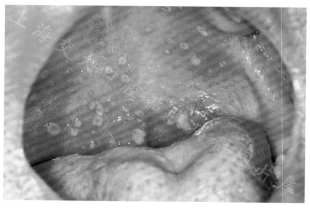

图 2-1-3 复发性阿弗他溃疡（疱疹型）
（上海交通大学医学院附属第九人民医院供图）

6. 全身反应一般较轻,重型或疱疹型可伴低热、乏力等,进食或说话时疼痛加重,局部区域淋巴结肿痛。

7. 溃疡具有周期复发性、自限性特点(表 2-1-1)。

表 2-1-1　复发性阿弗他溃疡三种类型的特点比较

类型	构成比	个数	直径	深度	溃疡持续时间	愈后瘢痕
轻型	75%~85%	1~数个	<1cm	浅	7~14天	无
重型	10%~15%	1~数个	>1cm	深	1~2个月	有
疱疹型	5%~10%	>10个	<5mm	浅	10~14天	无

【诊断要点】

1. 口腔溃疡呈周期性复发。

2. 口腔黏膜出现"红、黄、凹、痛"的圆形或椭圆形溃疡。

3. 溃疡具有自限性。

4. 全身情况一般良好。

【鉴别诊断要点】

1. 轻型复发性阿弗他溃疡与创伤性溃疡鉴别要点

(1)前者发病原因不明,后者有明显的口腔局部创伤因素。

(2)前者溃疡形状规则,后者溃疡形状大多不规则。

(3)前者溃疡可自愈,后者溃疡在去除局部刺激因素后可愈合。

(4)前者呈周期性复发,后者去除局部刺激因素后不复发。

2. 重型复发性阿弗他溃疡与口腔癌性溃疡、坏死性唾液腺化生鉴别要点(表 2-1-2,图 2-1-4,图 2-1-5)

3. 重型复发性阿弗他溃疡与结核性溃疡鉴别要点

(1)前者溃疡形状规则,边缘光滑,后者形状不规则,边缘呈潜掘状,溃疡底部有暗红色桑葚样肉芽组织增生。

(2)前者溃疡呈周期性复发,可自愈,后者溃疡经久不愈。

(3)组织病理学检查有助于鉴别二者。

4. 疱疹型复发性阿弗他溃疡与急性疱疹性龈口炎鉴别要点　详见第一章第一节。

【治疗要点】

1. 药物治疗。

2. 物理治疗。

3. 心理疏导。

4. 系统性疾病的治疗。

表 2-1-2　重型复发性阿弗他溃疡与口腔癌性溃疡、坏死性唾液腺化生鉴别要点

	重型复发性阿弗他溃疡	口腔癌性溃疡	坏死性唾液腺化生
年龄、性别	中青年	老年	男性
溃疡特点	溃疡形状规则,无浸润感	溃疡形状不规则,质硬,向周围组织浸润,底部呈菜花状	溃疡深及骨面,边缘隆起,底部肉芽组织
好发部位	口腔后部	舌腹、舌缘、口角内侧三角区、软腭复合体	硬腭、软硬腭交界
组织病理学特点	慢性炎症	癌变细胞、组织	小唾液腺坏死
自限性	有	无	有
周期性	有	无	无

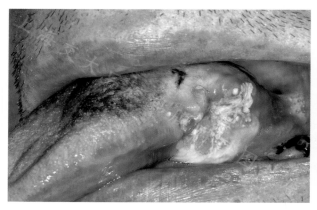

图 2-1-4　口腔癌性溃疡
（上海交通大学医学院附属第九人民医院供图）

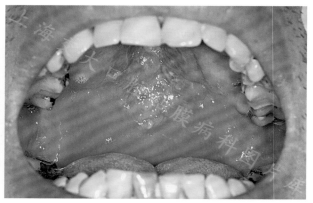

图 2-1-5　坏死性唾液腺化生
（上海交通大学医学院附属第九人民医院供图）

【用药原则】

1. **病情较轻者**　用药目的：减轻疼痛，促进溃疡愈合，缩短溃疡期。以局部对症治疗为主，糖皮质激素局部制剂是一线药物。

2. **病情较重或复发频繁者**　用药目的：减少溃疡复发，延长间歇期。宜局部和全身联合用药。

3. 积极寻找并去除可能的诱因，积极治疗系统性疾病。

【常用药物】

（一）全身用药

1. **糖皮质激素**

（1）泼尼松（prednisone）

（2）甲泼尼龙（methylprednisolone）

2. **免疫抑制药**

（1）沙利度胺（thalidomide）

（2）硫唑嘌呤（azathioprine）

（3）甲氨蝶呤（methotrexate）

（4）环磷酰胺（cyclophosphamide）

（5）他克莫司（tacrolimus）

3. **免疫增强药**

（1）胸腺肽（thymosin）

（2）转移因子（transfer factor）

（3）匹多莫德（pidotimod）

（4）卡介菌多糖核酸（BCG polysaccharide and nucleic acid）

（5）甘露聚糖肽（mannatide）

（6）重组人干扰素（recombinant human interferon）

4. **雌激素**

（1）己烯雌酚（diethylstilbestrol）

（2）尼尔雌醇（nilestriol）

5. **维生素及微量元素类药**

（1）维生素 B_2（vitamin B_2）

（2）复合维生素 B（compound vitamin B）

（3）维生素 C（vitamin C）

（4）维生素 E（vitamin E）

（5）甘草锌（licorzinc）

（6）多维元素（vitamins with minerals）

6. 其他

（1）秋水仙碱（colchicine）

（2）己酮可可碱（pentoxifylline）

（3）α肿瘤坏死因子拮抗剂（TNF-α inhibitors）

（4）复方甘草酸苷片（compound glycyrrhizin tablets）

（二）局部用药

1. 溶液剂

（1）氯己定溶液（chlorhexidine solution）

（2）复方氯己定溶液（compound chlorhexidine solution）

（3）复方硼砂溶液（compound borax solution）

（4）依沙吖啶溶液（ethacridine solution）

（5）呋喃西林溶液（nitrofurazone solution）

（6）地塞米松溶液（dexamethasone solution）

（7）龙掌口含液

2. 糊剂

（1）金霉素倍他米松糊剂（chlortetracycline betamethasone paste）

（2）地塞米松糊剂（dexamethasone paste）

（3）金霉素甘油糊剂（chlortetracycline glycerol paste）

（4）氨来呫诺糊剂（amlexanox paste）

（5）达克罗宁糊剂（dyclonine paste）

3. 散剂

（1）西瓜霜粉剂

（2）锡类散

（3）冰硼散

4. 喷雾剂　口腔炎喷雾剂

5. 口含片

（1）溶菌酶含片（lysozyme buccal tablets）

（2）西地碘含片（cydiodine buccal tablets）

（3）西吡氯铵含片（cetylpyridinium chloride buccal tablets）

（4）地喹氯铵含片（dequalinium chloride buccal tablets）

（5）氯己定苯佐卡因含片（compound chlorhexidine hydrochloride buccal tablets）

（6）双氯芬酸钠含片（diclofenac buccal tablets）

（7）石辛含片

6. 膜剂

（1）复方庆大霉素膜（compound gentamycin sulfate pellicles）

（2）口腔溃疡膜（oral ulcer pellicles）

（3）谷固醇达克罗宁膜（compound sitosterol pellicles）

7. 粘贴片

（1）氨来呫诺口腔贴片（amlexanox muco-adhesive tablets）

（2）醋酸地塞米松粘贴片（dexamethasone acetate muco-adhesive tablets）

8. 凝胶剂　复方甘菊利多卡因凝胶（compound chamomile and lidocaine hydrochloride gel）

9. 软膏剂

（1）地塞米松口腔软膏（dexamethasone oral paste）

（2）曲安奈德口腔软膏（triamcinolone dental paste）

10. 注射剂

（1）醋酸泼尼松龙注射液（prednisolone acetate injection）

（2）曲安奈德注射液（triamcinolone acetonide injection）

（3）复方倍他米松注射液（compound betamethasone injection）

（三）中成药

1. 雷公藤总苷片（tripterygium glycosides tablets）

2. 昆明山海棠片（tripterygii hypoglauci tablets）

3. 口炎颗粒

4. 复方珍珠口疮颗粒

5. 六味地黄丸

6. 知柏地黄丸

7. 万应胶囊

8. 肿痛安胶囊

9. 增抗宁胶囊

【用药方案举例】

病例 1：轻型复发性阿弗他溃疡。病情描述：成人，口腔溃疡发作频率每 1～2 个月 1 次，每次 1～2 个溃疡，全身常规体检正常。

1. 全身用药

（1）因病情较轻，可不给予全身用药，仅局部对症治疗。

（2）易感冒、体质较差或免疫检测结果显示免疫功能低下者：可酌情选胸腺肽肠溶片，口服，20mg/ 次，每天 1 次，1 个月为 1 个疗程；也可选卡介菌多糖核酸注射液，肌内注射，0.5mg/ 次，隔天 1 次，18 次为 1 个疗程；也可选甘露聚糖肽等免疫增强药。

（3）根据患者的饮食、营养状况可酌情选多维元素片，口服，1 片 / 次，每天 1 次。

2. 局部用药

（1）糖皮质激素制剂：金霉素倍他米松糊剂或地塞米松糊剂，涂敷患处，每天 3 次；也可选其他含糖皮质激素的口腔制剂。

（2）止痛制剂：复方甘菊利多卡因凝胶，涂敷患处，每天 3 次；也可选石辛含片，含服，1 片 / 次，每天 3 次。

病例 2：轻型复发性阿弗他溃疡。病情描述：成人，口腔溃疡复发频繁，间隔期 2～3 天，甚至无间隔期，每次 4～6 个溃疡，全身常规体检基本正常。

1. 全身用药

（1）糖皮质激素：泼尼松片，口服，0.3～0.4mg/(kg·d)，每晨 7 点～8 点一次性给予一天药量，每 1 周减量一次，按 20% 递减，1～2 周为 1 个疗程。

（2）免疫抑制药：有糖皮质激素禁忌证或反应差者可选用沙利度胺片，睡前顿服，每天 50～75mg，病情控制后，减量维持，2～4 周为 1 个疗程。

也可选具有免疫抑制作用的中成药，昆明山海棠片，饭后即刻服，0.5g/ 次，每天 3 次，2～4 周为 1 个疗程；也可选雷公藤总苷片，饭后服，0.3～0.5mg/(kg·d)，分 3 次服用，2～4 周为 1 个疗程。病情控制后可减量或间歇服药。同时给予维生素 B_6 片减轻胃肠道症状，口服，10mg/ 次，每天 3 次。

注意：定期监测使用上述药物所致的不良反应。

（3）维生素和微量元素类药：根据患者的饮食、营养状况选用多维元素片，口服，1 片 / 次，每天 1 次。

（4）中成药：酌情选用口炎颗粒，温开水冲服，3～6g/ 次，每天 3 次，5～7 天为 1 个疗程；也可选复方珍珠口疮颗粒,温开水冲服,10g/次,每天2次,5天为1个疗程;也可选万应胶囊或肿痛安胶囊。

2. 局部用药

（1）消毒防腐制剂:0.05%氯己定溶液或复方氯己定溶液,含漱,每天3次;也可选复方硼砂溶液,1:5稀释,含漱,每天3次。

（2）糖皮质激素制剂:金霉素倍他米松糊剂或地塞米松糊剂,涂敷患处,每天3次;也可选其他含糖皮质激素的口腔制剂。

（3）止痛制剂:复方甘菊利多卡因凝胶,涂敷患处,每天3次;也可选石辛含片,含服,1片/次,每天3次（图2-1-6）。

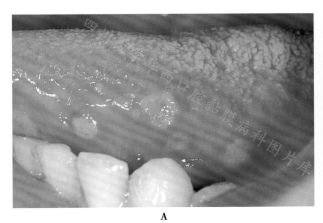 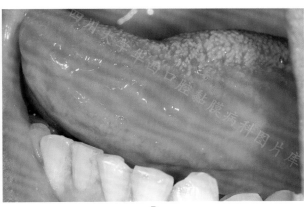

A   B

图2-1-6　轻型复发性阿弗他溃疡

A.治疗前　B.治疗1周后

（四川大学华西口腔医学院供图）

病例3:重型复发性阿弗他溃疡。病情描述:成人,溃疡深大,疼痛剧烈,全身常规体检基本正常。

1. 全身用药

（1）糖皮质激素:泼尼松片,口服,0.3~0.4mg/(kg·d),每晨7点~8点一次性给予一天药量,每1周减量1次,按20%递减,1~2周为1个疗程。

（2）免疫抑制药:有糖皮质激素禁忌证或反应差者可选用沙利度胺片,睡前顿服,每天50~75mg,病情控制后,减量维持,2~4周为1个疗程。

也可选具有免疫抑制作用的中成药,昆明山海棠片,饭后即刻服,0.5g/次,每天3次,2~4周为1个疗程;也可选雷公藤总苷片,饭后服,0.3~0.5mg/(kg·d),分3次服用,2~4周为1个疗程。病情控制后可减量或间歇服药。同时给予维生素B$_6$片减轻胃肠道症状,口服,10mg/次,每天3次。

注意:定期监测使用上述药物所致的不良反应。

（3）维生素和微量元素类药:多维元素片,口服,1片/次,每天1次。

2. 局部用药

（1）消毒防腐制剂:0.05%氯己定溶液或复方氯己定溶液,含漱,每天3次;也可选1%聚维酮碘溶液,含漱,每天3次。

（2）糖皮质激素制剂:金霉素倍他米松糊剂,涂敷患处,每天3次;也可选地塞米松糊剂,涂敷患处,每天3次;也可选其他含糖皮质激素的口腔制剂。

深大溃疡,疼痛剧烈,愈合迟缓者:4%曲安奈德注射液1mL,与等量2%利多卡因混合,根据溃疡面积大小在病损基底部注射适量混合液,1周1次,共1~2次。也可选复方倍他米松注射液或醋酸泼尼松龙注射液。

（3）止痛制剂:双氯芬酸钠含片或氯己定苯佐卡因含片,含服,1片/次,疼痛剧烈时用。

（4）低能量激光治疗:每天1次,共1~3次（图2-1-7）。

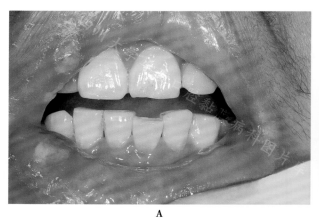 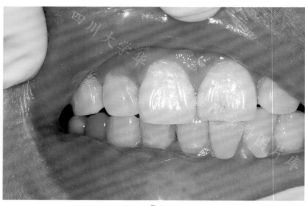

图 2-1-7 重型复发性阿弗他溃疡
A.治疗前 B.治疗 2 周后
（四川大学华西口腔医学院供图）

病例 4：重型复发性阿弗他溃疡。病情描述：青少年，溃疡深大，疼痛剧烈，全身常规体检正常。又称青少年腺周口疮（adolescent major aphthous ulcer）。

1. **全身用药**

（1）免疫增强药：匹多莫德片，口服，0.2g/ 次，每天 1～2 次；也可选卡介菌多糖核酸注射液，肌内注射，0.5mL/ 次，2～3 天 1 次，18 次为 1 个疗程。

（2）维生素和微量元素类药：甘草锌颗粒，温开水冲服，5g/ 次，每天 3 次；复合维生素 B 片，口服，1 片 / 次，每天 3 次；维生素 C 片，口服，100mg/ 次，每天 3 次。

2. **局部用药**

（1）消毒防腐制剂：0.05% 氯己定溶液或复方氯己定溶液，含漱，每天 3 次。

（2）糖皮质激素制剂：金霉素倍他米松糊剂，涂敷患处，每天 3 次；也可选地塞米松糊剂，涂敷患处，每天 3 次；也可选其他含糖皮质激素的口腔制剂。

溃疡深大、疼痛剧烈、愈合迟缓者：4% 曲安奈德注射液 1mL，与等量 2% 利多卡因混合，根据溃疡面积大小在病损基底部注射适量混合液，1 周 1 次，共 1～2 次。也可选复方倍他米松注射液或醋酸泼尼松龙注射液。

（3）低能量激光治疗：每天 1 次，共 1～3 次（图 2-1-8）。

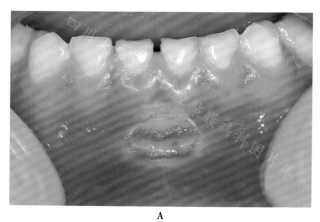 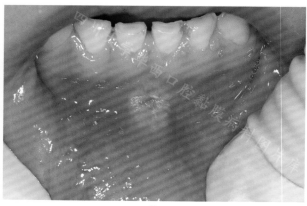

图 2-1-8 重型复发性阿弗他溃疡（青少年）
A.治疗前 B.治疗 2 周后
（四川大学华西口腔医学院供图）

病例5: 疱疹型复发性阿弗他溃疡。病情描述:成人,溃疡小,数量多,疼痛剧烈,全身常规体检基本正常。

1. **全身用药**

(1)糖皮质激素:泼尼松片,口服,0.3~0.4mg/(kg·d),每晨7点~8点一次性给予一天药量,每1周减量一次,按20%递减,1~2周为1个疗程。

(2)免疫抑制药:有糖皮质激素禁忌证或反应差者可选用沙利度胺片,睡前顿服,每天50~75mg,病情控制后,减量维持,2~4周为1个疗程。

也可选具有免疫抑制作用的中成药,昆明山海棠片,饭后即刻服,0.5g/次,每天3次,2~4周为1个疗程;也可选雷公藤总苷片,饭后服,0.3~0.5mg/(kg·d),分3次服用,2~4周为1个疗程。病情控制后可减量或间歇服药。同时给予维生素B_6片减轻胃肠道症状,口服,10mg/次,每天3次。

注意:定期监测使用上述药物所致的不良反应。

(3)维生素和微量元素类药:多维元素片,口服,1片/次,每天1次。

(4)中成药:酌情选用口炎颗粒,温开水冲服,3g/次,每天3次;也可选复方珍珠口疮颗粒,温开水冲服,10g/次,每天2次。

2. **局部用药**

(1)消毒防腐制剂:0.05%氯己定溶液或复方氯己定溶液,含漱,每天3次;也可选1%聚维酮碘溶液,含漱,每天3次。

(2)糖皮质激素制剂:0.01%地塞米松溶液,含漱,每天3次;也可选金霉素倍他米松糊剂或地塞米松糊剂,涂敷患处,每天3次。

(3)止痛制剂:双氯芬酸钠含片或氯己定苯佐卡因含片,含服,1片/次,疼痛剧烈时用。

(4)超声雾化治疗:每天1~2次,共3~6次(图2-1-9)。

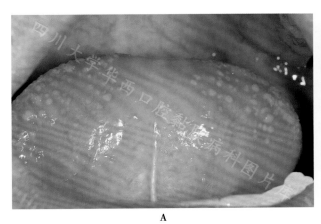
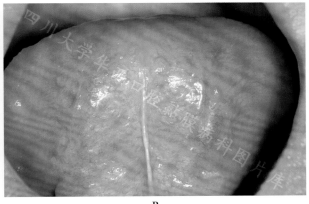

A B

图2-1-9 疱疹型复发性阿弗他溃疡
A.治疗前 B.治疗1周后
(四川大学华西口腔医学院供图)

病例6: 轻型复发性阿弗他溃疡。病情描述:女性,溃疡发作规律与月经周期有关,常在月经前复发,全身常规体检正常。又称经前期复发性阿弗他溃疡。

1. **全身用药**

(1)雌激素:建议在妇科进行雌激素水平检测,并在专科医师的指导下酌情使用雌激素类药物。

(2)维生素类药:维生素E胶丸,口服,100mg/次,每天1次。

(3)中成药:酌情选六味地黄丸,口服,6g/次,每天2次;也可选知柏地黄丸或增抗宁胶囊等。

2. **局部用药**

(1)消毒防腐制剂:0.05%氯己定溶液或复方氯己定溶液,含漱,每天3次;也可选复方硼砂溶液,1:5稀释,含漱,每天3次。

（2）糖皮质激素制剂：金霉素倍他米松糊剂或地塞米松糊剂，涂敷患处，每天 3 次；也可选其他含糖皮质激素的口腔制剂。

病例 7：复发性阿弗他溃疡。病情描述：HIV 抗体阳性患者，口腔损害严重，反复发作。

用药方案详见第七章 艾滋病口腔表征的药物治疗。

【家庭简便用药】

1. 珍珠粉用适量蜂蜜调匀，涂敷患处，每天 3 次。
2. 野蔷薇根适量，水煎，含漱，每天 3 次。
3. 金银花、菊花、竹叶适量，水煎，含漱，每天 3 次。

【预后】

1. 该病预后良好，但常因反复发作、疼痛明显而影响患者的生活质量。
2. 若溃疡经久不愈、质地变硬，应及时就医。
3. 若除口腔溃疡外，还出现外生殖器溃疡、皮肤结节性红斑、结膜炎等损害，应行全面检查，排除白塞病的可能。

【预防】

1. 饮食宜清淡，营养均衡，不偏食、节食，少食辛辣、烧烤、腌制、海鲜等食物。
2. 勿熬夜，提高睡眠质量，若有睡眠障碍者，应到睡眠专科就诊。
3. 养成每天定时排便习惯。若有便秘，可多食含纤维丰富的食物，适当运动，必要时可使用通便药物。
4. 保持口腔卫生，去除局部刺激因素。
5. 少食脆硬热烫食物，避免创伤口腔黏膜。

第二节　白　塞　病

白塞病（Behçet's disease，BD）又称白塞综合征、贝赫切特综合征、口 - 眼 - 生殖器三联征，是一种以复发性口、眼、生殖器和皮肤损害为特点的系统性疾病。该病病因尚不明确，可能与遗传、感染、免疫异常有关。虽然白塞病在病因、口腔溃疡的表现、免疫学及病理学等方面与复发性阿弗他溃疡相似，但大多数学者都将它们作为独立的两种疾病来研究。白塞病以土耳其的患病率最高，我国约为0.014%，多见于中青年人群。

【临床特征】

1. 口腔出现复发性阿弗他溃疡样损害，以轻型多见。
2. 眼睛出现慢性、复发性的葡萄膜炎、视网膜炎等病变。
3. 生殖器反复出现溃疡类损害，形态类似复发性阿弗他溃疡。
4. 皮肤出现结节性红斑或痤疮等损害。
5. 皮肤针刺部位出现非特异性炎症反应，即针刺反应阳性。
6. 还可能出现不对称的大小关节肿痛、血管系统、消化系统以及中枢神经系统等病变（图 2-2-1）。

【诊断要点】

1996 年第八届国际白塞病会议制订了白塞病的诊断标准，2014 年国际白塞病研究组颁布了新的诊断标准：给下列各类病变计分，复发性口腔溃疡、复发性生殖器溃疡、眼部病变各计 2 分，皮肤损害、皮肤针刺反应阳性、血管病变、神经系统病变各计 1 分，总分≥4 者即可确诊。

【鉴别诊断要点】

白塞病与多形红斑鉴别要点如下。

1. 前者属于自身免疫性疾病，后者属于变态反应性疾病。
2. 前者口腔病损特点和发作规律与复发性阿弗他溃疡类似，后者口腔损害为广泛糜烂。
3. 前者皮损以结节性红斑或痤疮样皮疹多见，针刺反应（＋），后者典型皮损为靶形红斑，针刺反应（－）。

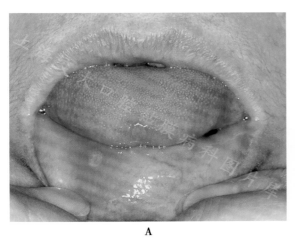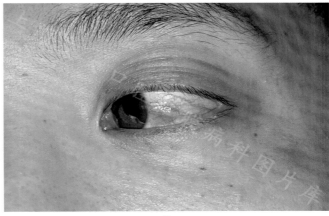

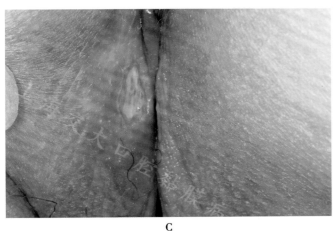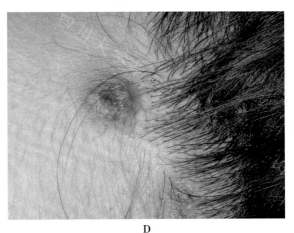

图 2-2-1 白塞病在不同部位的病损表现

A. 口腔 B. 眼 C. 生殖器 D. 皮肤（A～C 图由上海交通大学医学院附属第九人民医院提供，D 图由四川大学华西口腔医学院提供）

4. 前者眼部病变可致失明，有神经症状者预后不良，后者的预后一般较好，少数重型患者预后不良。

【治疗要点】

1. 药物治疗。

2. 物理治疗。

3. 心理疏导。

4. 系统性疾病的治疗。

【用药原则】

1. 全身以免疫抑制治疗为主，尽量减少病损的复发，延长间歇期。

2. 局部对症治疗，消炎止痛，促进病损愈合。

3. 若同时伴有眼部、生殖器、皮肤、关节等其他器官系统损害者，应及时转诊相关专科进行正规治疗。

【常用药物】

（一）全身用药

1. 糖皮质激素

（1）泼尼松（prednisone）

（2）甲泼尼龙（methylprednisolone）

2. 免疫抑制药

（1）沙利度胺（thalidomide）

（2）秋水仙碱（colchicine）

（3）硫唑嘌呤（azathioprine）

（4）环磷酰胺（cyclophosphamide）

（5）甲氨蝶呤（methotrexate）

3. 解热镇痛药

（1）布洛芬（ibuprofen）

（2）双氯酚酸钠（diclofenac sodium）

（3）阿司匹林（aspirin）

（4）萘普生（naproxen）

4. 维生素及微量元素类药

（1）维生素 B_2（vitamin B_2）

（2）复合维生素 B（compound vitamin B）

（3）维生素 C（vitamin C）

（4）维生素 E（vitamin E）

（5）甘草锌（licorzinc）

（6）多维元素（vitamins with minerals）

5. 其他

复方甘草酸苷片（compound glycyrrhizin tablets）

（二）局部用药

1. 溶液剂

（1）氯己定溶液（chlorhexidine solution）

（2）复方氯己定溶液（compound chlorhexidine solution）

（3）复方硼砂溶液（compound borax solution）

（4）依沙吖啶溶液（ethacridine solution）

（5）呋喃西林溶液（nitrofurazone solution）

（6）地塞米松溶液（dexamethasone solution）

2. 糊剂

（1）金霉素倍他米松糊剂（chlortetracycline betamethasone paste）

（2）地塞米松糊剂（dexamethasone paste）

（3）金霉素甘油糊剂（chlortetracycline glycerol paste）

（4）达克罗宁糊剂（dyclonine paste）

（5）氨来呫诺糊剂（amlexanox paste）

3. 散剂

（1）西瓜霜粉剂

（2）锡类散

（3）冰硼散

4. 喷雾剂　口腔炎喷雾剂

5. 口含片

（1）溶菌酶含片（lysozyme buccal tablets）

（2）西地碘含片（cydiodine buccal tablets）

（3）西吡氯铵含片（cetylpyridinium chloride buccal tablets）

（4）地喹氯铵含片（dequalinium chloride buccal tablets）

（5）氯己定苯佐卡因含片（compound chlorhexidine hydrochloride buccal tablets）

（6）双氯芬酸钠含片（diclofenac buccal tablets）

（7）石辛含片

6. 膜剂

（1）口腔溃疡膜（oral ulcer pellicles）

（2）复方庆大霉素膜（compound gentamycin sulfate pellicles）

（3）谷固醇达克罗宁膜（compound sitosterol pellicles）

7. 粘贴片

（1）氨来呫诺粘贴片（amlexanox muco-adhesive tablets）

（2）醋酸地塞米松粘贴片（dexamethasone acetate muco-adhesive tablets）

8. 凝胶剂　复方甘菊利多卡因凝胶（compound chamomile and lidocaine hydrochloride gel）

9. 软膏剂

（1）地塞米松口腔软膏（dexamethasone oral paste）

（2）曲安奈德口腔软膏（triamcinolone dental paste）

10. 注射剂

（1）醋酸泼尼松龙注射液（prednisolone acetate injection）

（2）曲安奈德注射液（triamcinolone acetonide injection）

（3）复方倍他米松注射液（compound betamethasone injection）

（三）中成药

1. 雷公藤总苷片（tripterygium glycosides tablets）

2. 昆明山海棠片（tripterygii hypoglauci tablets）

3. 口炎颗粒

4. 复方珍珠口疮颗粒

5. 六味地黄丸

6. 万应胶囊

7. 肿痛安胶囊

【用药方案举例】

病例：白塞病。病情描述：成人，口腔溃疡较严重，肝肾功能基本正常。

1. 全身用药

（1）若病情严重，应及时转诊免疫专科进行系统治疗。

（2）糖皮质激素：①短期疗法：适用于急性发作者，泼尼松片，口服，首剂量每天 30～40mg，2 周内症状控制后减至每天 15～20mg，然后每隔 3～4 天减少 5mg，至每天 5～10mg 维持量或停药；②长期疗法：适用于迁延不愈者，泼尼松片，口服，首剂量每天 30～40mg，病情控制后每 7 天减少 5～10mg 至维持量。

注意：维持剂量的糖皮质激素宜于每晨 7 点～8 点一次性给予一天药量，或隔日晨 7 点～8 点一次性给予 2 天药量。

（3）免疫抑制药：有糖皮质激素禁忌证或反应差者可选用沙利度胺片，睡前顿服，每天 50～100mg，病情控制后，减量维持，2～4 周为 1 个疗程；病情严重者，也可选硫唑嘌呤或环磷酰胺。

也可选具有免疫抑制作用的中成药，昆明山海棠片，饭后即刻服，0.5g/ 次，每天 3 次，2～4 周为 1 个疗程；也可选雷公藤总苷片，饭后服，0.3～0.5mg/（kg·d），分 3 次服用，2～4 周为 1 个疗程。病情控制后可减量或间歇服药。同时给予维生素 B_6 片减轻胃肠道症状，口服，10mg/ 次，每天 3 次。

注意：定期监测使用上述药物所致的不良反应。

（4）镇痛药：布洛芬片，口服，0.4～0.6g/ 次，每天 3 次；也可选双氯芬酸钠缓释胶囊，整粒吞服，勿嚼碎，50mg/ 次，每天 2 次。

2. 局部用药

（1）消毒防腐制剂：0.05% 氯己定溶液或复方氯己定溶液，含漱，每天 3 次；也可选 1% 聚维酮碘溶液，含漱，每天 3 次。

（2）糖皮质激素制剂：金霉素倍他米松糊剂，涂敷患处，每天 3 次；也可选地塞米松糊剂，涂敷患处，每天 3 次；也可选其他含糖皮质激素的口腔制剂。

（3）止痛制剂：双氯芬酸钠含片或氯己定苯佐卡因含片，含服，1 片 / 次，疼痛剧烈时用；也可选复方甘菊利多卡因凝胶，涂敷患处，每天 3 次。

【家庭简便用药】

1. 珍珠粉用适量蜂蜜调匀，涂敷口腔患处，每天 3 次。

2. 野蔷薇根适量，水煎，含漱，每天 3 次。

3. 金银花、菊花、竹叶适量，水煎，含漱，每天 3 次。

【预后】

1. 口腔损害预后较好，但频发深在的溃疡可造成组织缺损，影响口腔功能。

2. 因损害累及的部位不同，该病预后存在较大的差异。

3. 若出现眼睛、呼吸、消化、心血管系统的病变，则预后较差。

4. 若出现神经系统的病变，则预后很差，死亡率较高。

【预防】

1. 预防的关键在于对可能引起严重后果的多脏器多系统损害做到早发现，早治疗。

2. 均衡饮食营养，不偏食或节食，少食辛辣、烫热食物。

3. 保证充足的睡眠，如果存在睡眠障碍，应及时至睡眠专科治疗。

4. 保持大便通畅，多饮水，多食含纤维丰富的食物。

5. 放松心情，减轻压力，规律锻炼，提高机体抵抗力。

第三节 创伤性溃疡

创伤性溃疡（traumatic ulceration）是指由物理、化学等局部刺激因素所致的口腔黏膜溃疡性疾病。常见的创伤因素有残冠、残根、不良修复体、腐蚀性药物、过热、过硬的食物、自伤等，一旦刺激因素去除，溃疡即可愈合，不复发。

【临床特征】

1. 溃疡的部位、大小、形状与口腔局部刺激因素相吻合。

2. 压疮性溃疡 多见于老年人，多由残冠、残根、不良修复体长期刺激所致，溃疡呈灰白色，较深，边缘略增生，疼痛不明显（图 2-3-1）。

3. 贝氏溃疡（Bednar ulcer） 婴儿吮吸过硬橡皮奶头所致，固定发生在硬腭、双侧翼钩处，溃疡较表浅，多对称分布，患儿哭闹、拒食（图 2-3-2）。

4. 李 - 弗溃疡（Riga-Fede ulcer） 由于儿童过短的舌系带和较锐的新萌下颌乳中切牙摩擦所致的舌腹溃疡，扪质稍韧，疼痛，影响进食（图 2-3-3）。

5. 自伤性溃疡（factitial ulcer） 多发于多动症患儿。患儿有用异物刺伤黏膜或有咬唇、舌、颊的不良习惯，可在刺激相应部位出现溃疡，溃疡多不规则，周缘发白，疼痛不明显。

6. 咬颊症、咬唇症 由咬颊、咬唇的不良习惯引起的局部黏膜表皮粗糙、剥脱。

7. 化学灼伤性溃疡 轻者仅局部充血、糜烂，重者黏膜组织坏死呈灰褐色，甚至牙槽骨坏死（图 2-3-4）。

8. 创伤性血疱 大小不等的紫红色疱，疱破后遗留鲜红色溃疡（图 2-3-5）。

9. 局部疼痛，全身反应轻。

10. 刺激因素去除后，溃疡可较快愈合，不复发。

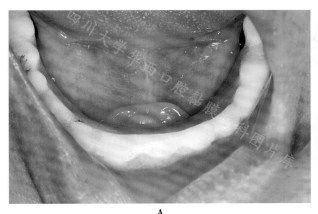

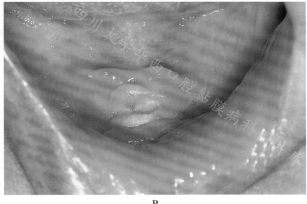

图 2-3-1 压疮性溃疡(义齿刺激)

A.不良修复体压迫口底 B.口底压疮性溃疡

(四川大学华西口腔医学院供图)

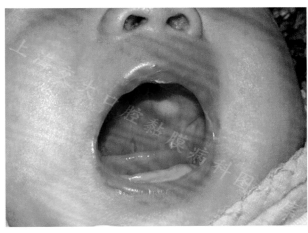

图 2-3-2 贝氏溃疡

(上海交通大学医学院附属第九人民医院供图)

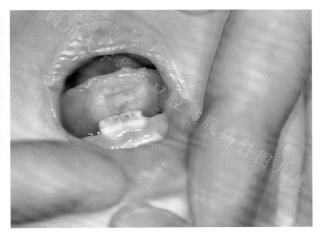

图 2-3-3 李 - 弗溃疡

(四川大学华西口腔医学院供图)

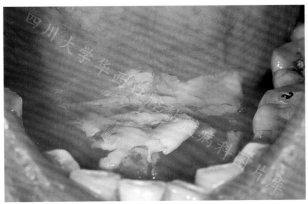

图 2-3-4 化学灼伤性溃疡(药物刺激)

(四川大学华西口腔医学院供图)

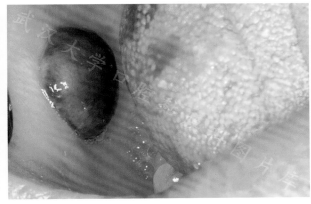

图 2-3-5 创伤性血疱

(武汉大学口腔医学院供图)

【诊断要点】

1. 口腔局部有明确的理化损伤因素或自伤史。

2. 溃疡的大小、部位、形态与刺激因素相吻合。

3. 去除刺激因素后,溃疡很快好转或愈合,不复发。

4. 全身情况一般良好。

【鉴别诊断要点】

1. 创伤性溃疡与重型复发性阿弗他溃疡鉴别要点

（1）前者有明确病因,后者病因不明。

（2）前者溃疡与创伤因素相吻合,后者无明显局部创伤因素。

（3）前者去除刺激因素后,溃疡愈合、不复发,后者溃疡周期复发。

2. 创伤性溃疡与癌性溃疡鉴别要点

（1）前者去除刺激因素后,溃疡很快愈合,后者溃疡进行性发展。

（2）前者溃疡基底无浸润,后者基底有浸润。

（3）组织病理学检查有助于鉴别二者。

【治疗要点】

1. 去除局部刺激因素是首要措施。

2. 药物治疗。

3. 物理治疗。

4. 心理治疗。

5. 若溃疡经久不愈,应行组织病理学检查,以排除癌变的可能。

【用药原则】

1. 以局部消炎、止痛、促进溃疡愈合为主。

2. 年老体弱或病情较重者全身给予支持及抗感染治疗。

3. 有心理疾病者需转诊心理专科联合治疗。

【常用药物】

（一）全身用药

维生素及微量元素类药

（1）维生素 B_2(vitamin B_2)

（2）复合维生素 B(compound vitamin B)

（3）维生素 C(vitamin C)

（4）维生素 E(vitamin E)

（5）多维元素(vitamins with minerals)

（二）局部用药

1. 溶液剂

（1）氯己定溶液(chlorhexidine solution)

（2）复方氯己定溶液(compound chlorhexidine solution)

（3）复方硼砂溶液(compound borax solution)

（4）呋喃西林溶液(nitrofurazone solution)

（5）依沙吖啶溶液(ethacridine solution)

（6）地塞米松溶液(dexamethasone solution)

2. 糊剂

（1）金霉素倍他米松糊剂(chlortetracycline betamethasone paste)

（2）地塞米松糊剂(dexamethasone paste)

（3）金霉素甘油糊剂（chlortetracycline glycerol paste）

3. 散剂

（1）西瓜霜粉剂

（2）锡类散

（3）冰硼散

4. 喷雾剂　口腔炎喷雾剂

5. 口含片

（1）溶菌酶含片（lysozyme buccal tablets）

（2）西地碘含片（cydiodine buccal tablets）

6. 注射剂

（1）醋酸泼尼松龙注射液（prednisolone acetate injection）

（2）曲安奈德注射液（triamcinolone acetonide injection）

（3）复方倍他米松注射液（compound betamethasone injection）

（三）中成药

1. 复方珍珠口疮颗粒

2. 万应胶囊

3. 定风止痛胶囊

4. 肿痛安胶囊

【用药方案举例】

病例 1：压疮性溃疡。病情描述：老年人，口腔溃疡对应部位有残根，疼痛，较长时间不愈合，肝肾功能基本正常。

1. **全身用药**

（1）及时拔除残根，一般不需全身用药。若老人全身情况较差，不能及时行拔牙术，医生应先调磨尖锐残根，待全身情况好转再拔残根。

（2）维生素和微量元素类药：多维元素片，口服，1 片 / 次，每天 1 次；也可选复合维生素 B、维生素 C 片。

2. **局部用药**

（1）消毒防腐制剂：0.05% 氯己定溶液或复方氯己定溶液，含漱，每天 3 次；也可选 0.02% 呋喃西林溶液，含漱，每天 3 次。

（2）糖皮质激素制剂：金霉素倍他米松糊剂，涂敷患处，每天 3 次；也可选地塞米松糊剂，涂敷患处，每天 3 次。

（3）密切观察，用药 2 周复诊，若溃疡仍未愈合或无明显缩小，应及时行组织病理学检查，以排除癌变的可能（图 2-3-6）。

病例 2：自伤性溃疡。病情描述：青少年，全身常规体检正常。

1. **全身用药**　纠正咬唇、咬颊等自伤行为是治疗的关键，一般不需全身用药。

2. **局部用药**

（1）消毒防腐制剂：0.05% 氯己定溶液或复方氯己定溶液，稀释后含漱，每天 3 次。

（2）糖皮质激素制剂：金霉素倍他米松糊剂，涂敷患处，每天 3 次；也可选地塞米松糊剂，涂敷患处，每天 3 次；也可选其他含糖皮质激素的口腔制剂。

（3）若无法纠正患儿咬唇颊或用锐器刺伤口腔黏膜等自伤行为，应转诊心理专科进行儿童心理学治疗（图 2-3-7）。

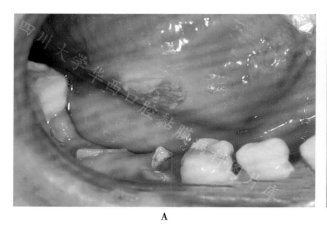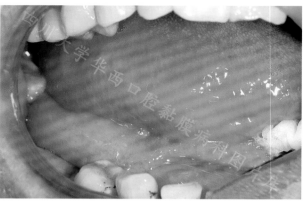

A　　　　　　　　　　　　　　　　　B

图 2-3-6　压疮性溃疡（残根刺激）
A.治疗前　B.治疗 2 周后
（四川大学华西口腔医学院供图）

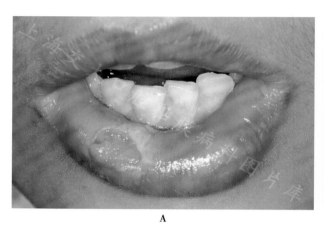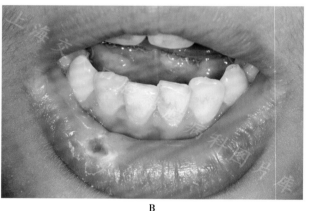

A　　　　　　　　　　　　　　　　　B

图 2-3-7　自伤性溃疡
A.治疗前　B.治疗 1 周后
（上海交通大学医学院附属第九人民医院供图）

病例 3：化学灼伤性溃疡。病情描述：幼儿，全身情况正常。

1. **全身用药**　轻者一般不需全身用药，重者需转诊儿科治疗。
2. **局部用药**
（1）0.9% 氯化钠溶液，由家长清洗患处，每天 3 次。
（2）糖皮质激素制剂：地塞米松糊剂，涂敷患处，每天 3 次；也可选口腔炎喷雾剂。

【预后】
1. 若尽早去除不良刺激因素，预后良好。
2. 若压疮性溃疡经久不愈、基底变硬，应及时排除癌变可能。

【预防】
1. 及时去除口腔局部创伤因素，如磨除尖锐牙尖，拔除残根。
2. 少食辛辣、过热、过硬等食物。
3. 及时调改或更换义齿。
4. 戒除咬唇、咬颊等不良习惯，积极治疗儿童多动症。
5. 腐蚀性制剂要放置在儿童不能拿取的安全地方。

第四节 放射性口炎

放射性口炎（radiation stomatitis）是由放射线电离辐射引起的急慢性口腔黏膜损伤，临床上常见于头颈部恶性肿瘤接受放射治疗者，故又称放射治疗诱发性口腔黏膜炎（radiotherapy-induced oral mucositis，RIOM）。放射性口炎是肿瘤放射治疗最常见的并发症之一，也可发生在意外暴露于放射线以及长期在不良环境中从事放射线相关工作的特殊人群。

【临床特征】

1. 急性放射性口炎 放射线照射后短时间内口腔黏膜出现充血、糜烂，伴张口、进食困难等功能障碍。

2. 慢性放射性口炎 放射治疗1~2年后出现慢性口腔黏膜炎、口腔干燥、味觉异常，可伴念珠菌感染。

3. 口腔疼痛明显，可伴全身症状，严重者可危及生命（图2-4-1）。

【诊断要点】

1. 有肿瘤放疗史或放射线暴露史。

2. 放射治疗短期内出现口腔黏膜广泛的充血、糜烂、溃疡。

3. 放射治疗较长时间后出现口腔干燥、味觉异常，可伴念珠菌感染、猛性龋等。

4. 患者体质较弱或恶病质。

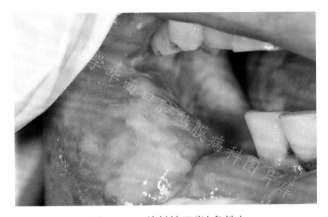

图2-4-1 放射性口炎（急性）
（四川大学华西口腔医学院供图）

【治疗要点】

1. 药物治疗。

2. 物理治疗。

3. 心理疏导。

4. 系统性疾病的治疗。

【用药原则】

1. 全身支持治疗，防治继发感染。

2. 局部消炎、防腐、止痛、促进愈合。

【常用药物】

（一）全身用药

1. **免疫增强药**

（1）胸腺肽（thymosin）

（2）匹多莫德（pidotimod）

（3）转移因子（transfer factor）

（4）卡介菌多糖核酸（BCG polysaccharide and nucleic acid）

（5）甘露聚糖肽（mannatide）

2. **抗真菌药**

（1）氟康唑（fluconazole）

（2）伊曲康唑（itraconazole）

3. **解热镇痛药**

（1）布洛芬（ibuprofen）

（2）双氯酚酸钠（diclofenac sodium）

（3）阿司匹林（aspirin）

4. **M_3受体激动剂**

（1）毛果芸香碱（pilocarpine）

（2）茴三硫（anethol trithione）

（3）西维美林（cevimeline）

5. 维生素及微量元素类药

（1）维生素 B_2（vitamin B_2）

（2）复合维生素 B（compound vitamin B）

（3）维生素 C（vitamin C）

（4）维生素 E（vitamin E）

（5）甘草锌（licorzinc）

（6）多维元素（vitamins with minerals）

（二）局部用药

1. 溶液剂

（1）氯己定溶液（chlorhexidine solution）

（2）复方氯己定溶液（compound chlorhexidine solution）

（3）碳酸氢钠溶液（sodium bicarbonate solution）

（4）复方硼砂溶液（compound borax solution）

（5）呋喃西林溶液（nitrofurazone solution）

（6）聚维酮碘溶液（povidone iodine solution）

（7）地塞米松溶液（dexamethasone solution）

2. 糊剂

（1）金霉素倍他米松糊剂（chlortetracycline betamethasone paste）

（2）地塞米松糊剂（dexamethasone paste）

（3）金霉素甘油糊剂（chlortetracycline glycerol paste）

（4）达克罗宁糊剂（dyclonine paste）

（5）制霉菌素糊剂（nystatin paste）

3. 散剂

（1）西瓜霜粉剂

（2）锡类散

（3）冰硼散

4. 喷雾剂

重组人表皮生长因子衍生物喷剂（口腔专用制剂）（recombinant human epidermal growth factor derivative spray, special oral preparation）

5. 口含片

（1）氯己定苯佐卡因含片（compound chlorhexidine hydrochloride buccal tablets）

（2）双氯芬酸钠含片（diclofenac buccal tablets）

6. 凝胶剂

咪康唑凝胶（miconazole gel）

7. 唾液替代品

（1）人工唾液（artificial saliva）

（2）口干凝胶（dry mouth gel）

（三）中成药

1. 芦笋胶囊

2. 增抗宁胶囊

3. 六味地黄丸

4.知柏地黄丸

5.双花百合片

【用药方案举例】

病例1：急性放射性口炎。病情描述：成人，口腔大面积充血、糜烂，疼痛明显，体质较弱，肝肾功能正常。

1.全身用药

（1）免疫增强药：体质较弱者，可选用胸腺肽肠溶片，口服，20mg/次，每天1~2次；也可选匹多莫德片，口服，0.4~0.8g/次，每天2次。

（2）解热镇痛药：疼痛剧烈者，布洛芬缓释胶囊，口服，0.3~0.6g/次，早晚各1次，餐中服可减少胃肠道症状；也可选双氯芬酸钠缓释胶囊，整粒吞服，勿嚼碎，100mg/次，每天1次。

（3）抗微生物药：根据继发感染的严重程度及药敏试验结果酌情选择。

（4）维生素类药：复合维生素B片，口服，2片/次，每天3次；维生素C片，口服，0.2g/次，每天3次。

2.局部用药

（1）消毒防腐制剂：0.05%氯己定溶液或复方氯己定溶液，含漱，每天3次；也可选1%聚维酮碘溶液，含漱，每天3次；也可选2%~4%碳酸氢钠溶液，含漱，每天3次。

（2）糖皮质激素制剂：0.01%地塞米松溶液，含漱，每天3次；也可选金霉素倍他米松糊剂或地塞米松糊剂，涂敷患处，每天3次。

（3）生物制剂：重组人表皮生长因子喷剂（口腔专用制剂），喷涂患处，每天1次。

（4）止痛制剂：双氯芬酸钠含片或氯己定苯佐卡因含片，含服，1片/次，疼痛剧烈时用。

（5）超声雾化治疗：每天1~2次，共4~8次（图2-4-2）。

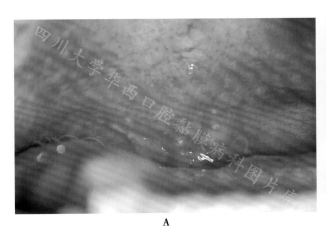
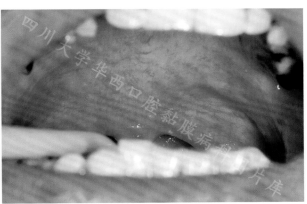

A B

图2-4-2 急性放射性口炎

A.治疗前 B.治疗1周后

（四川大学华西口腔医学院供图）

病例2：慢性放射性口炎。病情描述：成人，口腔干燥，味觉异常，进食刺激性食物疼痛，慢性迁延，全身常规体检基本正常。

1.全身用药

（1）M_3受体激动剂：毛果芸香碱片，口服，4mg/次，每天2~3次；也可选茴三硫片，口服，25mg/次，每天3次。

（2）维生素类药：复合维生素B片，口服，2片/次，每天3次；维生素C片，口服，0.2g/次，每天3次。

（3）中成药：可酌情选芦笋胶囊，口服，0.3~0.6g/次，每天2~3次；也可选六味地黄丸或知柏地黄丸。

2. 局部用药

（1）消毒防腐制剂：0.05% 氯己定溶液或复方氯己定溶液，含漱，每天 3 次；也可选复方硼砂溶液，1∶5 稀释，含漱，每天 3 次。

（2）抗真菌制剂：若伴有念珠菌感染，可选 2%～4% 碳酸氢钠溶液，含漱，每天 3 次；配合制霉菌素糊剂，涂敷患处，每天 3 次。

（3）唾液代用品：人工唾液或口干凝胶，口干时用。

【预后】

1. 在急性期若得到及时治疗，口腔病损可逐渐愈合。

2. 慢性期患者的口腔不适症状可能长期存在。

3. 若继发感染未得到有效控制，则预后较差，且易复发。

【预防】

1. 尽量减少不必要的放射线照射。

2. 对于头颈部肿瘤放疗患者要严格控制辐射剂量，加强非照射区的防护，密切观察，及时处理口腔黏膜损害。

3. 加强饮食营养，注意休息，提高机体免疫力。

参 考 文 献

1. 国家药典委员会. 中华人民共和国药典：2020 版［M］. 11 版. 北京：中国医药科技出版社，2020.

2. 国家药典委员会. 中华人民共和国药典临床用药须知：2015 版［M］. 北京：中国医药科技出版社，2015.

3. 陈新谦，金有豫，汤光. 陈新谦新编药物学［M］. 18 版. 北京：人民卫生出版社，2018.

4. 中华口腔医学会口腔黏膜病专业委员会，中华口腔医学会中西医结合专业委员会. 复发性阿弗他溃疡诊疗指南（试行）［J］. 中华口腔医学杂志.2012；47（7）：402-404.

5. STOOPLER E T, VILLA A, BINDAKHIL M, et al. Common oral conditions a review. JAMA, 2024；331（12）：1045-1054.

6. HATEMI G, CHRISTENSEN R, BANG D, et al. 2018 update of the EULAR recommendations for the management of Behçet's syndrome［J］. Ann Rheum Dis. 2018；77（6）：808-818.

7. International Team for the Revision of the International Criteria for Behçet's Disease（ITR-ICBD）. The International Criteria for Behçet's Disease（ICBD）: a collaborative study of 27 countries on the sensitivity and specificity of the new criteria［J］. J Eur Acad Dermatol Venereol. 2014；28（3）：338-347.

8. 中华医学会放射肿瘤治疗学分会. 放射性口腔黏膜炎防治策略专家共识（2019）［J］. 中华放射肿瘤学杂志.2019；28（9）：641-647.

9. ELAD S, CHENG K K F, LALLA RV, et al. Mucositis Guidelines Leadership Group of the Multinational Association of Supportive Care in Cancer and International Society of Oral Oncology（MASCC/ISOO）. MASCC/ISOO clinical practice guidelines for the management of mucositis secondary to cancer therapy［J］. Cancer. 2020；126（19）：4423-4431.

10. 曹才能，陈晓钟，袁双虎. 头颈部肿瘤放射治疗相关急性黏膜炎的预防与治疗指南（2023 年更新版）［J］. 中华肿瘤防治杂志，2023；30（7）：381-385.

第三章 口腔黏膜大疱类疾病的药物治疗

第一节 天 疱 疮

天疱疮（pemphigus）是一种严重的自身免疫大疱类疾病，以慢性迁延的皮肤 - 黏膜松弛性薄壁大疱、疼痛性糜烂为其特点。该病病因尚不明确，可能与病毒感染、环境、药物、饮食、精神压力、遗传等因素有关。除寻常型外，还有落叶型、增殖型、红斑型、疱疹样型、药物诱导型等多个亚型，其中，寻常型最常发生口腔损害。天疱疮好发于 40～60 岁中老年人，在高龄老人和儿童较罕见，无明显性别差异。

【临床特征】

本节以寻常型天疱疮为描述重点。

1. 慢性迁延病程。

2. 口腔及皮肤损害均好发于易受摩擦部位如软腭、双颊、牙龈及躯干等处。

3. 口腔基本损害为松弛性薄壁大疱，疱易破溃，留下鲜红不规则糜烂（图 3-1-1）。

4. 尼氏征阳性 用棉签在外观正常的口腔黏膜上轻轻摩擦，易形成水疱或使黏膜表皮脱落。

5. 探针试验阳性 在糜烂边缘将探针轻轻平行置入黏膜下方，探针可无痛性地伸入上皮内侧（图 3-1-2）。

6. 揭皮试验阳性 若将残留疱壁撕去或揭起，常连同邻近外观正常的黏膜一并无痛性撕去，并遗留鲜红创面（图 3-1-3）。

7. 皮肤基本病损为壁薄易破的松弛性大疱，尼氏征、探针试验、揭皮试验均为阳性，疱破溃后遗留湿红糜烂，继而结痂、愈合并遗留色素沉着（图 3-1-4）。

8. 损害无自愈性，特别是口腔黏膜损害较难愈合。

9. 全身反应可轻可重，口腔疼痛明显，进食、吞咽困难，皮肤可有自发痛及轻度瘙痒。

10. 除口腔外，鼻腔、眼、外生殖器、肛门等处也可发生与口腔黏膜类似损害，不易愈合。

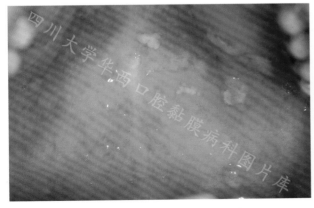

图 3-1-1 寻常型天疱疮（口腔）
（四川大学华西口腔医学院供图）

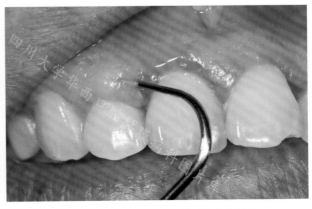

图 3-1-2 寻常型天疱疮（探针试验阳性）
（四川大学华西口腔医学院供图）

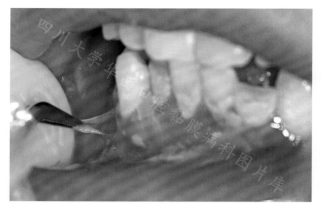

图 3-1-3 寻常型天疱疮（揭皮试验阳性）
（四川大学华西口腔医学院供图）

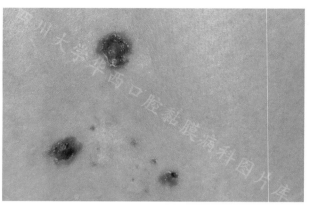

图 3-1-4 寻常型天疱疮（皮肤）
（四川大学华西口腔医学院供图）

【诊断要点】

本节以寻常型天疱疮为描述重点。

1. 慢性病程,迁延不愈。

2. 好发于口腔及皮肤易受摩擦的部位。

3. 口腔、皮肤出现松弛性薄壁大疱或大面积糜烂。

4. 尼氏征阳性。

5. 探针试验阳性。

6. 揭皮试验阳性。

7. 结合组织病理学、直接免疫荧光、血清自身抗体等检查可确诊。

【鉴别诊断要点】

1. 寻常型天疱疮与黏膜类天疱疮鉴别要点

（1）前者多发于中年人,无明显性别差异,后者老年女性多见。

（2）前者口腔病损好发于咽旁等易受摩擦部位,后者多见于牙龈。

（3）前者皮损多见,为松弛性薄壁大疱,后者皮损少见,为张力性厚壁大疱。

（4）前者尼氏征、探针试验、揭皮试验均阳性,后者均阴性。

（5）前者眼部损害少见,后者眼部多受累及。

（6）前者无瘢痕粘连,后者多有。

（7）前者细胞学检查可见天疱疮细胞,后者无特殊。

（8）前者病理改变为棘层松解、上皮内疱,后者为上皮下疱。

（9）前者直接免疫荧光检测可见 IgG（可伴 C3）在棘细胞间沉积,后者 IgG（可伴 C3）沿基底膜带呈线状沉积。

（10）前者血清中存在特异性抗体（Dsg1 抗体和 Dsg3 抗体）,后者血清中存在特异性抗体（BP180 抗体、BP230 抗体等）。

（11）前者大多数预后不良,后者若出现眼部瘢痕可致失明,则预后较差（表 3-1-1）。

2. 寻常型天疱疮与药物过敏性口炎鉴别要点

（1）前者病因不明,后者多可追溯用药史。

（2）前者为慢性病程,后者为急性发病。

（3）前者口腔损害炎症反应一般较轻,后者较重。

（4）前者在外观正常的皮肤上出现大疱,后者皮损多为红斑或在红斑基础上的水疱。

表 3-1-1　寻常型天疱疮与黏膜类天疱疮鉴别要点

	好发人群	好发部位	口腔损害	皮肤损害	组织病理学特点	直接免疫荧光特点	血清特异性抗体检测	预后
寻常型天疱疮	中年人，无明显性别差异	口腔黏膜及皮肤易受摩擦部位	松弛性薄壁大疱或大面积糜烂，尼氏征、探针试验、揭皮试验阳性	松弛性薄壁大疱	棘层松解，上皮内疱	自身抗体在棘细胞间呈网状沉积	血清中存在特异性抗体（抗Dsg3抗体和抗Dsg1抗体）	大多数预后不良
黏膜类天疱疮	老年女性	牙龈好发，皮损少见	剥脱性龈炎样损害或张力性厚壁大疱，尼氏征、探针试验、揭皮试验阴性	张力性厚壁大疱	上皮下疱	自身抗体沿基底膜带呈线状沉积	血清中存在特异性抗体（抗BP180抗体、抗BP230抗体）	若眼部形成瘢痕可致失明，预后则较差

3. 寻常型天疱疮与多形红斑鉴别要点

（1）前者为慢性病程，后者为急性发病。

（2）前者口腔损害炎症反应一般较轻，后者较重。

（3）前者口腔损害尼氏征、探针试验为阳性，后者为阴性。

（4）前者在外观正常的皮肤上出现大疱，后者皮损多为特征性的靶形红斑或称虹膜状红斑。

【治疗要点】

1. 药物治疗。

2. 支持治疗。

3. 血浆置换疗法。

4. 免疫球蛋白疗法。

5. 免疫吸附疗法。

6. 干细胞移植疗法。

【用药原则】

1. 糖皮质激素是治疗天疱疮的一线药物。

2. 早期、合理使用糖皮质激素是治疗成功的关键。

3. 使用糖皮质激素应遵循"早期应用，足量控制，合理减量，适量维持，忌骤然停药"的基本原则。

4. 应综合考虑病情及患者个体情况选择初始剂量（皮肤科按皮损面积将病情分为轻、中、重三类，对每类按公斤体重计算初始剂量）。

5. 对糖皮质激素反应差或无法承受较大剂量者，可联合使用免疫抑制药，以缩短糖皮质激素开始减量的时间并减少用量，并在减量过程中防止疾病复发，降低不良反应。

6. 对有糖皮质激素禁忌证者可选择其他一线或二线药物。

7. 重视支持治疗，包括系统使用抗生素，防治继发感染，注意水、电解质及酸碱平衡等。

8. 局部对症治疗，消炎、止痛、促愈合、防治继发感染。

9. 用药期间应严密观察，定期检查，避免发生严重的不良反应。

10. 出现广泛活跃的皮肤损害应及时将患者转诊皮肤专科治疗。

【常用药物】

（一）全身用药

1. 糖皮质激素（一线药物）

（1）泼尼松（prednisone）

（2）甲泼尼龙（methylprednisolone）

2. 免疫抑制药

（1）硫唑嘌呤（azathioprine）（一线药物）

（2）吗替麦考酚酯（mycophenolate mofetil）（一线药物）

（3）环磷酰胺（cyclophosphamide）（二线药物）

（4）环孢素（ciclosporin）（二线药物）

（5）甲氨蝶呤（methotrexate）（二线药物）

（6）沙利度胺（thalidomide）

3. 生物制剂　利妥昔单抗（rituximab）（一线药物）

4. 抗真菌药

（1）氟康唑（fluconazole）

（2）伊曲康唑（itraconazole）

（3）特比萘芬（terbinafine）

5. 维生素、微量元素类药

（1）复合维生素 B（compound vitamin B）

（2）维生素 C（vitamin C）

（3）维生素 D（vitamin D）

（4）碳酸钙 D_3（calcium carbonate and vitamin D_3）

（5）氯化钾（potassium chloride）

6. 其他

（1）氨苯砜（dapsone）

（2）硫糖铝（sucralfate）

（3）氢氧化铝（aluminium hydroxide）

（4）复方甘草酸苷片（compound glycyrrhizin tablets）

（二）局部用药

1. 溶液剂

（1）氯己定溶液（chlorhexidine solution）

（2）复方氯己定溶液（compound chlorhexidine solution）

（3）碳酸氢钠溶液（sodium bicarbonate solution）

（4）复方硼砂溶液（compound borax solution）

（5）地塞米松溶液（dexamethasone solution）

（6）环孢素溶液（ciclosporin solution）

2. 糊剂

（1）金霉素倍他米松糊剂（chlortetracycline betamethasone paste）

（2）地塞米松糊剂（dexamethasone paste）

（3）制霉菌素糊剂（nystatin paste）

3. 注射剂

（1）醋酸泼尼松龙注射液（prednisolone acetate injection）

（2）曲安奈德注射液（triamcinolone acetonide injection）

（3）复方倍他米松注射液（compound betamethasone injection）

（三）中成药

1. 雷公藤总苷片（tripterygium glycosides tablets）

2. 昆明山海棠片（tripterygii hypoglauci tablets）

【用药方案举例】

　　病例 1：寻常型天疱疮。病情描述：成人，损害仅累及口腔黏膜，范围较局限，病情较轻，无皮肤损害，肝肾功能正常。

1. 全身用药

（1）糖皮质激素：一线药物，泼尼松片，口服，初始剂量 0.5～1mg/（kg·d），待病情控制 2 周后可开始逐渐减量，病情控制表现为口腔损害大部分愈合且无新发水疱。根据中国医疗保健国际交流促进会皮肤科分会颁布的《寻常型天疱疮诊断和治疗专家建议（2020）》，建议减量原则为：当泼尼松初始剂量为每天 40～60mg 时，每 2 周减 5mg；当剂量为每天 20～40mg 时，每月减 5mg；当剂量为每天 20mg 或更低时，减量应更谨慎，每 3 个月减 2.5mg。减量过程中需根据患者的个体情况酌情缩短或延长激素减量时间，减至 0.2mg/（kg·d）或每天 10mg 时可长期维持，部分患者经全面评估后可酌情减至更低剂量长期维持。

小剂量维持的糖皮质激素宜于每晨 7 点～8 点一次性给予一天药量或隔天早晨 7 点～8 点一次性给予两天药量。

若使用初始剂量 7 天后，原病损无好转且出现较多新水疱，则应将糖皮质激素剂量增至 1.5mg/（kg·d），直至病损控制。

注意：若糖皮质激素用量较大，不宜让患者居家服药，应转诊至皮肤科住院治疗。应严密监测药物不良反应。

（2）胃黏膜保护剂：硫糖铝片，饭前 1 小时及睡前空腹嚼碎服用，1g/次，每天 4 次。

（3）根据血钾浓度酌情补钾，预防低钾血症：氯化钾缓释片，饭后服，0.5～1g/次，每天 1～3 次。

（4）维生素和微量元素类药：碳酸钙 D$_3$ 片，口服，1 片/次，每天 1 次。

2. 局部用药

（1）消毒防腐制剂：0.05% 氯己定溶液或复方氯己定溶液，含漱，每天 3 次；也可选复方硼砂溶液，1∶5 稀释，含漱，每天 3 次。

（2）糖皮质激素制剂：金霉素倍他米松糊剂或地塞米松糊剂，涂敷患处，每天 3 次；也可选其他含糖皮质激素的口腔制剂。

糜烂面局限且迁延不愈者：4% 曲安奈德注射液 1mL，与等量 2% 利多卡因混合，根据糜烂面积大小在病损基底部注射适量混合液，1～2 周 1 次，1～3 次为 1 个疗程；也可选复方倍他米松注射液或醋酸泼尼松龙注射液。

（3）抗真菌制剂：2%～4% 碳酸氢钠溶液，含漱，每天 3 次；配合制霉菌素糊剂，涂敷患处，每天 3 次；也可选 5 万～10 万 U/mL 制霉菌素混悬液，涂敷患处或含漱，每天 3 次（图 3-1-5）。

3. 健康宣教

（1）患者须遵医嘱规律服药，不可自行停药或减量，若不能耐受糖皮质激素的不良反应，应及时复诊。

（2）宜居家休息，勿劳累，饮食清淡营养，多摄入优质蛋白和富含维生素类食物，饮食宜低脂低盐低糖。

（3）患者每天居家监测血压。

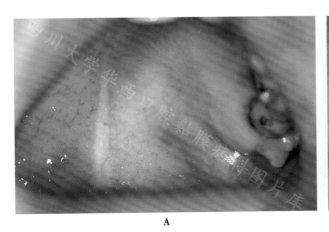
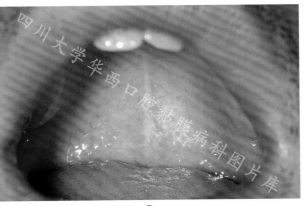

A　　　　　　　　　　　　　　　　　B

图 3-1-5　寻常型天疱疮

A. 治疗前口腔损害局限　B. 治疗后

（四川大学华西口腔医学院供图）

病例2：寻常型天疱疮。病情描述：成人，损害仅累及口腔黏膜，但范围较广泛，病情为中重度，无皮肤损害，肝肾功能正常。

1. 全身用药

（1）糖皮质激素：一线药物，泼尼松片，口服，初始剂量1.0～1.5mg/（kg·d），因糖皮质激素用量较大，不宜让患者居家服药，需转诊皮肤专科住院治疗，同时严密监测药物不良反应。

（2）免疫抑制药：对糖皮质激素反应较差或不能耐受较大剂量糖皮质激素者，可考虑联合使用免疫抑制药，可选硫唑嘌呤或吗替麦考酚酯或环磷酰胺等，注意严密监测药物不良反应。待病情控制后先减少糖皮质激素用量，然后再开始减少免疫抑制药的用量，至最低有效剂量。

（3）支持治疗：根据患者全身情况酌情选择，给予高营养易消化饮食，进食困难者可静脉输液，病情严重者，可少量多次输血，静脉滴注免疫球蛋白，全身使用抗菌药控制继发感染。

2. 局部用药

（1）消毒防腐制剂：0.05%氯己定溶液或复方氯己定溶液，含漱，每天3次。

（2）糖皮质激素制剂：0.01%地塞米松溶液，含漱，每天3次；也可选金霉素倍他米松糊剂或地塞米松糊剂，涂敷患处，每天3次。

（3）抗真菌制剂：2%～4%碳酸氢钠溶液，含漱，每天3次；配合制霉菌素糊剂，涂敷患处，每天3次；也可选5万～10万UmL制霉菌素混悬液，含漱或涂敷患处，每天3次（图3-1-6）。

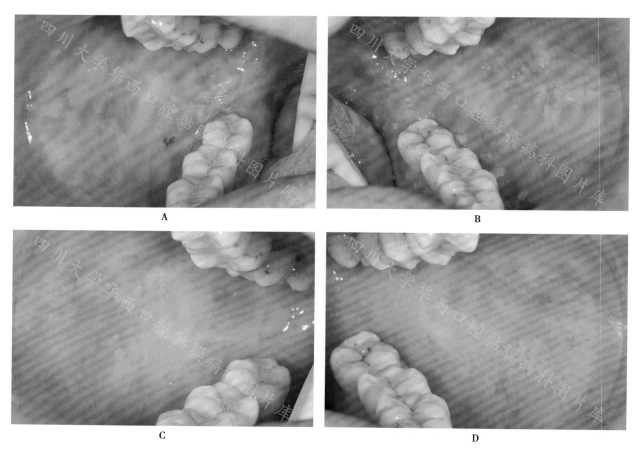

图 3-1-6 寻常型天疱疮

A、B.治疗前口腔损害广泛 C、D.治疗后

（四川大学华西口腔医学院供图）

病例 3：寻常型天疱疮。病情描述：成人，口腔黏膜损害广泛，病情活跃，伴有皮肤大疱损害，全身情况较差。

1. **全身用药**　由于该类患者病情严重伴有皮损，全身情况较差，应及时将患者转诊皮肤专科住院治疗。
2. **局部用药**
（1）消毒防腐制剂：0.05% 氯己定溶液或复方氯己定溶液，含漱，每天 3 次。
（2）糖皮质激素制剂：0.01% 地塞米松溶液，含漱，每天 3 次；也可选金霉素倍他米松糊剂或地塞米松糊剂，涂敷患处，每天 3 次。
（3）抗真菌制剂：2%～4% 碳酸氢钠溶液，含漱，每天 3 次；配合制霉菌素糊剂，涂敷患处，每天 3 次；也可选 5 万～10 万 U/mL 制霉菌素混悬液，含漱或涂敷患处，每天 3 次。

【预后】
1. 在使用糖皮质激素治疗天疱疮之前，该病预后差，死亡率高达 75% 左右，使用糖皮质激素后死亡率降至 5%～10%。
2. 若早期、合理使用糖皮质激素，大多数病例可得到有效控制。
3. 个别病情严重者未得到及时治疗，可出现全身衰竭和严重继发感染，危及生命。

【预防】
1. 加强锻炼，提高机体抵御病毒、细菌等感染的能力。
2. 避免长期受到过多的紫外线照射或电离辐射。
3. 某些药物如青霉胺和卡托普利可诱发该病，应慎用。
4. 避免过度劳累，缓解精神压力，保持乐观心态。
5. 该病确诊后应做到及时治疗、尽快控制、长期随访。

第二节　黏膜类天疱疮

黏膜类天疱疮（mucous membrane pemphigoid，MMP）过去又称瘢痕性类天疱疮（cicatrical pemphigoid）或良性黏膜类天疱疮（benign mucous membrane pemphigoid），是一种慢性皮肤 - 黏膜自身免疫性疾病，以皮肤 - 黏膜张力性大疱、黏膜糜烂、瘢痕形成、眼结膜损害为其特点。该病是类天疱疮中较常见的类型，病因及发病机制尚不明确，可能与遗传、环境、感染、药物等因素有关，老年女性多见。

【临床特征】
1. 慢性病程。
2. 常累及口腔黏膜，以牙龈最多见，皮肤损害较少见。
3. 口腔典型病损表现为剥脱性龈炎样损害，黏膜水疱疱壁较厚、有张力，尼氏征、探针试验、揭皮试验均阴性（图 3-2-1）。
4. 口腔黏膜反复出现水疱、糜烂后，常在颊、腭黏膜形成白色纤维网状瘢痕，并常发生瘢痕粘连。
5. 皮肤损害为红斑或厚壁张力性大疱，尼氏征阴性。
6. 眼结膜可反复发炎，形成瘢痕，引起睑 - 球粘连、睑内翻、倒睫、眼裂变窄、角膜受损等，严重者可致失明（图 3-2-2）。

【诊断要点】
1. 老年人，慢性病程。
2. 牙龈呈剥脱性炎症损害。
3. 口腔内出现瘢痕粘连或畸形。
4. 反复发作的眼结膜炎，有形成瘢痕粘连的倾向。
5. 少数患者皮肤出现局限性红斑或张力性大疱。

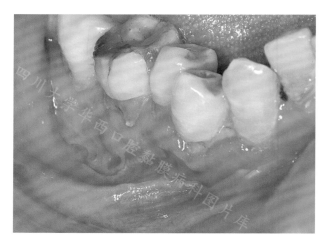

图 3-2-1　黏膜类天疱疮（牙龈）
（四川大学华西口腔医学院供图）

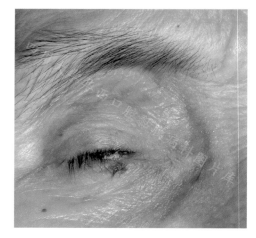

图 3-2-2　黏膜类天疱疮（右眼瘢痕粘连致失明）
（四川大学华西口腔医学院供图）

6. 结合组织病理学检查、直接免疫荧光检查、特异性自身抗体检测及盐裂试验可进一步确诊。

【鉴别诊断要点】

1. 黏膜类天疱疮与寻常型天疱疮鉴别要点　详见第三章第一节。

2. 黏膜类天疱疮与糜烂型口腔扁平苔藓鉴别要点

（1）二者均可表现为剥脱性龈炎损害，但后者有白纹损害。

（2）前者口腔黏膜多有瘢痕形成，后者无。

（3）前者多有眼部损害，后者无。

（4）前者皮肤损害为厚壁水疱，后者为紫红色扁平多角形丘疹。

（5）前者组织病理学特点为上皮下疱，后者为非特异性炎症。

【治疗要点】

1. 药物治疗。

2. 血浆置换疗法。

3. 免疫球蛋白疗法。

【用药原则】

1. 损害仅累及口腔黏膜且较局限者，局部使用糖皮质激素。

2. 口腔黏膜损害较严重或同时累及眼及其他部位黏膜者，可考虑全身使用免疫抑制药，但糖皮质激素不作为首选药物。

3. 局部对症，消炎、防腐、止痛，防治继发感染。

4. 大多数患者可出现眼部损害，应及早转诊眼科诊治。

【常用药物】

（一）全身用药

1. 糖皮质激素

（1）泼尼松（prednisone）

（2）甲泼尼龙（methylprednisolone）

2. 免疫抑制药

（1）硫唑嘌呤（azathioprine）

（2）环磷酰胺（cyclophosphamide）

（3）吗替麦考酚酯（mycophenolate mofetil）

（4）沙利度胺（thalidomide）

（5）环孢素（ciclosporin）

（6）甲氨蝶呤（methotrexate）

3. 抗菌药

（1）四环素（tetracycline）

（2）米诺环素（minocycline）

4. 维生素、微量元素类药

（1）烟酰胺（nicotinamide）

（2）维生素 B_6（compound vitamin B_6）

（3）维生素 C（vitamin C）

（4）维生素 D（vitamin D）

（5）碳酸钙 D_3（calcium carbonate and vitamin D_3）

（6）氯化钾（potassium chloride）

5. 生物制剂　利妥昔单抗（rituximab）

6. 其他

（1）氨苯砜（dapsone）

（2）硫糖铝（sucralfate）

（3）氢氧化铝（aluminium hydroxide）

（4）复方甘草酸苷片（compound glycyrrhizin tablets）

（二）局部用药

1. 溶液剂

（1）氯己定溶液（chlorhexidine solution）

（2）复方氯己定溶液（compound chlorhexidine solution）

（3）碳酸氢钠溶液（sodium bicarbonate solution）

（4）复方硼砂溶液（compound borax solution）

（5）地塞米松溶液（dexamethasone solution）

（6）环孢素溶液（ciclosporin solution）

2. 糊剂

（1）金霉素倍他米松糊剂（chlortetracycline betamethasone paste）

（2）地塞米松糊剂（dexamethasone paste）

（3）制霉菌素糊剂（nystatin paste）

3. 注射剂

（1）醋酸泼尼松龙注射液（prednisolone acetate injection）

（2）曲安奈德注射液（triamcinolone acetonide injection）

（3）复方倍他米松注射液（compound betamethasone injection）

（三）中成药

1. 雷公藤总苷片（tripterygium glycosides tablets）

2. 昆明山海棠片（tripterygii hypoglauci tablets）

【用药方案举例】

病例 1：黏膜类天疱疮。病情描述：成人，损害仅累及牙龈，无皮肤、眼部等损害，属于低风险级别，肝肾功能正常。

1. **全身用药**

（1）牙龈损害局限者，首选局部使用糖皮质激素制剂；若病情未控制，可选用具有免疫抑制作用的中成药，雷公藤总苷片，饭后服，1～1.5mg/（kg·d），分 3 次服，1 个月为 1 个疗程；也可选昆明山海棠片，饭后即刻服，0.5g/ 次，每天 3 次，1 个月为 1 个疗程。病情控制后可减量或间歇服药。同时给予维

生素 B_6 片减轻胃肠道症状,口服,10mg/ 次,每天 3 次。

注意:需严密监测长期使用上述中成药所致的不良反应。

（2）若病情未控制,也可试用米诺环素联合烟酰胺方案:米诺环素片,口服,100mg/ 次,每天 2 次;配合烟酰胺片,口服,200mg/ 次,每天 2 次。也可选氨苯砜片,口服,每天 25～100mg。一般用药 2～4 周后评估病情,若得到控制可逐渐减量。

注意:需严密监测长期使用上述药物所致的不良反应。

2. 局部用药

（1）消毒防腐制剂:0.05% 氯己定溶液或复方氯己定溶液,含漱,每天 3 次。

（2）糖皮质激素制剂:金霉素倍他米松糊剂,涂敷患处,每天 3 次;也可选地塞米松糊剂,涂敷患处,每天 3 次。

糜烂面局限且愈合迟缓者:4% 曲安奈德注射液 1mL,与等量 2% 利多卡因混合,根据糜烂面积大小在病损基底部注射适量混合液,1～2 周 1 次,1～3 次为 1 个疗程;也可选复方倍他米松注射液或醋酸泼尼松龙注射液。

如果牙龈损害较广泛,可制作上药托盘,将糖皮质激素糊剂涂敷在托盘上或将糖皮质激素溶液浸湿纱布放入托盘戴上,每次持续 10 分钟,每天 2 次。

（3）抗真菌制剂:2%～4% 碳酸氢钠溶液,含漱,每天 3 次;制霉菌素糊剂,涂敷患处,每天 3 次;也可选 5 万～10 万 U/mL 制霉菌素混悬液,含漱或涂敷患处,每天 3 次(图 3-2-3)。

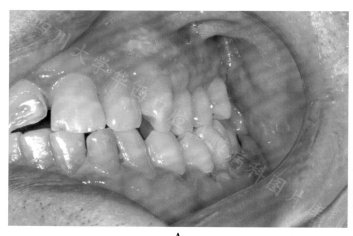
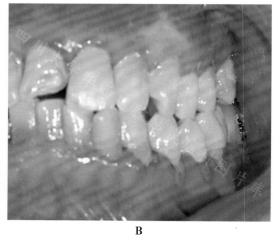

A   B

图 3-2-3 黏膜类天疱疮
A. 治疗前 B. 治疗 4 周后
（四川大学华西口腔医学院供图）

病例 2:黏膜类天疱疮。病情描述:成人,损害累及牙龈和口腔黏膜,范围较广泛,有咽、眼、皮肤等部位损害,属于高风险级别。

1. 全身用药 因损害累及咽、眼、皮肤等部位,往往病情较严重,应及时将患者转诊皮肤专科、眼科等进行全身治疗。

2. 局部用药

（1）消毒防腐制剂:0.05% 氯己定溶液或复方氯己定溶液,含漱,每天 3 次。

（2）糖皮质激素制剂:金霉素倍他米松糊剂,涂敷患处,每天 3 次;也可选地塞米松糊剂,涂敷患处,每天 3 次。

糜烂面局限且愈合迟缓者:4% 曲安奈德注射液 1mL,与等量 2% 利多卡因混合,根据糜烂面积大小在病损基底部注射适量混合液,1～2 周 1 次,1～3 次为 1 个疗程;也可选复方倍他米松注射液或醋酸泼尼松龙注射液。

（3）抗真菌制剂：2%～4% 碳酸氢钠溶液，含漱，每天 3 次；制霉菌素糊剂，涂敷患处，每天 3 次；也可选 5 万～10 万 U/mL 制霉菌素混悬液，含漱或涂敷患处，每天 3 次。

【预后】

1. 该病慢性迁延，若及时合理治疗，预后较好。

2. 眼部形成瘢痕可致失明，应及早转诊眼科诊治。

3. 累及食管、尿道、外阴病损易致瘢痕性狭窄，影响功能。

【预防】

1. 规律锻炼，提高机体抵御病毒、细菌等感染的能力。

2. 避免过劳，缓解精神压力，保持乐观心态。

3. 该病确诊后应做到及时治疗、尽快控制、长期随访。

4. 保持口腔卫生，防止继发感染。

5. 出现眼部损害应及早诊治，防止发生角膜瘢痕、失明等严重并发症。

第三节　大疱性类天疱疮

大疱性类天疱疮（bullous pemphigoid, BP）是一种慢性自身免疫性皮肤 - 黏膜疾病，以皮肤和黏膜张力性水疱、糜烂为其特点，可能与感染、药物、遗传、环境等因素有关。仅 10%～20% 的患者出现黏膜损害，口腔黏膜的水疱较小。该病好发于 60 岁以上老年人，无明显性别差异。

【临床特征】

1. 慢性病程。

2. 在外观正常或有红斑的皮肤上出现张力性厚壁大疱，疱不易破，破溃后遗留糜烂，较易愈合。

3. 口腔黏膜病损表现为粟粒大小的张力性水疱或剥脱性龈炎，损害较轻微，较易愈合。

4. 尼氏征、探针试验、揭皮试验均为阴性。

5. 一般无明显全身症状，皮肤损害可伴瘙痒，口腔可有疼痛。

【诊断要点】

1. 慢性病程，好发于老年人。

2. 皮肤多发性张力大疱。

3. 口腔黏膜厚壁小水疱或剥脱性龈炎。

4. 尼氏征阴性。

5. 疱液涂片无天疱疮细胞。

6. 结合组织病理学、直接免疫荧光、血清抗体、盐裂皮肤试验可进一步确诊。

【鉴别诊断要点】

1. **大疱性类天疱疮与寻常型天疱疮鉴别要点**

（1）前者好发于老年人，后者中年人多见。

（2）前者口腔黏膜损害少见且轻微，后者可累及口腔各部位黏膜。

（3）前者皮损为张力性厚壁大疱，后者为松弛性薄壁大疱。

（4）前者尼氏征阴性，后者阳性。

（5）前者细胞学检查无特殊，后者可见天疱疮细胞。

（6）前者组织病理学改变为上皮下疱，后者为棘层松解、上皮内疱。

（7）前者直接免疫荧光检测可见 IgG（可伴 C3）沿基底细胞膜带呈线状沉积，后者 IgG（可伴 C3）在棘细胞间呈网状沉积。

（8）前者预后相对较好，后者预后不良。

2. **大疱性类天疱疮与黏膜类天疱疮鉴别要点**

（1）前者口腔损害少见，可有小疱，易愈合，后者常累及口腔黏膜，典型损害为剥脱性龈炎样损害。

（2）前者无眼部损害,后者多有。

（3）前者无黏膜瘢痕粘连,后者多有。

（4）前者多可自发缓解,后者一般不能。

（5）前者预后相对较好,后者眼部形成瘢痕可致失明。

3. 大疱性类天疱疮与大疱性表皮松解症鉴别要点

（1）前者属慢性自身免疫性疾病,后者多为先天性遗传疾病。

（2）前者的发生与自身免疫有关,后者多因摩擦创伤而发生。

（3）前者皮肤损害好发于胸腹部及四肢屈侧,后者好发于易受摩擦创伤的肢端及肘、膝等关节伸侧。

（4）前者多无瘢痕粘连,后者可有皮肤或黏膜瘢痕粘连。

（5）前者损害区域以嗜酸性粒细胞浸润为主,后者以中性粒细胞浸润为主。

（6）盐裂皮肤试验:前者荧光染色沉积在盐裂皮肤的表皮侧,后者在盐裂皮肤的真皮侧。

（7）前者预后相对较好,后者预后不良。

【治疗要点】

1. 药物治疗。

2. 免疫球蛋白疗法。

3. 血浆置换疗法。

4. 免疫吸附疗法。

5. 生物治疗 抗 CD20 或抗 IgE 单克隆抗体。

【用药原则】

1. 病情轻微者,以局部使用糖皮质激素为主。

2. 皮肤损害较重者,应及时转诊皮肤专科住院治疗。

3. 由于患者多为年老体弱者,注意全身支持治疗,防治继发感染。

【常用药物】

本节仅列出治疗大疱性类天疱疮口腔损害的药物。

（一）全身用药

由皮肤专科医师进行全身治疗。

（二）局部用药

1. 溶液剂

（1）氯己定溶液（chlorhexidine solution）

（2）复方氯己定溶液（compound chlorhexidine solution）

（3）碳酸氢钠溶液（sodium bicarbonate solution）

（4）复方硼砂溶液（compound borax solution）

（5）地塞米松溶液（dexamethasone solution）

2. 糊剂

（1）金霉素倍他米松糊剂（chlortetracycline betamethasone paste）

（2）地塞米松糊剂（dexamethasone paste）

（3）制霉菌素糊剂（nystatin paste）

3. 注射剂

（1）醋酸泼尼松龙注射液（prednisolone acetate injection）

（2）曲安奈德注射液（triamcinolone acetonide injection）

（3）复方倍他米松注射液（compound betamethasone injection）

（三）中成药

1. 雷公藤总苷片（tripterygium glycosides tablets）

2. 昆明山海棠片（tripterygii hypoglauci tablets）

【用药方案举例】

病例： 大疱性类天疱疮。病情描述：老年人，损害累及口腔黏膜和皮肤，皮损范围较广泛，体质较弱。

1. **全身用药**　由于大疱性类天疱疮以皮肤损害多见且较严重，应及时将患者转诊皮肤专科进行全身治疗。全身使用糖皮质激素的基本原则和寻常型天疱疮相似，但控制皮损所需的糖皮质激素用量较后者偏小。

2. **局部用药**

（1）消毒防腐制剂：0.05% 氯己定溶液或复方氯己定溶液，含漱，每天 3 次。

（2）糖皮质激素制剂：金霉素倍他米松糊剂，涂敷患处，每天 3 次；也可选地塞米松糊剂，涂敷患处，每天 3 次。

【预后】

1. 慢性病程，反复发作。

2. 如果做到早期诊断、合理用药，预后较好甚至可治愈。

3. 少数病例皮损严重，体液大量丢失，可因继发感染等危及生命。

【预防】

1. 规律锻炼，提高机体抵御病毒、细菌等感染的能力。

2. 避免过度劳累，缓解精神压力，保持乐观心态。

3. 均衡饮食营养，少食辛辣硬烫食物。

4. 保持口腔卫生，避免继发感染。

第四节　副肿瘤性天疱疮

副肿瘤性天疱疮（paraneoplastic pemphigus, PNP）是一种与肿瘤相关的致死性自身免疫性大疱性皮肤 - 黏膜病，以伴发隐匿的良 / 恶性肿瘤和迁延不愈的皮肤黏膜严重糜烂为特点，同时可伴有呼吸道、消化道等多系统损害。目前有文献将 PNP 归为天疱疮的一个特殊亚型。该病好发于中青年，无性别差异，死亡率高达 75%～90%。

【临床特征】

1. 口腔黏膜表现为天疱疮样大面积糜烂，尼氏征、探针试验、揭皮试验均为阳性。

2. 鼻、咽、扁桃体、外阴等其他体窍黏膜也可出现水疱和糜烂。

3. 皮肤损害的面积较广泛，形态多样。

4. 可出现呼吸道、消化道等系统损害症状。

5. 有肿瘤伴发症状，包括体质差、体重减轻、发热等。

6. 中国患者多伴发 Castleman 病，国外患者多伴非霍奇金淋巴瘤。

【诊断要点】

1. 皮肤黏膜的天疱疮样损害。

2. 伴发隐匿的良性或恶性肿瘤。

3. 组织病理学检查可见棘层松解、上皮内疱、角质形成细胞坏死、界面皮炎、固有层血管周围淋巴细胞浸润等。

4. 结合直接免疫荧光、间接免疫荧光、血清抗体等可进一步确诊。

【鉴别诊断要点】

副肿瘤性天疱疮与天疱疮鉴别要点

（1）前者常伴发肿瘤，后者无。

（2）前者对糖皮质激素治疗反应差，后者大多敏感。

（3）前者皮损呈多样化，后者为松弛性薄壁大疱。

（4）前者上皮内可见坏死的角质形成细胞，后者无。

（5）前者直接免疫荧光检测显示 IgG、C3 在棘细胞间及基底膜带区域沉积，后者仅在棘细胞间沉积。

（6）前者的间接免疫荧光检测呈阳性，后者阴性。

（7）前者采用免疫沉淀或免疫印迹法可检测到特异性抗体如抗 envoplakin、periplakin、desmoplakin Ⅰ/Ⅱ、bullous pemphigoid antigen 和 α-2-macroglobulin-like-1 抗体（有文献指出此为诊断 PNP 的金标准），后者无。

【治疗要点】

1. 积极探查、治疗隐匿肿瘤。

2. 药物治疗。

3. 支持对症治疗。

4. 血浆置换疗法。

5. 免疫球蛋白疗法。

【用药原则】

1. 由于病情严重，应及时将患者转诊皮肤专科、肿瘤专科等相关科室住院治疗。

2. 在治疗肿瘤的前提下使用糖皮质激素及免疫抑制药。

3. 口腔黏膜及皮肤损害的局部用药参照天疱疮。

4. 严密监测药物所致的严重不良反应。

5. 注意全身支持治疗，防治继发感染。

【常用药物】

本节仅列出治疗副肿瘤性天疱疮口腔损害的药物。

（一）全身用药

由皮肤专科、肿瘤专科等相关科室医师进行全身治疗。

（二）局部用药

1. 溶液剂

（1）氯己定溶液（chlorhexidine solution）

（2）复方氯己定溶液（compound chlorhexidine solution）

（3）碳酸氢钠溶液（sodium bicarbonate solution）

（4）复方硼砂溶液（compound borax solution）

（5）地塞米松溶液（dexamethasone solution）

（6）环孢素溶液（ciclosporin solution）

2. 糊剂

（1）金霉素倍他米松糊剂（chlortetracycline betamethasone paste）

（2）地塞米松糊剂（dexamethasone paste）

（3）制霉菌素糊剂（nystatin paste）

【用药方案举例】

病例： 副肿瘤性天疱疮。病情描述：中年人，口腔黏膜和皮肤损害严重，范围广泛，全身情况差。

1. **全身用药** 由于副肿瘤天疱疮病情严重，全身情况差，应及时将患者转诊皮肤专科、肿瘤专科等相关科室进行全身治疗。

2. 局部用药

（1）消毒防腐制剂：0.05%氯己定溶液或复方氯己定溶液，含漱，每天3次。

（2）糖皮质激素制剂：0.01%地塞米松溶液，含漱，每天3次；也可选金霉素倍他米松糊剂或地塞米松糊剂，涂敷患处，每天3次。

（3）抗真菌制剂：2%～4%碳酸氢钠溶液，含漱，每天3次；制霉菌素糊剂，涂敷患处，每天3次；也可选5万～10万U/mL制霉菌素混悬液，含漱或涂敷患处，每天3次（图3-4-1，图3-4-2）。

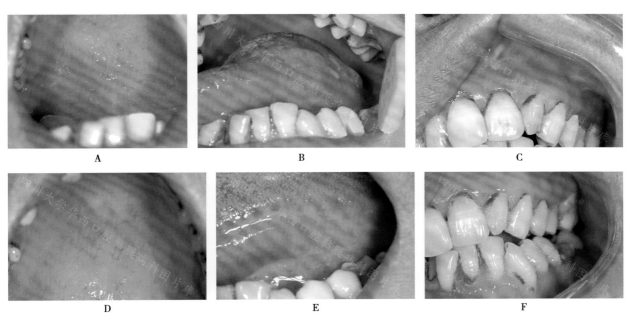

图3-4-1 副肿瘤性天疱疮

A～C.治疗前，多部位损害 D～F.治疗后

（四川大学华西口腔医学院供图）

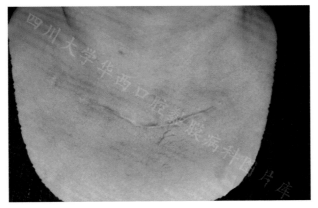

图3-4-2 副肿瘤性天疱疮

（Castleman病手术切口愈合瘢痕）

（四川大学华西口腔医学院供图）

【预后】

1. 该病的预后与肿瘤的性质和治疗效果有一定关系。

2. 良性肿瘤切除后，经合理使用糖皮质激素及免疫抑制药，病情可得到有效控制，预后较好。

3. 罹患恶性肿瘤者病情严重，进行性发展，预后差。

4. 预后与隐匿肿瘤的病程不一定完全平行,当伴发严重感染、呼吸衰竭时易危及生命。

【预防】

1. 规律锻炼,提高机体抵御病毒、细菌感染的能力。
2. 避免长期接受过多的紫外线照射。
3. 避免过度劳累,缓解精神压力,保持乐观心态。
4. 均衡饮食营养,保持口腔卫生。
5. 定期进行全身体检,及时发现隐匿肿瘤。

参 考 文 献

1. 国家药典委员会. 中华人民共和国药典:2020 版[M]. 11 版. 北京:中国医药科技出版社,2020.
2. 国家药典委员会. 中华人民共和国药典临床用药须知:2015 版[M]. 北京:中国医药科技出版社,2015.
3. 陈新谦,金有豫,汤光. 陈新谦新编药物学[M]. 18 版. 北京:人民卫生出版社,2018.
4. MURRELL D F, PEÑA S, JOLY P, et al. Diagnosis and management of pemphigus: Recommendations of an international panel of experts.[J] J Am Acad Dermatol. 2020; 82(3): 575-585.
5. 中国医疗保健国际交流促进会皮肤科分会. 寻常型天疱疮诊断和治疗专家建议(2020)[J]. 中华皮肤科杂志,2020; 53(1): 1-7.
6. JOLY P, HORVATH B, PATSATSI A, et al. Updated S2K guidelines on the management of pemphigus vulgaris and foliaceus initiated by the european academy of dermatology and venereology(EADV)[J]. J Eur Acad Dermatol Venereol. 2020; 34(9): 1900-1913.
7. HOFMANN S C, GÜNTHER C, BÖCKLE B C, et al. S2k Guideline for the diagnosis and treatment of mucous membrane pemphigoid[J]. J Dtsch Dermatol Ges. 2022; 20(11): 1530-1550.
8. DIDONA D, SCHMIDT M F, MAGLIE R, et al. Pemphigus and pemphigoids: Clinical presentation, diagnosis and therapy[J]. J Dtsch Dermatol Ges. 2023; 21(10): 1188-1209.
9. PATEL P M, JONES V A, MURRAY T N, et al. A Review Comparing International Guidelines for the Management of Bullous Pemphigoid, Pemphigoid Gestationis, Mucous Membrane Pemphigoid, and Epidermolysis Bullosa Acquisita[J]. Am J Clin Dermatol. 2020; 21(4): 557-565.
10. BORRADORI L, VAN BEEK N, FELICIANI C, et al. Updated S2 K guidelines for the management of bullous pemphigoid initiated by the European Academy of Dermatology and Venereology(EADV)[J]. J Eur Acad Dermatol Venereol. 2022; 36(10): 1689-1704.
11. 中华医学会皮肤性病学分会,中国医师协会皮肤科医师分会. 自身免疫性表皮下大疱病诊疗共识(2022)[J]. 中华皮肤科杂志,2022; 55(1): 1-11.
12. ANTIGA E, BECH R, MAGLIE R, et al. S2k guidelines on the management of paraneoplastic pemphigus/paraneoplastic autoimmune multiorgan syndrome initiated by the European Academy of Dermatology and Venereology(EADV)[J]. J Eur Acad Dermatol Venereol. 2023; 37(6): 1118-1134.

第四章　口腔黏膜变态反应性疾病的药物治疗

第一节　药物过敏性口炎

药物过敏性口炎（allergic medicamentosus stomatitis）是指某种药物通过口服、注射、吸入、涂敷等不同途径进入人体后，在过敏体质者黏膜皮肤上引起的一种炎症反应性疾病，严重者可累及多个系统。常见的致敏药物有解热镇痛药、磺胺类药、安眠镇静药、抗生素类药等，其中，青霉素最易致敏，而一些所谓"安全"的药物如维生素类、中草药等也有致敏的可能。

【临床特征】

1. 口腔损害好发于舌背，出现大小不等的水疱及不规则糜烂（图4-1-1）。

2. 皮肤损害好发于口周、手、足背，出现大小不等的圆形或椭圆形紫红色斑，也可为丘疹、水疱损害（图4-1-2）。

3. 有的病例眼部可出现结膜炎，外阴出现红斑、糜烂损害。

4. 当过敏反复发生时，在唇部及口周皮肤交界处可出现暗紫色或鲜红色斑疹或斑片，因大多位置固定，故称固定型药疹（fixed drug eruption）（图4-1-3）。

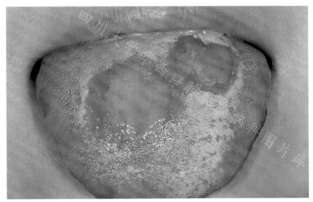

图 4-1-1　药物过敏性口炎（口腔）
（四川大学华西口腔医学院供图）

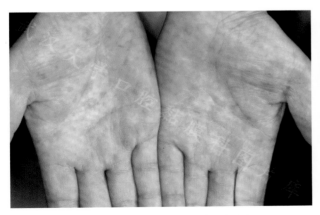

图 4-1-2　药物过敏性口炎（皮肤）
（武汉大学口腔医学院供图）

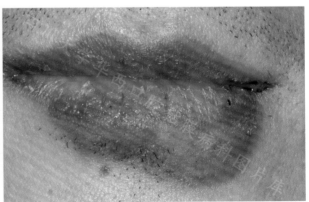

图 4-1-3　药物过敏性口炎（固定型药疹）
（四川大学华西口腔医学院供图）

5. 大多数病例全身反应较轻，但少数病例病情严重，可出现皮肤广泛水疱，表皮剥脱坏死，身体多窍黏膜或脏器受累。根据损害累及的体表面积大小可分为斯-约综合征（Steven-Johnson syndrome，SJS）、中毒性表皮坏死松解症（toxic epidermal necrolysis，TEN）及重叠的SJS-TEN。

【诊断要点】

1. 急性发作,发病前有较明确的用药史。

2. 口腔黏膜出现水疱、糜烂。

3. 皮肤出现红斑、丘疹、水疱。

4. 皮肤固定型药疹有助于确诊。

5. 眼部或外阴可同时出现损害。

6. 斑贴试验有助于明确致敏药物。

【鉴别诊断要点】

1. **药物过敏性口炎与急性疱疹性龈口炎鉴别要点**

(1)前者可发生于任何年龄,后者低龄儿童多见。

(2)前者多有用药史,后者多有感冒、发热史。

(3)前者较少累及牙龈,后者多伴牙龈炎。

(4)前者皮损多累及四肢,后者仅累及口周皮肤。

(5)前者不传染,后者有一定传染性。

(6)前者复发与再用药有关,后者复发多与机体抵抗力下降有关。

2. **药物过敏性口炎与寻常型天疱疮鉴别要点**

(1)前者多有用药史,后者发病因素不明。

(2)前者为急性发病,后者为慢性病程。

(3)前者口腔损害炎症反应较重,后者一般较轻微。

(4)前者皮肤损害多为红斑或在红斑基础上的水疱,后者在外观正常的皮肤上出现薄壁大疱。

3. **药物过敏性口炎与黏膜创伤性血疱鉴别要点**

(1)前者多有用药史,后者有口腔黏膜创伤史。

(2)前者疱内容物为透明液体,后者为血液。

(3)前者多伴皮损,后者无。

(4)前者有的病例全身反应重,后者多无全身反应。

【治疗要点】

1. 寻找并及时停用可疑药物。

2. 可通过输液或多饮水加速致敏药物的排出。

3. 药物治疗。

4. 物理治疗。

5. 健康宣教。

【用药原则】

1. 全身给予抗过敏、抗炎及支持治疗。

2. 局部对症治疗,止痛、促愈合、防治继发感染。

3. 停用或避免使用与可疑致敏药物化学结构近似的药物,防止药物交叉过敏反应的发生。

4. 出现皮肤、眼部等其他器官损害者,应及时转诊相应专科治疗,病情严重者应及时转诊皮肤专科住院治疗。

【常用药物】

(一)全身用药

1. 抗组胺药

(1)氯雷他定(loratadine)

(2)氯苯那敏(chlorphenamine)

(3)西替利嗪(cetirizine)

(4)曲普利啶(triprolidinge)

（5）赛庚啶（cyproheptadine）

（6）苯海拉明（diphenhydramine）

（7）氯马斯汀（clemastine）

（8）依巴斯汀（ebastine）

2. 糖皮质激素

（1）泼尼松（prednisone）

（2）地塞米松（dexamethasone）

（3）氢化可的松（hydrocortisone）

3. 电解质平衡调节药　葡萄糖酸钙（calcium gluconate）

4. 抗休克的血管活性药

（1）肾上腺素（adrenaline）

（2）异丙基肾上腺素（isoprenaline）

5. 维生素类药

（1）复合维生素 B（compound vitamin B）

（2）维生素 C（vitamin C）

（二）局部用药

1. 溶液剂

（1）氯己定溶液（chlorhexidine solution）

（2）复方氯己定溶液（compound chlorhexidine solution）

（3）依沙吖啶溶液（ethacridine solution）

（4）地塞米松溶液（dexamethasone solution）

2. 糊剂

（1）金霉素倍他米松糊剂（chlortetracycline betamethasone paste）

（2）地塞米松糊剂（dexamethasone paste）

（3）达克罗宁糊剂（dyclonine paste）

3. 散剂

（1）西瓜霜粉剂

（2）冰硼散

（3）锡类散

（三）中成药

1. 防风通圣丸

2. 银翘解毒丸

3. 口炎颗粒

【用药方案举例】

病例 1：药物过敏性口炎。病情描述：成人，口腔损害范围较广泛，不伴皮肤、眼部等损害，未累及全身各系统，肝肾功能正常。

1. 全身用药

（1）糖皮质激素：泼尼松片，口服，根据病情轻重程度给予每天 15～25mg，于每晨 7 点～8 点一次性给予一天药量，待病情控制后逐渐减量。若病情未控制或出现皮肤、眼部等损害，应及时转入相应专科治疗。

（2）抗组胺药：西替利嗪片，口服，10mg/ 次，每天 1 次；也可选氯苯那敏片，口服，4～8mg/ 次，每天 3 次；也可选氯雷他定或曲普利啶。

（3）10% 葡萄糖酸钙注射液：加入维生素 C 注射液行缓慢静脉注射，每天 1 次。

（4）维生素类药：复合维生素 B 片，口服，2 片/次，每天 3 次；维生素 C 片，口服，0.2g/ 次，每天 3 次。

2. 局部用药

（1）消毒防腐制剂：0.05% 氯己定溶液或复方氯己定溶液，含漱，每天 3 次；也可选 0.1% 依沙吖啶溶液，含漱，每天 3 次。

（2）糖皮质激素制剂：0.01% 地塞米松溶液，含漱，每天 3 次；也可选金霉素倍他米松糊剂或地塞米松糊剂，涂敷患处，每天 3 次。

（3）超声雾化治疗：每天 1～2 次，共 3～6 次（图 4-1-4）。

3. 健康宣教

（1）谨慎用药，纠正身体稍有不适就自行服药的不良习惯。

（2）学习记录服药和饮食日记。

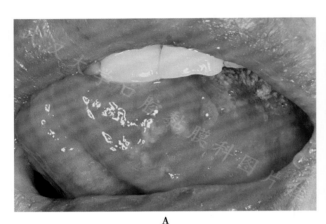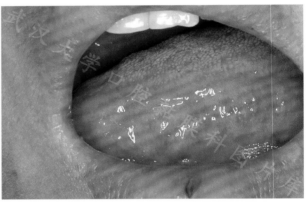

图 4-1-4　药物过敏性口炎
A.治疗前　B.治疗 1 周后
（武汉大学口腔医学院供图）

病例 2：唇周固定型药疹。病情描述：成人，唇部损害反复发作，体质可，肝肾功能正常。

1. 全身用药

（1）糖皮质激素：若处于急性期，局部损害较严重，可短期小剂量给予糖皮质激素，泼尼松片，口服，每天 10～20mg，于每晨 7 点～8 点一次性给予一天药量，共 5～7 天。

（2）维生素 C 片，口服，0.2g/ 次，每天 3 次。

2. 局部用药

（1）消毒防腐制剂：0.05% 氯己定溶液或复方氯己定溶液，湿敷唇部，每天 3 次；也可选 0.1% 依沙吖啶溶液，湿敷唇部，每天 3 次。

（2）糖皮质激素制剂：金霉素倍他米松糊剂，涂敷唇部，每天 3 次；也可选地塞米松糊剂，涂敷唇部，每天 3 次。

【家庭简便用药】

1. 银花、黄芩、竹叶，水煎，含漱，每天 3 次。

2. 黄柏、苦参、茵陈，水煎，湿敷皮损，每天 3 次。

【预后】

1. 该病预后一般良好，若及时停用可疑药物，不会再复发。

2. 少数患者可出现中毒性表皮坏死松解症，预后差，若未得到及时抢救，将危及生命。

【预防】

1. 患者应在医师指导下用药，同时记住药物名称，便于了解用药史，有利于诊断和治疗。

2. 既往有药物过敏史者，就医时应告知医生自己对某种药物过敏，避免再次使用。

3. 谨慎用药，勿滥用药。

第二节 接触性口炎

接触性口炎（contact stomatitis）又称接触过敏性口炎（allergic contacted stomatitis），是指过敏体质者的口腔黏膜在直接接触一般无毒害物后所引起的局部组织炎症反应，属于迟发型变态反应。常见的致敏物质包括义齿、银汞合金充填物、唇膏、牙膏、口香糖、某些食物和局部药物制剂等。

【临床特征】

1. 与致敏物质直接接触的部位及其邻近组织均可累及，不同致敏原所致的损害表现可能不同。

2. 与致敏原接触的黏膜出现红肿、水疱及糜烂，灼痛较明显。

3. 与银汞合金充填体接触的黏膜出现充血、糜烂，可同时伴有白色条纹损害，称口腔苔藓样损害（oral lichenoid lesion，OLL）或口腔苔藓样反应（oral lichenoid contact reaction，OLR）（图4-2-1）。

4. 由唇膏或文唇所致的过敏反应多见于青年女性，唇红部出现瘙痒、红肿、渗出、糜烂（图4-2-2）。

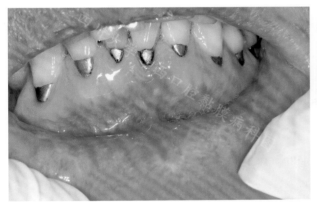

图4-2-1 接触性口炎（银汞合金充填体所致口腔苔藓样损害）
（四川大学华西口腔医学院供图）

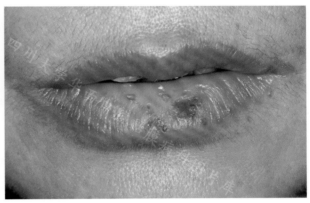

图4-2-2 接触性口炎（文唇）
（四川大学华西口腔医学院供图）

5. 脱离致敏物质后，损害可自行消退。再次接触可复发。

【诊断要点】

1. 有较明确的局部接触异物或特殊食物、药物史。

2. 口腔黏膜损害范围与致敏物涉及范围相符合或略向四周扩展。

3. 一旦去除致敏物，损害可自愈。

【鉴别诊断要点】

1. 义齿所致接触性口炎与义齿性口炎鉴别要点

（1）前者为变态反应性疾病，后者为真菌感染性疾病。

（2）前者急性发作、病程短，后者呈慢性病程。

（3）前者发生在与义齿接触的黏膜，后者多发于上腭及牙龈。

（4）前者损害为黏膜红肿、糜烂，后者多为黏膜萎缩、发红。

2. 义齿所致接触性口炎与创伤性溃疡鉴别要点

（1）前者为变态反应性疾病，后者由局部创伤因素引起。

（2）前者损害为黏膜红肿、糜烂，后者为溃疡性损害。

（3）在调改或更换义齿后，前者仍可能反复发作，而后者在调改义齿后可不复发。

3. 银汞合金充填体所致口腔苔藓样损害与口腔扁平苔藓鉴别要点 详见第五章第四节。

【治疗要点】

1. 寻找并及时去除可疑致敏物。

2. 如致敏物不明确，可行"诊断性治疗"。

3. 药物治疗。

【用药原则】

1. 以局部用药为主，严重者辅以全身用药。

2. 用药种类应简单且无刺激性，防止诱发新的变态反应。

【常用药物】

（一）全身用药

1. 抗组胺药

（1）氯雷他定（loratadine）

（2）氯苯那敏（chlorphenamine）

（3）西替利嗪（cetirizine）

（4）曲普利啶（triprolidinge）

2. 糖皮质激素

（1）泼尼松（prednisone）

（2）地塞米松（dexamethasone）

（二）局部用药

1. 溶液剂

（1）氯己定溶液（chlorhexidine solution）

（2）复方氯己定溶液（compound chlorhexidine solution）

（3）依沙吖啶溶液（ethacridine solution）

2. 糊剂

（1）金霉素倍他米松糊剂（chlortetracycline betamethasone paste）

（2）地塞米松糊剂（dexamethasone paste）

【用药方案举例】

病例 1：接触性口炎。病情描述：成人，有口腔局部用药史，病损仅累及口腔，肝肾功能正常。

1. 全身用药

（1）如果口腔病损局限轻微，不需全身用药。

（2）如果口腔病损较严重，可酌情给予泼尼松片，口服，每天 10～15mg，于每晨 7 点～8 点一次性给予 1 天药量，共 3～5 天。

2. 局部用药

（1）消毒防腐制剂：0.9% 氯化钠溶液，含漱或湿敷唇部，每天 3 次；也可选 0.05% 氯己定溶液，含漱或湿敷唇部，每天 3 次。

（2）糖皮质激素制剂：金霉素倍他米松糊剂，涂敷患处，每天 3 次；也可选地塞米松糊剂，涂敷患处，每天 3 次。

病例 2：接触性口炎。病情描述：口腔黏膜有局限性的苔藓样损害，对应部位的牙体有银汞合金充填物。

1. 全身用药　一般不需全身用药。

2. 局部用药

（1）及时去除对应牙体的银汞合金充填体，更换树脂类充填材料。

（2）糖皮质激素制剂：金霉素倍他米松糊剂，涂敷患处，每天 3 次；也可选地塞米松糊剂，涂敷患处，每天 3 次（图 4-2-3）。

【家庭简便用药】

1. 银花、黄芩、竹叶，水煎，含漱，每天 3 次。

2. 柴胡、防风、五味子，水煎，含漱，每天 3 次。

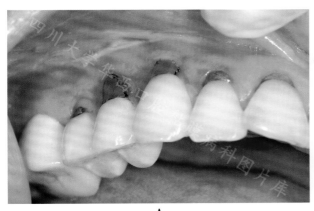
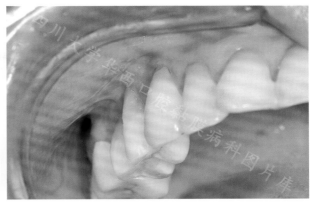

图 4-2-3　银汞合金充填体所致口腔苔藓样损害
A.治疗前　B.换树脂材料后
（四川大学华西口腔医学院供图）

【预后】

该病预后良好，去除可疑致敏物后损害可愈合。

【预防】

1. 若为过敏体质者，应尽量避免接触化学性物质，如唇膏、塑料义齿、牙膏等，可换成金属基托义齿。

2. 少食辛辣刺激食物。

第三节　血管神经性水肿

血管神经性水肿（angioneurotic edema），又称血管性水肿（angioedema）或称巨大荨麻疹，是一种急性变态反应的局部表现，以发作和消退均较迅速的组织局限性水肿为其特点。若反复发作或持续时间较长，则可转成慢性。某些药物、食物、粉尘、感染、口腔病灶、外伤、寒冷、精神因素等可诱发该病。

【临床特征】

本节以获得性血管神经性水肿为描述重点。

1. 好发于头面部组织疏松的部位，如唇、舌、眼睑、耳垂、咽喉，多为单发。

2. 突发的局限性肿胀，光亮淡红或色泽正常（图 4-3-1）。

3. 肿胀区有弹性，无压痛及波动感。

4. 一般无全身症状，局部有肿胀、灼热、瘙痒感。

5. 短期内肿胀可自行消退，不留痕迹。但随着复发次数增多而消退变慢或不能完全消退，转为慢性。

6. 少数严重病例可出现喉头水肿、呼吸困难甚至窒息。

【诊断要点】

1. 发病突然、迅速。

2. 好发于组织疏松部位，上唇最多见。

3. 口唇肥厚、翘突，伴明显的灼热、瘙痒感，无压痛。

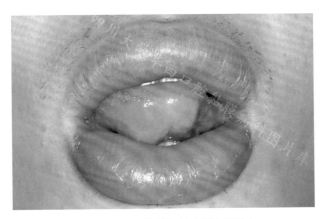

图 4-3-1　血管神经性水肿（唇舌）
（四川大学华西口腔医学院供图）

4. 肿胀发生在舌可呈巨舌，发生在会厌则影响呼吸，甚至窒息。

5. 肿胀消退迅速，但可复发。

6. 常可追溯到近期有食物或药物过敏史,可辅助诊断。

【鉴别诊断要点】

1. **获得性血管神经性水肿与颌面部蜂窝织炎鉴别要点**

（1）前者常有食物或药物过敏史,后者多有牙痛或其他口腔病灶。

（2）前者肿胀发生突然、迅速,后者则较缓慢。

（3）前者肿胀区无压痛,后者压痛明显,还可有波动感。

（4）前者肿胀自行迅速消退,后者经抗感染治疗可逐渐好转。

（5）前者口腔 X 线检查正常,后者多有根尖阴影或牙槽骨吸收。

2. **获得性血管神经性水肿与遗传性血管神经性水肿鉴别要点**

（1）前者常有食物或药物过敏史,后者有家族遗传史。

（2）前者各年龄段人群均可发病,后者发病年龄偏小。

（3）前者使用抗组胺药、糖皮质激素有效,后者使用 C1- 抑制剂、缓激肽受体拮抗剂等有效。

【治疗要点】

1. 寻找并及时清除致敏诱因。

2. 药物治疗。

3. 外科治疗。

【用药原则】

1. 肿胀局限、轻微者可不给予全身用药。

2. 肿胀严重者全身进行抗过敏、抗炎治疗。

3. 局部对症治疗。

4. 呼吸困难者应给予急救药物。

【常用药物】

（一）全身用药

1. 糖皮质激素

（1）泼尼松（prednisone）

（2）地塞米松（dexamethasone）

（3）氢化可的松（hydrocortisone）

2. 电解质平衡调节药 葡萄糖酸钙（calcium gluconate）

3. 抗休克的血管活性药

（1）肾上腺素（adrenaline）

（2）异丙基肾上腺素（isoprenaline）

4. 维生素类药

（1）复合维生素 B（compound vitamin B）

（2）维生素 C（vitamin C）

（二）局部用药

注射剂

（1）醋酸泼尼松龙注射液（prednisolone acetate injection）

（2）曲安奈德注射液（triamcinolone acetonide injection）

（3）复方倍他米松注射液（compound betamethasone injection）

（三）中成药

1. 防风通圣丸

2. 银翘解毒丸

【用药方案举例】

病例：血管神经性水肿。病情描述：成人，上唇肿胀，无喉头水肿、呼吸困难等。

1. **全身用药**　因肿胀较局限，可不给予全身用药。
2. **局部用药**　反复发作致肿胀不能完全消退者：4% 曲安奈德注射液 1mL，与等量 2% 利多卡因混合，根据肿胀范围及程度在病损基底部注射适量混合液，1～2 周 1 次，1～3 次为 1 个疗程；也可选用复方倍他米松注射液或醋酸泼尼松龙注射液。

【预后】

1. 该病预后一般良好。
2. 若致敏因素未消除，可反复发作。
3. 若肿胀反复在舌、软腭发生，可致口腔功能障碍。
4. 少数患者可出现喉头水肿、呼吸困难，若未及时抢救可发生窒息、危及生命。

【预防】

1. 积极寻找致敏因素，避免再次接触。
2. 积极排查、治疗系统疾病和口腔病灶。
3. 谨慎用药，遵医嘱用药。
4. 少食辛辣刺激食物。
5. 注意居家环境如尘螨、宠物、花草等的致敏可能。
6. 养成健康生活习惯，减轻压力，放松心情。

第四节　多 形 红 斑

多形红斑（erythema multiforme）又名多形性红斑或多形渗出性红斑，是一种病因不明的急性炎症性黏膜皮肤病，以黏膜大面积糜烂、皮肤靶形红斑（target lesion）或称虹膜状红斑（iris lesion）为其特点。大多数病例的发生与感染有关，以单纯疱疹病毒感染最常见，药物、食物、全身疾病、恶性肿瘤、精神紧张、月经、妊娠、寒冷等因素也可诱发该病。多见于青壮年，春秋季好发。

【临床特征】

1. 起病急骤，发病前多有头痛、低热、倦怠等前驱症状。
2. 口腔黏膜大面积糜烂，唇红肿胀、糜烂、渗出明显，上覆紫黑色厚血痂，为该病特征。
3. 皮肤损害常对称分布，多见于手、足及颜面部，典型皮损为靶形或虹膜状红斑，即在直径为 2～20mm 大小的红斑中央有粟粒大小的水疱。

4. **轻型**　仅累及口腔黏膜和皮肤，皮损面积 ＜体表总面积 10%，口腔黏膜损害较局限，无其他部位黏膜和器官的损害（图 4-4-1）。

5. **重型**　除口腔黏膜和皮肤外，还累及至少另外一个部位的黏膜，如眼、鼻腔、外阴、肛门等多窍黏膜，皮损面积仍 ＜体表总面积 10%，口腔黏膜损害较广泛，全身反应较重（图 4-4-2）。

6. 常伴不同程度的发热、局部区域淋巴结肿大，口腔疼痛及功能障碍，皮肤有灼热、瘙痒感。

【诊断要点】

1. 起病急骤，病程较短，多和感染有关，可有复发史。

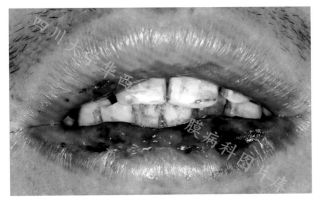

图 4-4-1　多形红斑（轻型）
（四川大学华西口腔医学院供图）

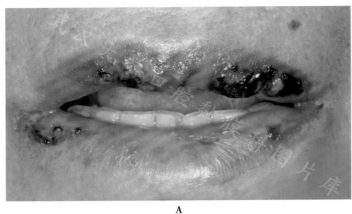
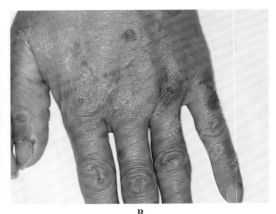

A   B

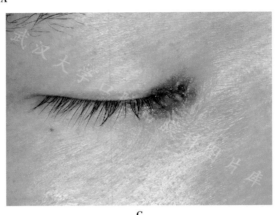

C

图 4-4-2　多形红斑(重型)
A.唇部病损　B.皮肤病损　C.眼部病损
(武汉大学口腔医学院供图)

　　2. 口腔损害为大面积糜烂,唇红糜烂伴厚血痂。

　　3. 皮肤损害以靶形或虹膜状红斑最典型。

　　4. 轻型仅累及口腔黏膜和皮肤,重型常伴多窍黏膜损害,全身反应较重。

　　5. 若无皮肤损害,则不能诊断为该病。

【鉴别诊断要点】

　　1. 多形红斑与疱疹性龈口炎鉴别要点

　　(1)前者多见于青壮年,后者以低龄儿童多见。

　　(2)前者口腔病损好发于唇、颊、舌等被覆黏膜,后者还可累及上腭、牙龈等咀嚼黏膜。

　　(3)前者皮损多累及手、足、颜面部,以靶形或虹膜状红斑为典型表现,后者仅累及口周皮肤,以成簇小水疱为典型表现。

　　2. 多形红斑与寻常型天疱疮鉴别要点　详见第三章第一节。

【治疗要点】

　　1. 积极寻找并清除可疑的致病因素。

　　2. 药物治疗。

　　3. 物理治疗。

【用药原则】

　　1. 全身注意抗炎、抗过敏及支持治疗。

　　2. 局部对症治疗,止痛、促愈合,防治继发感染。

　　3. 用药应谨慎,不是急需药物可暂不用。

4. 重型多形红斑者,应及时转入皮肤专科住院治疗。

【常用药物】

（一）全身用药

1. 糖皮质激素

（1）泼尼松（prednisone）

（2）地塞米松（dexamethasone）

（3）氢化可的松（hydrocortisone）

2. 抗组胺药

（1）氯雷他定（loratadine）

（2）氯苯那敏（chlorphenamine）

（3）西替利嗪（cetirizine）

（4）曲普利啶（triprolidinge）

（5）赛庚啶（cyproheptadine）

（6）苯海拉明（diphenhydramine）

（7）氯马斯汀（clemastine）

（8）依巴斯汀（ebastine）

3. 电解质平衡调节药　葡萄糖酸钙（calcium gluconate）

4. 维生素类药

（1）复合维生素 B（compound vitamin B）

（2）维生素 C（vitamin C）

（二）局部用药

1. 溶液剂

（1）氯己定溶液（chlorhexidine solution）

（2）复方氯己定溶液（compound chlorhexidine solution）

（3）依沙吖啶溶液（ethacridine solution）

（4）地塞米松溶液（dexamethasone solution）

2. 糊剂

（1）金霉素倍他米松糊剂（chlortetracycline betamethasone paste）

（2）地塞米松糊剂（dexamethasone paste）

（3）达克罗宁糊剂（dyclonine paste）

3. 散剂

（1）西瓜霜粉剂

（2）冰硼散

（3）锡类散

（三）中成药

1. 防风通圣丸

2. 连翘败毒丸

3. 藿香正气水

【用药方案举例】

病例 1：轻型多形红斑。病情描述：成人,口腔损害较局限,皮肤散在靶形红斑,其他部位未累及,肝肾功能正常。

1. **全身用药**　因口腔和皮肤损害较局限轻微,一般不需全身用药。

2. 局部用药

（1）消毒防腐制剂：0.05% 氯己定溶液或复方氯己定溶液，含漱及湿敷唇部，每天 3 次；也可选 0.1% 依沙吖啶溶液，含漱及湿敷唇部，每天 3 次。

（2）糖皮质激素制剂：金霉素倍他米松糊剂，涂敷患处，每天 3 次；也可选地塞米松糊剂，涂敷患处，每天 3 次。

病例 2：重型多形红斑。病情描述：成人，口腔损害较广泛，伴皮肤靶形红斑，同时累及眼、鼻腔等体窍黏膜，全身情况较差。

1. 全身用药　因损害累及眼、鼻腔等体窍黏膜，有的病例还可累及全身器官，往往病情较严重，应及时将患者转入皮肤专科、眼科等相关科室进行全身治疗。

2. 局部用药

（1）消毒防腐制剂：0.05% 氯己定溶液或复方氯己定溶液，含漱及湿敷唇部，每天 3 次；也可选 0.1% 依沙吖啶溶液，含漱及湿敷唇部，每天 3 次。

（2）糖皮质激素制剂：0.01% 地塞米松溶液，含漱，每天 3 次；也可选金霉素倍他米松糊剂或地塞米松糊剂，涂敷患处，每天 3 次。

（3）超声雾化治疗：每天 1~2 次，共 3~6 次。

【家庭简便用药】

1. 银花、黄芩、竹叶，水煎，含漱，每天 3 次。

2. 黄柏、苦参、茵陈，水煎，湿敷皮肤损害，每天 3 次。

【预后】

1. 该病预后一般良好，有自限性，但应及时诊断并规范治疗，避免迁延成亚急性或慢性。

2. 若致病诱因未消除，可反复发作。

3. 重型者若发生继发感染，愈合时间延长；若累及全身器官，则预后较差。

【预防】

1. 积极治疗系统性疾病，如慢性红斑狼疮、红细胞增多症、恶性肿瘤等，同时注意查找口腔慢性病灶。

2. 谨慎用药，遵医嘱用药。

3. 避免过劳和风湿寒冷等不良刺激。

4. 均衡饮食营养，规律锻炼，提高机体抵抗力。

参 考 文 献

1. 国家药典委员会. 中华人民共和国药典：2020 版［M］. 11 版. 北京：中国医药科技出版社，2020.
2. 国家药典委员会. 中华人民共和国药典临床用药须知：2015 版［M］. 北京：中国医药科技出版社，2015.
3. 陈新谦，金有豫，汤光. 陈新谦新编药物学［M］. 18 版. 北京：人民卫生出版社，2018.
4. SIMON D. Recent advances in clinical allergy and immunology 2019［J］. Int Arch Allergy Immunol.2019；180（4）：291-305.
5. REINHART J P, STOOPLER E T, Crawford G H. Oral hypersensitivity reactions［J］. Dermatol Clin.2020；38（4）：467-476.
6. LERCH M, MAINETTI C, BERETTA-PICCOLI B T, et al. Current perspectives on erythema multiforme［J］. Clin Rev Allergy Immunol.2018；54（1）：177-184.
7. CREAMER D, WALSH S A, DZIEWULSKI P, et al. U.K. guidelines for the management of Stevens-Johnson syndrome/toxic epidermal necrolysis in adults［J］. Br J Dermatol. 2016；174（6）：1194-1227.
8. NEVILLE B, DAMM D D, ALLEN C, et al. Color Atlas of Oral and Maxillofacial Diseases［M］. Amsterdam：Elsevier，2019.

第五章　口腔黏膜斑纹类疾病的药物治疗

第一节　口腔白角化症

口腔白角化症（leukokeratosis）又称口腔白角化病、良性角化病、前白斑，是一种由局部刺激因素所致的口腔黏膜角化异常性疾病，以局限的灰白色斑片为其特点。常见的刺激因素包括吸烟、残冠、残根、不良修复体等，刺激因素一旦去除，损害即可明显减轻或消退。WHO 于 2017 年颁布的新分类将由无烟烟草和腭倒吸烟所致的角化症归入口腔潜在恶性病变（oral potentially malignant disorders，OPMDs）的范畴。

【临床特征】

1. 多见于嗜烟男性。

2. 好发于唇、颊、舌背、硬腭等部位。

3. 损害为平伏柔软的灰白色斑片，由多条红纹分隔（图 5-1-1）。

4. 一般无自觉症状或仅有轻微粗糙感。

5. 去除刺激因素后，损害可在数周内减轻或消退。

【诊断要点】

1. 好发于嗜烟、口腔卫生不良的男性。

2. 口腔黏膜上质软平伏的灰白色斑片，与其对应区域可能存在刺激因素。

3. 一般无症状。

4. 对不确定者进行组织病理学检查有助于诊断。

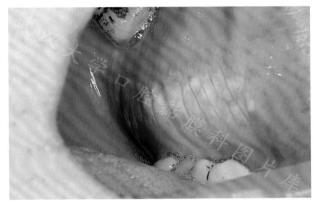

图 5-1-1　口腔白角化症
（武汉大学口腔医学院供图）

【鉴别诊断要点】

1. 口腔白角化症与口腔白斑病鉴别要点

（1）前者好发于唇、颊、硬腭等部位，后者好发于舌腹等部位。

（2）前者损害为灰白色，后者为乳白色。

（3）前者质软平伏，后者粗糙突起。

（4）组织病理学检查有助于鉴别二者。

2. 口腔白角化症与白色水肿鉴别要点

（1）前者好发于唇、颊、硬腭等部位，后者好发于双颊咬合线区域。

（2）前者损害为灰白色斑片，后者为乳白色半透明斑片。

（3）前者在拉展黏膜时不消失，后者可暂时消失。

（4）组织病理学检查有助于鉴别二者。

【治疗要点】

1. 去除可疑局部刺激因素。

2. 药物治疗。

【用药原则】

1. 刺激去除后2～4周内损害明显减轻或消退者可不用药。

2. 损害持久或较重者,以局部用药为主。

【常用药物】

（一）全身用药

维生素类药

（1）β-胡萝卜素（β-carotene）

（2）维生素A（vitamin A）

（3）维生素AD（vitamin AD）

（4）维生素E（vitamin E）

（二）局部用药

1. 溶液剂

（1）碳酸氢钠溶液（sodium bicarbonate solution）

（2）复方硼砂溶液（compound borax solution）

2. 糊剂

（1）制霉菌素糊剂（nystatin paste）

（2）维A酸糊剂（tretinoin paste）

【用药方案举例】

病例：口腔白角化症。病情描述：成人,吸烟史,口腔病损范围较大,肝肾功能正常。

1. 首要措施

（1）首先去除局部刺激因素,如戒烟、调磨尖锐牙尖或边缘嵴、拔除残冠、残根、去除不良修复体等。

（2）刺激因素去除后2～4周内,如果损害明显减轻或消退者不需用药,观察随访。

2. 全身用药　维生素类药：如果局部刺激因素去除后损害未明显消退或范围较大者,可选用维生素E胶丸,口服,0.1g/次,每天1次,也可用消毒针刺破胶丸后将药涂敷患处,每天1次；也可选维生素A软胶囊。

3. 局部用药

（1）嗜烟者：2%～4%碳酸氢钠溶液,含漱,每天3次。

（2）轻微粗糙症状者：维生素AD滴剂,涂敷患处,每天1次。

注意：定期随访,对可疑病例必要时行组织病理学检查。

【预后】

该病预后良好,大多数病例在局部刺激因素去除后损害可自行减轻或消退,可长期处于稳定少变的状态。少数由无烟烟草或腭倒吸烟所致病变有癌变可能。

【预防】

1. 戒烟。

2. 及时去除口腔局部刺激因素,如尖锐牙尖或边缘嵴、残冠、残根、不良修复体等。

3. 定期随访观察。

第二节　口腔红斑病

口腔红斑病（oral erythroplakia）是指口腔黏膜上的红色损害,在临床和病理上均不能诊断为其他任何疾病者,以边界清楚的鲜红色斑片为其特点,属于口腔潜在恶性病变（oral potentially malignant disorders, OPMDs）。该病病因不明。可分为均质型、间杂型、颗粒型三种类型,多见于中年男性。

【临床特征】

1. 好发于舌腹、口底、软腭、龈颊沟等部位。

2. 鲜红色斑片，边界清晰，表面光滑或有白色角化颗粒（图5-2-1）。

3. 易伴发糜烂，疼痛明显。

4. 无自愈性。

【诊断要点】

1. 口腔黏膜上界限清晰的鲜红色斑片。

2. 临床和病理不能诊断为其他任何疾病。

3. 对试验性抗炎治疗反应差。

4. 组织病理学检查显示上皮萎缩，上皮异常增生或原位癌。

【鉴别诊断要点】

1. 口腔红斑病与萎缩型口腔扁平苔藓、盘状红斑狼疮鉴别要点

（1）前者多为单发，后两者一般有多发性。

（2）前者红斑区域边界清晰，后两者较模糊。

（3）前者对抗炎治疗反应较差，后两者可缓解或消退。

（4）通过组织病理学检查有助于鉴别3种疾病。

2. 口腔红斑病与急性红斑型念珠菌病鉴别要点

（1）前者病因不明，后者多有滥用抗生素、系统疾病史。

（2）前者红斑单发且界限清晰，后者可多发、边界弥散。

（3）前者对治疗反应较差，后者抗真菌治疗效果好。

（4）通过组织病理学检查有助于鉴别二者。

【治疗要点】

1. 去除局部刺激因素。

2. 手术治疗。

3. 物理治疗。

4. 药物治疗。

【用药原则】

1. 确诊后应立即手术治疗。

2. 全身以增强免疫、均衡营养治疗为主。

3. 局部消炎、止痛，防止继发感染。

【常用药物】

（一）全身用药

维生素类药

（1）β-胡萝卜素（β-carotene）

（2）维生素A（vitamin A）

（3）维生素AD（vitamin AD）

（4）维生素E（vitamin E）

（5）番茄红素（lycopene）

（二）局部用药

1. 溶液剂

（1）氯己定溶液（chlorhexidine solution）

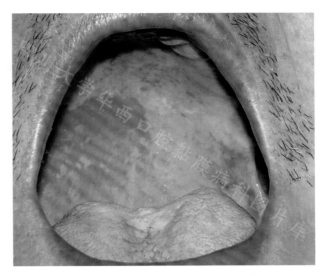

图 5-2-1　口腔红斑病
（四川大学华西口腔医学院供图）

（2）复方氯己定溶液（compound chlorhexidine solution）

（3）碳酸氢钠溶液（sodium bicarbonate solution）

（4）聚维酮碘溶液（povidone iodine solution）

2. 其他

（1）制霉菌素糊剂（nystatin paste）

（2）制霉菌素混悬液（nystatin suspension）

（三）中成药

增生平片、胶囊。

【用药方案举例】

病例：口腔红斑病。病情描述：成人，舌腹红斑，肝肾功能正常。

1. 首要措施　首先去除局部刺激因素，对症治疗，治疗 1~2 周后，若红斑无缓解趋势，应立即行组织病理学检查。若确诊为口腔红斑病，应及时转诊口腔颌面外科行根治手术。术后需密切观察，定期随访。

2. 全身用药　术后酌情选用 β- 胡萝卜素胶囊，口服，6mg/ 次，每天 1 次；也可选番茄红素。

3. 局部用药　2%~4% 碳酸氢钠溶液，含漱，每天 3 次。

【预后】

该病预后较差，有些病例的组织病理学检查显示已是原位癌。

【预防】

1. 目前尚无有效的预防措施，应保持口腔卫生，定期进行口腔检查，及时去除局部刺激因素。

2. 戒烟酒，养成健康的生活习惯，规律锻炼，提高机体抵抗力。

第三节　口腔白斑病

口腔白斑病（oral leukoplakia，OLK）是指口腔黏膜上以白色为主的损害，不具有其他任何可定义损害的特征。一些病例有癌变风险，WHO 将其列入口腔潜在恶性病变（oral potentially malignant disorders，OPMDs）的范畴。该病的发生与吸烟、嚼槟榔、残冠、残根、念珠菌感染、营养缺乏、遗传易感性等因素密切相关。口腔白斑病可分为斑块型、皱纹纸型、颗粒型、疣状型及溃疡型五种类型。

【临床特征】

1. 斑块型

（1）好发于舌背、双颊。

（2）损害呈乳白色斑块，稍高出黏膜表面，边界清楚（图 5-3-1）。

2. 皱纹纸型

（1）好发于口底、舌腹。

（2）损害呈皱纹纸样乳白色斑片，表面粗糙但尚柔软，周围黏膜外观正常（图 5-3-2）。

3. 颗粒型

（1）好发于口角内侧颊黏膜及前庭沟黏膜。

（2）在萎缩发红的黏膜上散在分布着白色小颗粒（图 5-3-3）。

4. 疣状型

（1）好发于牙槽嵴、口底、唇、上腭等部位。

（2）损害呈毛状或刺状白色突起，表面粗糙、微硬（图 5-3-4）。

5. 溃疡型　口腔白斑损害伴有糜烂或溃疡。以上四型均可发生溃疡，预示病情进一步发展，有的病例还可能发生癌变（图 5-3-5，图 5-3-6）。

6. 前四型可无明显自觉症状或有粗糙感，溃疡型有疼痛感。

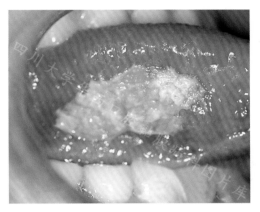

图 5-3-1　口腔白斑病（斑块型）
（四川大学华西口腔医学院供图）

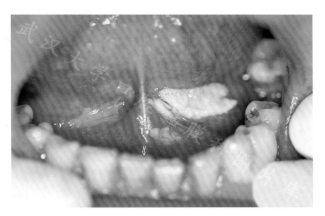

图 5-3-2　口腔白斑病（皱纹纸型和斑块型）
（武汉大学口腔医学院供图）

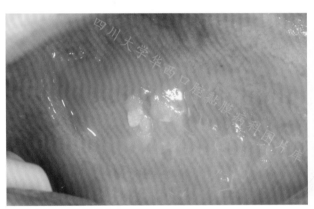

图 5-3-3　口腔白斑病（颗粒型）
（四川大学华西口腔医学院供图）

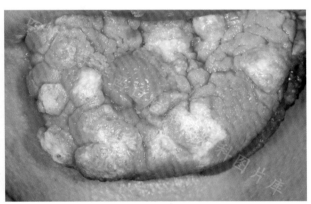

图 5-3-4　口腔白斑病（疣状型）
（四川大学华西口腔医学院供图）

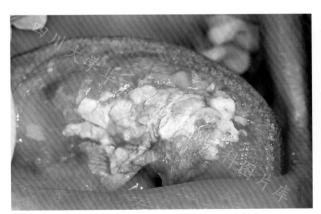

图 5-3-5　口腔白斑病（溃疡型）
（四川大学华西口腔医学院供图）

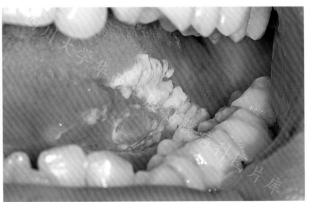

图 5-3-6　口腔白斑病（癌变）
（四川大学华西口腔医学院供图）

【诊断要点】

可将口腔白斑病的诊断分为暂时性诊断（provisional diagnosis）和确定性诊断（definitive diagnosis）两个阶段。

1. 暂时性诊断　如果一种口腔黏膜白色损害在临床上不能诊断为任何其他可定义的疾病，即可作出暂时性诊断。

2. 确定性诊断　如果怀疑暂时性诊断中的白色损害与某种刺激因素有关，则首先去除该可疑因素，观察2～4周，如果该损害持续存在无消退的趋势，则及时行组织病理学检查，如果病理学表现不属于其他可定义的疾病，即可作出确定性诊断。

【鉴别诊断要点】

1. 口腔白斑病与口腔白角化症鉴别要点　详见第五章第一节。

2. 口腔白斑病与口腔扁平苔藓鉴别要点　详见第五章第四节。

3. 口腔白斑病与白色海绵状斑痣鉴别要点

（1）前者为乳白色斑块，后者为灰白色海绵状损害（图5-3-7）。

（2）前者质韧粗糙，后者柔软有弹性。

（3）前者不能被擦掉，后者有些皱褶可被揭去。

（4）通过组织病理学检查有助于鉴别二者。

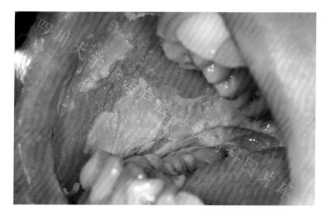

图5-3-7　白色海绵状斑痣
（四川大学华西口腔医学院供图）

【治疗要点】

1. 去除局部刺激因素。

2. 药物治疗。

3. 物理治疗。

4. 手术治疗。

【用药原则】

1. 病情较轻者，以局部用药为主。

2. 病情较重者，全身和局部联合应用抗角化药物。

3. 注意控制真菌感染。

4. 定期随访，防止癌变。

【常用药物】

（一）全身用药

1. 免疫增强药

（1）胸腺肽（thymosin）

（2）转移因子（transfer factor）

2. 维A酸类药

（1）维A酸（tretinoin）

（2）异维A酸（isotretinoin）

（3）维胺酯（viaminate）

（4）阿维A酯（etretinate）

3. 维生素类药

（1）β-胡萝卜素（β-carotene）

（2）维生素A（vitamin A）

（3）维生素AD（vitamin AD）

（4）维生素E（vitamin E）

（5）番茄红素（lycopene）

4. 抗真菌药

（1）氟康唑（fluconazole）

（2）伊曲康唑（itraconazole）

（3）特比萘芬（terbinafine）

（二）局部用药

1. 溶液剂

（1）氯己定溶液（chlorhexidine solution）

（2）复方氯己定溶液（compound chlorhexidine solution）

（3）碳酸氢钠溶液（sodium bicarbonate solution）

（4）复方硼砂溶液（compound borax solution）

（5）聚维酮碘溶液（povidone iodine solution）

2. 混悬剂　制霉菌素混悬液（nystatin suspension）

3. 糊剂

（1）维 A 酸糊剂（tretinoin paste）

（2）制霉菌素糊剂（nystatin paste）

4. 膜剂　复方维生素膜（compound vitamin pellicles）

5. 凝胶剂

（1）异维 A 酸凝胶（isotretinoin gel）

（2）他扎罗汀凝胶（tazarotene gel）

6. 软膏剂　维 A 酸口腔软膏（tretinoin oral ointment）

（三）中成药

1. 复方丹参片、滴丸

2. 灯盏花素片

3. 增生平片、胶囊

【用药方案举例】

病例1：口腔白斑病。病情描述：成人，均质型，病损较局限且无症状。

1. **首要措施**　首先去除可疑致病因子（如戒烟、忌辛辣、刺激食物、拔除残冠、残根、去除不良修复体、更换金属修复体等），观察 2～4 周，如果白色损害持续存在而无消退的趋势，应行组织病理学检查，作出确定性诊断。

若组织病理学未见上皮重度异常增生（high grade）或癌变，且白斑病损被完全切除，则观察随访；如果白斑病损未被完全切除，则给予药物治疗，定期随访观察。

若组织病理学显示有上皮重度异常增生或癌变，则应及时转诊口腔颌面外科进一步治疗。

2. **全身用药**　维生素类药：维生素 E 胶丸，口服，0.1g/ 次，每天 1 次；也可选 β- 胡萝卜素胶囊，口服，6mg/ 次，每天 1 次。

3. **局部用药**

（1）4% 碳酸氢钠溶液，含漱，每天 3 次。

（2）维生素 AD 滴剂，涂敷患处，每天 1 次。

病例2：口腔白斑病。病情描述：成人，均质型，白斑范围较大，粗糙症状较明显，肝肾功能正常。

1. **首要措施**　详见上述病例1，因白斑范围较大，不能被完全切除。

2. **全身用药**

（1）免疫增强药：胸腺肽肠溶片，口服，20mg/ 次，每天 1 次，1 个月为 1 个疗程。

（2）维生素类药：β- 胡萝卜素胶囊，口服，6mg/ 次，每天 1 次；维生素 E 胶丸，口服，0.1g/ 次，每天 1 次；也可选番茄红素；角化程度高者，可酌情选维 A 酸类药，1 个月为 1 个疗程。

注意：需严密监测使用维 A 酸类药物所致的不良反应。

（3）中成药：酌情给予复方丹参滴丸，口服，10 粒 / 次，每天 3 次；也可选灯盏花素片或增生平片。

3. **局部用药**

（1）抗真菌制剂：若伴念珠菌感染，可选用 2%～4% 碳酸氢钠溶液，含漱，每天 3 次；配合 5 万～10 万 U/mL 制霉菌素混悬液，涂敷患处或含漱，每天 3 次。

（2）维 A 酸类制剂：维 A 酸糊剂，涂敷患处，每天 1～2 次；也可选 0.1% 维 A 酸口腔软膏，涂敷患处，每天 1～2 次；也可选复方维生素药膜，贴敷患处，每天 1～2 次。

注意：病情缓解后，逐渐减少维 A 酸类制剂的用药次数至停药，以免病损反跳。唇部病损或充血糜烂病损禁用此类制剂。

4. **物理治疗**　可酌情采用光动力疗法。

病例 3：口腔白斑病。病情描述：成人，白斑伴糜烂，有疼痛症状，肝肾功能正常。

1. **首要措施**　首先去除可疑致病因子，同时进行抗炎治疗，如用 0.05% 氯己定溶液或复方氯己定溶液含漱等。治疗 1 周后，若糜烂、疼痛未缓解，应考虑行组织病理学检查。

若组织病理学未见上皮重度异常增生或癌变，则给予药物治疗，并密切观察，定期随访。

若组织病理学显示有上皮重度异常增生或癌变，则应及时转诊口腔颌面外科进一步治疗。

2. **全身用药**

（1）免疫增强药：胸腺肽肠溶片，口服，20mg/ 次，每天 1～2 次，1 个月为 1 个疗程。

（2）维生素类药：β- 胡萝卜素胶囊，口服，6mg/ 次，每天 1 次；维生素 E 胶丸，口服，0.1g/ 次，每天 1 次；也可选番茄红素。

（3）中成药：增生平片，口服，1.2g/ 次，每天 2 次。

3. **局部用药**

（1）消毒防腐制剂：0.05% 氯己定溶液或复方氯己定溶液，含漱，每天 3 次；也可选 1% 聚维酮碘溶液，含漱，每天 3 次。

（2）抗真菌制剂：若伴念珠菌感染，可选用 2%～4% 碳酸氢钠溶液，含漱，每天 3 次；配合制霉菌素糊剂，涂敷患处，每天 3 次；也可选 5 万～10 万 U/mL 制霉菌素混悬液，含漱或涂敷患处，每天 3 次。

4. **物理治疗**　可酌情采用光动力疗法。

【预后】

1. 大多数病例可长期处于稳定少变的状态。

2. 部分病例有癌变可能，当伴有以下因素时，其癌变危险性增高：

（1）长期吸烟或嚼槟榔者。

（2）女性，特别是不吸烟的年轻女性。

（3）病损面积较大者。

（4）发生在口腔三大危险区域者。

（5）颗粒型、疣状型、溃疡型损害。

（6）伴念珠菌或 HPV 感染者。

（7）出现糜烂、溃疡、硬结者。

（8）组织病理学检查发现有中、重度异常增生者。

3. 当口腔白斑病的癌变危险性较大而病变范围又较局限时，应考虑手术全切，但目前尚难确定手术治疗的彻底性，即术后白斑是否复发，所以需酌情采用药物治疗和光动力疗法，密切观察，定期随访。

【预防】

1. 戒烟，戒嚼槟榔。

2. 及时去除口内的残冠、残根、不良修复体等刺激因素。

3. 积极治疗全身系统性疾病。

4. 做到早发现、早诊治、定期随访。

5. 养成健康的生活习惯，避免过劳，规律锻炼，提高机体抵抗力。

第四节　口腔扁平苔藓

口腔扁平苔藓（oral lichen planus，OLP）是一种口腔黏膜慢性炎性疾病，以珠光白色斑纹伴或不伴有充血糜烂为其特点，少数病例有癌变风险，属于口腔潜在恶性病变（oral potentially malignant disorders，OPMDs）。该病病因不明，主要与免疫功能失调、精神神经因素、遗传因素、微循环障碍、感染因素、系统性疾病以及口腔局部刺激因素等密切相关。患病率较高，中年女性多见。

【临床特征】

1. 口腔损害好发于双颊、舌背、牙龈，皮肤损害好发于四肢屈侧。

2. 损害为多发性，多呈双侧对称分布。

3. 口腔黏膜出现珠光白色损害，可分为六型：丘疹型、网纹型、斑块型、萎缩型、水疱型及糜烂型；也可按治疗分为三型：无症状非糜烂型、有症状非糜烂型、糜烂型（图5-4-1～图5-4-4）。

4. 皮肤损害为多角形紫红色扁平丘疹（图5-4-5）。

5. 糜烂型疼痛明显，皮肤损害瘙痒较剧烈。

6. 口腔损害消退后可遗留色素沉着，部分皮肤损害还可遗留瘢痕，影响外观。

【诊断要点】

1. 慢性病程，中年女性多见。

2. 口腔黏膜典型损害表现为稍高于黏膜的网状或线状白色损害（网纹型），可伴有充血/萎缩或糜烂等。

3. 损害多发，呈双侧对称分布。

4. 临床性诊断　根据详尽的病史及典型的口腔黏膜损害，可作出临床性诊断，皮肤或指（趾）甲损害可作为诊断依据之一。

5. 确定性诊断　对临床性诊断病例给予常规治疗，若反应差或疑有恶变者，需结合组织病理学检查，必要时辅以免疫病理学检查可作出确定性诊断。

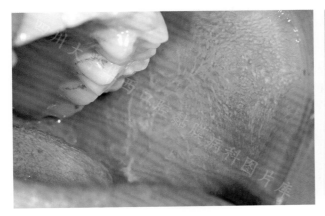

图5-4-1　口腔扁平苔藓（丘疹型和网纹型）
（四川大学华西口腔医学院供图）

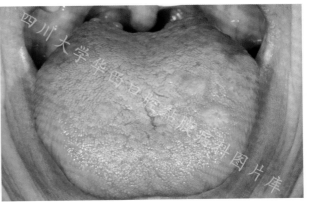

图5-4-2　口腔扁平苔藓（斑块型）
（四川大学华西口腔医学院供图）

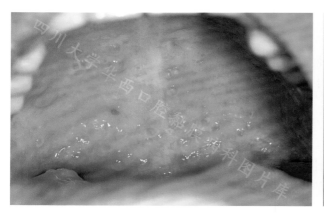

图 5-4-3 口腔扁平苔藓(水疱型)
(四川大学华西口腔医学院供图)

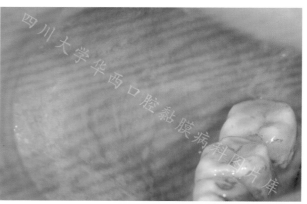

图 5-4-4 口腔扁平苔藓(糜烂型)
(四川大学华西口腔医学院供图)

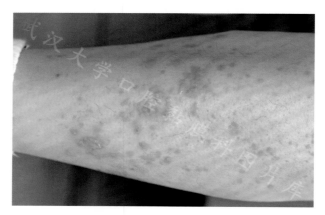

图 5-4-5 扁平苔藓(皮肤)
(武汉大学口腔医学院供图)

【鉴别诊断要点】

1. 口腔扁平苔藓与盘状红斑狼疮鉴别要点

(1)前者好发于口内黏膜,后者好发于下唇。

(2)前者损害呈对称分布,后者多无对称性。

(3)前者为珠光白色斑纹损害,后者为放射状细短白纹。

(4)前者唇红损害没有向皮肤蔓延的趋势,后者有。

(5)有的病例在临床、病理特点等方面同时出现两者的特征,为两病重叠现象。

(6)结合组织病理学和免疫病理学检查可进一步鉴别二者(表5-4-1)。

表 5-4-1 口腔扁平苔藓与盘状红斑狼疮的病理学鉴别要点

病理变化	口腔扁平苔藓	盘状红斑狼疮
角化层	过角化/不全角化	过角化/不全角化,角质栓
棘细胞层	以增生为主,棘层可有萎缩	上皮变薄,棘层萎缩较显著
炎细胞分布	淋巴细胞带状浸润	淋巴细胞散在浸润
胶原纤维	无明显变性	变性、分解、断裂
黏膜下层	血管周围少有炎细胞浸润	血管周围有炎细胞浸润
直接免疫荧光	基底膜下胶样小体荧光颗粒	基底膜区荧光带

2. 口腔扁平苔藓与口腔白斑病鉴别要点

（1）前者口腔损害多为柔软平伏的珠光白色斑纹，后者为粗糙突起的乳白色斑块。

（2）前者口腔损害多有炎症反应，后者无明显炎症。

（3）前者为多发性、对称性，后者多为单发。

（4）前者可有皮肤损害，后者无。

（5）组织病理学检查有助于进一步鉴别二者。

3. 口腔扁平苔藓与口腔苔藓样损害鉴别要点　口腔苔藓样损害（oral linchenoid lesion，OLL）是指临床和组织病理学特点都和口腔扁平苔藓相似的一类损害，又称口腔苔藓样反应（oral lichenoid reactions，OLR）。

（1）前者病因不明，后者常可找到明确诱因。

（2）前者可有皮肤或指（趾）甲损害，后者无。

（3）前者需综合治疗，后者在停用可疑药物或去除局部刺激因素（银汞合金充填体、牙菌斑等）后即可逐渐缓解。

4. 口腔扁平苔藓与迷脂症鉴别要点

（1）前者为珠光白色丘疹或斑纹损害，后者为粟粒大小淡黄色丘疹或斑疹（图5-4-6）。

（2）前者多有炎症反应，后者无。

（3）前者多有疼痛、粗糙症状，后者无症状。

（4）前者组织病理学表现为炎症反应，后者为成熟的正常皮脂腺。

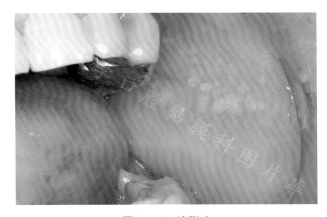

图5-4-6　迷脂症
（武汉大学口腔医学院供图）

【治疗要点】

1. 去除局部刺激因素。

2. 药物治疗。

3. 心理疏导。

4. 物理治疗。

5. 手术治疗。

【用药原则】

1. 损害局限且无症状者，一般不需用药。

2. 损害局限但有症状者，以局部用药为主。

3. 损害较严重者采用局部和全身联合用药。

4. 注意控制继发感染，特别是念珠菌感染。

5. 用药期间定期随访，防止癌变。

【常用药物】

（一）全身用药

1. **糖皮质激素**

（1）泼尼松（prednisone）

（2）甲泼尼龙（methylprednisolone）

2. **免疫抑制药**

（1）羟氯喹（hydroxychloroquine）

（2）沙利度胺（thalidomide）

（3）硫唑嘌呤（azathioprine）

（4）环磷酰胺（cyclophosphamide）

3. **维A酸类药**

（1）维A酸（tretinoin）

（2）异维A酸（isotretinoin）

（3）阿维 A 酯（etretinate）

（4）维胺酯（viaminate）

4. 免疫增强药

（1）胸腺肽（thymosin）

（2）转移因子（transfer factor）

（3）卡介菌多糖核酸（BCG polysaccharide and nucleic acid）

5. 维生素类药

（1）β- 胡萝卜素（β-carotene）

（2）维生素 A（vitamin A）

（3）维生素 AD（vitamin AD）

（4）维生素 E（vitamin E）

（5）番茄红素（lycopene）

6. 抗真菌药

（1）氟康唑（fluconazole）

（2）伊曲康唑（itraconazole）

（3）特比萘芬（terbinafine）

（二）局部用药

1. 溶液剂

（1）氯己定溶液（chlorhexidine solution）

（2）复方氯己定溶液（compound chlorhexidine solution）

（3）复方硼砂溶液（compound borax solution）

（4）碳酸氢钠溶液（sodium bicarbonate solution）

（5）聚维酮碘溶液（povidone iodine solution）

（6）地塞米松溶液（dexamethasone solution）

（7）环孢素溶液（ciclosporin solution）

（8）他克莫司溶液（tacrolimus solution）

2. 糊剂

（1）金霉素倍他米松糊剂（chlortetracycline betamethasone paste）

（2）地塞米松糊剂（dexamethasone paste）

（3）维 A 酸糊剂（tretinoin paste）

（4）制霉菌素糊剂（nystatin paste）

3. 凝胶剂

（1）异维 A 酸凝胶（isotretinoin gel）

（2）他扎罗汀凝胶（tazarotene gel）

4. 注射剂

（1）醋酸泼尼松龙注射液（prednisolone acetate injection）

（2）曲安奈德注射液（triamcinolone acetonide injection）

（3）复方倍他米松注射液（compound betamethasone injection）

5. 皮肤制剂

（1）他克莫司软膏（tacrolimus cream）

（2）丙酸氯倍他索乳膏（clobetasol propionate cream）

注：皮肤制剂可酌情用于唇部和面部皮损，勿用于口内病损。

（三）中成药

1. 雷公藤总苷片（tripterygium glycosides tablets）

2. 昆明山海棠片（tripterygium hypoglaucum tablets）

3. 复方丹参片、滴丸

4. 白芍总苷胶囊

【用药方案举例】

病例1：口腔扁平苔藓。病情描述：成人，无症状非糜烂型，口腔损害局限。

1. **全身用药** 一般不需全身用药，但需定期随访。

2. **局部用药**

（1）一般不需局部用药，定期随访。

（2）轻微粗糙症状者：可酌情给予维生素E胶丸，用消毒针刺破胶丸后将药涂敷患处，0.1g/次，每天1次。也可选维生素A软胶囊或维生素AD滴剂。

病例2：口腔扁平苔藓。病情描述：成人，有症状非糜烂型，充血较明显，有疼痛症状，进食辛辣烫热食物疼痛加重，肝肾功能正常。

1. **全身用药**

（1）具有免疫抑制作用的中成药：昆明山海棠片，饭后即刻服，0.5g/次，每天3次，2～4周为1个疗程；也可选雷公藤总苷片，饭后服，0.5～1mg/（kg·d），分3次服用，2～4周为1个疗程。同时给予维生素B_6片减轻胃肠道症状，口服，10mg/次，每天3次。

（2）可酌情选羟氯喹片，饭后服，0.1～0.2g/次，每天2次，2～4周为1个疗程。可同时服用维生素B_6片减轻胃肠道反应。

注意：需密切监测使用上述两类药物的不良反应，有禁忌证者，仅局部用药。

2. **局部用药**

（1）消毒防腐制剂：0.05%氯己定溶液或复方氯己定溶液，含漱，每天3次；也可选复方硼砂溶液，1∶5稀释，含漱，每天3次。

（2）糖皮质激素制剂：金霉素倍他米松糊剂，涂敷患处，每天3次；也可选地塞米松糊剂，涂敷患处，每天3次。

充血面局限且顽固者：4%曲安奈德注射液1mL，与等量2%利多卡因混合，根据充血面积大小在病损基底部注射适量混合液，1～2周1次，1～3次为1个疗程。也可选复方倍他米松注射液或醋酸泼尼松龙注射液。

注意：定期随访，病情顽固或发展者，必要时行组织病理学检查。

病例3：口腔扁平苔藓。病情描述：成人，有症状非糜烂型，角化程度较高，有粗糙、紧绷症状，无明显疼痛症状，肝肾功能正常。

1. **全身用药**

（1）维生素类药：β-胡萝卜素胶囊，口服，6mg/次，每天1次；维生素E胶丸，口服或用消毒针刺破涂敷患处，0.1g/次，每天1次；也可选番茄红素。

（2）中成药：酌情给予复方丹参滴丸，口服，10粒/次，每天3次。

2. **局部用药**

（1）维A酸糊剂，涂敷患处，每天1～2次；也可选复方维A酸药膜，贴敷患处，每天1～2次。

注意：病情缓解后，逐渐减少维A酸类制剂的用药次数至停药，以免病损反跳。唇部病损或充血糜烂病损禁用。

（2）抗真菌制剂：若伴念珠菌感染，可选用2%～4%碳酸氢钠溶液，含漱，每天3次；配合制霉菌素糊剂，涂敷患处，每天3次；也可选5万～10万U/mL制霉菌素混悬液，含漱或涂敷患处，每天3次（图5-4-7）。

注意：定期随访，病情顽固或发展者，必要时行组织病理学检查。

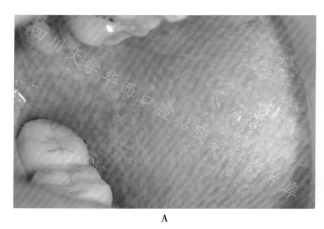
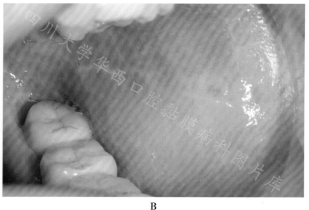

A   B

图 5-4-7　斑纹型口腔扁平苔藓

A.治疗前　B.治疗 1 个月后

（四川大学华西口腔医学院供图）

病例 4：口腔扁平苔藓。病情描述：成人，糜烂型，单灶或散在小灶糜烂，糜烂总面积≤1cm²（属轻中度糜烂），疼痛明显，肝肾功能正常。

对于轻中度糜烂病例，首选糖皮质激素局部制剂进行治疗。

1. 局部用药

（1）糖皮质激素制剂：金霉素倍他米松糊剂或地塞米松糊剂，涂敷患处，每天 3 次；也可选其他含糖皮质激素的口腔制剂。

糜烂面局限且顽固者：4% 曲安奈德注射液 1mL，与等量 2% 利多卡因混合，根据糜烂面积大小在病损基底部注射适量混合液，1～2 周 1 次，1～3 次为 1 个疗程。也可选复方倍他米松注射液或醋酸泼尼松龙注射液。

（2）消毒防腐制剂：0.05% 氯己定溶液或复方氯己定溶液，含漱，每天 3 次；也可选复方硼砂溶液，1∶5 稀释含漱，每天 3 次。

（3）抗真菌制剂：若伴念珠菌感染，可选用 2%～4% 碳酸氢钠溶液，含漱，每天 3 次；配合制霉菌素糊剂，涂敷患处，每天 3 次；也可选 5 万～10 万 U/mL 制霉菌素混悬液，含漱或涂敷患处，每天 3 次。

2. 全身用药　如果采用上述局部治疗效果不明显，则给予全身用药，详见病例 5 口腔扁平苔藓重度糜烂的全身用药。

3. 物理治疗　可酌情选用超声雾化、低能量激光、微波、光动力等疗法（图 5-4-8）。

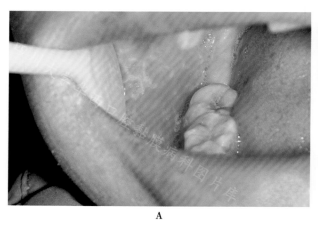
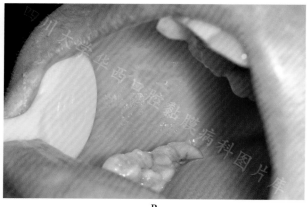

A   B

图 5-4-8　糜烂型口腔扁平苔藓（轻中度糜烂）

A.治疗前　B.治疗 1 周后

（四川大学华西口腔医学院供图）

注意：密切观察，若糜烂迁延不愈，及时行组织病理学检查。

病例5：口腔扁平苔藓。病情描述：成人，糜烂型，大面积或多灶糜烂，糜烂总面积＞1cm²（属重度糜烂），疼痛明显，肝肾功能正常。

1. 全身用药

（1）糖皮质激素：用药原则是小剂量短疗程，泼尼松片，口服，结合患者个体情况和病情轻重程度给予0.3～0.4mg/（kg·d），用药总时长原则上不超过1个月。

（2）无效或有糖皮质激素禁忌证者：沙利度胺片，睡前顿服，每次50～75mg，病情控制后，减量维持，2～4周为1个疗程；也可选羟氯喹片，口服，0.1～0.2g/次，每天2次，2～4周为1个疗程；也可选昆明山海棠片，饭后即刻服，0.5g/次，每天3次，2～4周为1个疗程；也可选雷公藤总苷片，饭后服，0.5～1mg/（kg·d），分3次服用，2～4周为1个疗程。

注意：需密切监测使用上述各类药物的不良反应。

（3）对上述药物抵抗，迁延不愈者（难治性口腔扁平苔藓）：如果免疫功能低下，胸腺肽肠溶片，口服，20mg/次，每天1～2次，1个月为1个疗程；也可选卡介菌多糖核酸。

2. 局部用药

（1）消毒防腐制剂：0.05%氯己定溶液或复方氯己定溶液，含漱，每天3次。

（2）糖皮质激素制剂：0.01%地塞米松溶液，含漱，每天3次；也可选环孢素溶液或他克莫司溶液，含漱，每天3次。

（3）抗真菌制剂：若伴念珠菌感染，2%～4%碳酸氢钠溶液，含漱，每天3次；配合制霉菌素糊剂，涂敷患处，每天3次；也可选5万～10万U/mL制霉菌素混悬液，含漱或涂敷患处，每天3次。

（4）超声雾化治疗：每天2次，共6～8次（图5-4-9）。

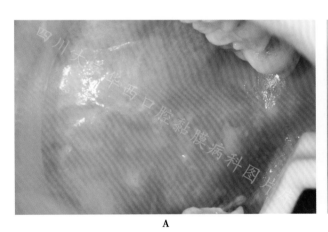 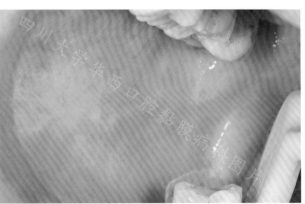

A   B

图5-4-9 糜烂型口腔扁平苔藓（重度糜烂）
A.治疗前 B.治疗2周后
（四川大学华西口腔医学院供图）

注意：密切观察，若糜烂迁延不愈，及时行组织病理学检查。

【家庭简便用药】

1. 苦参、槐白皮、野菊花，水煎，含漱，每天3次。

2. 金银花、玄参、生地，水煎，含漱，每天3次。

【预后】

1. 大多数病例呈慢性迁延状态，预后尚好。

2. 少数病例有癌变可能，特别是长期不愈的糜烂型或位于口腔3个危险区域的病损。

【预防】

1. 注意去除口腔局部的刺激因素（如牙结石、残冠、残根、不良修复体等）。

2. 积极治疗全身系统性疾病（如胃肠道疾病、肝炎、糖尿病、甲状腺疾病等）。

3. 保持乐观开朗的精神状态，减轻压力。

4. 勿过劳，勿熬夜，保证充足的睡眠，规律锻炼。

5. 饮食营养丰富，少食辛辣硬烫食物。

6. 定期随访，防止癌变　对于糜烂型，一般2周～1个月复查一次；非糜烂型，1～3个月复查一次。待病情缓解后，一般3～6个月复查一次，若持续稳定，每年复查一次。如果病情复发或变化，应及时就医。

第五节　盘状红斑狼疮

盘状红斑狼疮（discoid lupus erythematosus，DLE）是一种慢性皮肤 - 黏膜结缔组织疾病，以持久性红斑中央萎缩凹陷呈盘状、损害周缘有放射状细短白纹为其特点。该病病因尚未明确，可能与遗传、病毒感染、创伤、紫外线照射、药物等因素有关，属于口腔潜在恶性病变（oral potentially malignant disorders，OPMDs）。患病率约为0.4%～0.5%，好发于20～40岁中青年女性。

【临床特征】

1. 口腔损害好发于下唇，皮肤损害好发于颜面部皮肤。

2. 口腔损害为中心凹陷、边缘微隆的盘状红斑，周围有红晕，外侧围绕放射状细短白纹（图5-5-1，图5-5-2）。

3. 唇红损害有向皮肤蔓延的趋势，唇红与皮肤交界模糊。

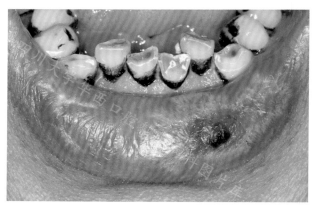

图 5-5-1　盘状红斑狼疮（下唇）
（四川大学华西口腔医学院供图）

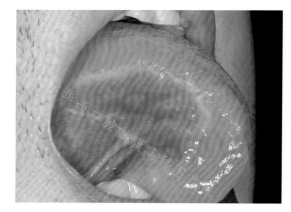

图 5-5-2　盘状红斑狼疮（舌腹）
（四川大学华西口腔医学院供图）

4. 皮肤损害为持久性红斑伴鳞屑，面部可有典型的"蝶形"红斑（图5-5-3）。

5. 若出现糜烂，则有明显的灼痛感。

【诊断要点】

1. 慢性病程，中青年女性多发。

2. 好发于下唇唇红部。

3. 典型损害为由细短白纹围绕的凹陷性红斑，中心多有糜烂。

4. 皮肤红斑损害可作为诊断依据之一。

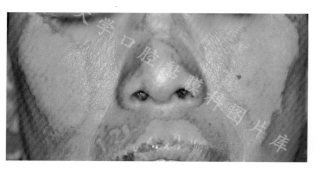

图 5-5-3　盘状红斑狼疮（面部蝶形红斑）
（武汉大学口腔医学院供图）

5. 结合组织病理学检查、血沉、免疫学指标及免疫病理学检查等可确诊。

【鉴别诊断要点】

1. 盘状红斑狼疮与口腔扁平苔藓鉴别要点 详见第五章第四节。

2. 盘状红斑狼疮唇部损害与慢性唇炎鉴别要点

（1）前者红斑周围有放射状细短白纹，后者无。

（2）前者有越过唇红缘向皮肤蔓延趋势，后者无。

（3）前者常有皮肤损害，后者无。

（4）组织病理学及免疫病理学检查有助于进一步鉴别二者。

【治疗要点】

1. 去除刺激因素。

2. 药物治疗。

3. 物理治疗。

4. 健康宣教。

【用药原则】

1. 全身和局部以免疫抑制治疗为主。

2. 局部防治继发感染。

3. 定期随访，防止向重型演变、损毁面容及癌变。

【常用药物】

（一）全身用药

1. 免疫抑制药

（1）羟氯喹（hydroxychloroquine）

（2）沙利度胺（thalidomide）

（3）甲氨蝶呤（methotrexate）

（4）吗替麦考酚酯（mecophenolate mofetil）

（5）硫唑嘌呤（azathioprine）

（6）环磷酰胺（cyclophosphamide）

2. 糖皮质激素

（1）泼尼松（prednisone）

（2）甲泼尼龙（methylprednisolone）

3. 维生素类药

（1）复合维生素 B（compound vitamin B）

（2）维生素 B_6（vitamin B_6）

4. 其他 氨苯砜（dapsone）

（二）局部用药

1. 溶液剂

（1）氯己定溶液（chlorhexidine solution）

（2）复方氯己定溶液（compound chlorhexidine solution）

（3）聚维酮碘溶液（povidone iodine solution）

（4）地塞米松溶液（dexamethasone solution）

2. 糊剂

（1）金霉素倍他米松糊剂（chlortetracycline betamethasone paste）

（2）地塞米松糊剂（dexamethasone paste）

（3）制霉菌素糊剂（nystatin paste）

3. 皮肤制剂

（1）他克莫司软膏（tacrolimus ointment）

（2）丙酸氯倍他索乳膏（clobetasol propionate cream）

（3）复方二氧化钛乳膏（compund titanium dioxide cream）

注：皮肤制剂可酌情用于唇部和面部皮损，勿用于口内病损。

4. 注射剂

（1）醋酸泼尼松龙注射液（prednisolone acetate injection）

（2）曲安奈德注射液（triamcinolone acetonide injection）

（3）复方倍他米松注射液（compound betamethasone injection）

（三）中成药

1. 雷公藤总苷片（tripterygium glycosides tablets）

2. 昆明山海棠片（tripterygium hypoglaucum tablets）

【用药方案举例】

病例 1：盘状红斑狼疮。病情描述：成人，损害局限于唇部，有糜烂结痂，肝肾功能正常。

1. 局部用药　对于这类病例可首选局部用药。

（1）消毒防腐制剂：0.05% 氯己定溶液或复方氯己定溶液，湿敷唇部损害，每天 3 次；也可选 1% 聚维酮碘溶液，湿敷唇部，每天 3 次。

（2）免疫抑制药：用上述溶液湿敷后，0.03% 他克莫司软膏，涂敷唇部损害，勿入口内，第 1、第 2 周，每天 2 次，第 3、第 4 周，每天 1 次，再视病情维持 1~3 周，每天 1 次或隔天 1 次。

（3）糖皮质激素制剂：地塞米松糊剂等含糖皮质激素的口腔制剂。

唇部糜烂顽固不愈者：4% 曲安奈德注射液 1mL，与等量 2% 利多卡因混合，根据糜烂面积大小在病损基底部注射适量混合液，1~2 周 1 次，1~3 次为 1 个疗程。也可选复方倍他米松注射液或醋酸泼尼松龙注射液。

（4）紫外线吸收剂：待糜烂面愈合后可选用 2% 复方二氧化钛乳膏，外出前涂敷唇部，勿入口内，每天 3 次。

2. 全身用药　如果采用上述局部治疗效果不明显，则给予全身用药。

（1）羟氯喹片，一线药物，饭后服，0.1g/ 次，每天 2 次，2~4 周为 1 个疗程。同时给予维生素 B_6 片减轻胃肠道症状，口服，10mg/ 次，每天 3 次。

（2）对羟氯喹反应差或不能耐受者：昆明山海棠片，饭后即刻服，0.5g/ 次，每天 3 次，2~4 周为 1 个疗程；也可选雷公藤总苷片，饭后服，0.5~1mg/（kg·d），分 3 次服用，2~4 周为 1 个疗程。

注意：若对上述全身用药有禁忌证者，仅局部用药；需定期监测使用上述药物所致的不良反应；若糜烂迁延不愈，及时行组织病理学检查。

3. 健康宣教

（1）出门前做好防晒措施，唇部涂敷紫外线吸收剂，勿入口内，在喝水或进食之前用清水清净。

（2）避免吃芹菜、香菜、野菜、羊肉、肉桂等食物。

病例 2：盘状红斑狼疮。病情描述：成人，损害累及唇部及口内黏膜，范围较广泛，有充血糜烂，无皮肤、系统病变，肝肾功能正常。

1. 全身用药

（1）羟氯喹片，对于该类患者为首选药，饭后服，0.1~0.2g/ 次，每天 2 次，2~4 周为 1 个疗程。同时给予维生素 B_6 片减轻胃肠道症状，口服，10mg/ 次，每天 3 次。

（2）对羟氯喹反应差或不能耐受者：雷公藤总苷片，饭后服，0.5～1mg/（kg·d），分3次服用，2～4周为1个疗程；也可选昆明山海棠片，饭后即刻服，0.5g/次，每天3次，2～4周为1个疗程。

（3）对上述药物反应差或不能耐受者：泼尼松片，口服，每天15～25mg，于每晨7点～8点一次性给予一天药量，1～2周为1个疗程。

（4）对上述药物反应差或有禁忌证者：沙利度胺片，睡前顿服，每天50～75mg，每2周剂量减半或间断服用。

注意：需定期监测使用上述各类药物所致的不良反应。

2. 局部用药

（1）消毒防腐制剂：0.05%氯己定溶液或复方氯己定溶液，分别含漱和湿敷唇部损害，每天3次。

（2）免疫抑制药：唇部损害：0.03%他克莫司软膏，涂敷患处，勿入口内，第1周、第2周，每天2次，第3周、第4周，每天1次，再视病情维持1～3周，每天1次或隔天1次。

（3）糖皮质激素：口内损害：金霉素倍他米松糊剂或地塞米松糊剂，涂敷患处，每天3次；也可选其他含糖皮质激素的口腔制剂。

唇部或口内糜烂局限且顽固不愈者：4%曲安奈德注射液1mL，与等量2%利多卡因混合，根据糜烂面积大小在病损基底部注射适量混合液，1～2周1次，1～3次为1个疗程。也可选复方倍他米松注射液或醋酸泼尼松龙注射液。

（4）超声雾化治疗，每天1～2次，共3～6次。

注意：若糜烂迁延不愈，应密切观察，必要时行组织病理学检查。

3. 健康宣教

（1）出门前做好防晒措施，唇部涂敷紫外线吸收剂，勿入口内，在喝水或进食之前用清水清净。

（2）避免吃芹菜、香菜、野菜、羊肉、肉桂等食物。

【家庭简便用药】

川连、冰片各1g，研成细末，麻油调匀，涂敷患处，每天3次。

【预后】

1. 大多数病例发展缓慢，系统损害较少见，预后较好。

2. 少数病例可发展为系统性红斑狼疮，若出现不明因的贫血、发热、肾病、关节痛、白细胞减少等症，应及时转诊风湿免疫科就诊。

3. 有少数盘状红斑狼疮发生癌变的报道。

【预防】

1. 尽量避免日照，外出打遮阳伞或戴遮阳帽，唇部可涂敷紫外线吸收剂。

2. 饮食宜清淡，少食辛辣、海鲜食物，避免吃芹菜、香菜、野菜、羊肉、肉桂等食物。

3. 积极治疗口腔及全身的慢性疾病。

4. 长期服用某些药物者应注意其影响。

5. 寒冷季节注意保暖。

第六节 口腔黏膜下纤维性变

口腔黏膜下纤维性变（oral submucous fibrosis，OSF）是一种慢性、进行性口腔黏膜纤维化疾病，以口腔黏膜纤维条索样损害、口腔功能障碍为其特点，属于口腔潜在恶性病变（oral potentially malignant disorders，OPMDs）。嚼槟榔是该病最主要的致病因素，在咀嚼槟榔的人群中患病率为17.6%～82.7%，发病率约为0.2%～19.5%，20～40岁男性为高发人群，其癌变率为7%～30%。

【临床特征】

1. 好发于颊、软腭、翼下颌韧带、唇、舌等部位。

2. 口腔黏膜呈苍白色,触及瘢痕样纤维条索,可伴水疱、溃疡(图5-6-1)。

3. 有灼痛、进食辛辣刺激食物疼痛加重、味觉减退、口干、唇舌麻木等症状。

4. 严重者可出现口腔黏膜僵硬、张口受限、进食、发音、吞咽困难等功能障碍。

【诊断要点】

1. 嚼槟榔史。

2. 口腔黏膜呈苍白色或灰白色。

3. 触及瘢痕样纤维条索。

4. 口腔黏膜疼痛、僵硬、张口受限。

5. 组织病理学检查可进一步确诊。

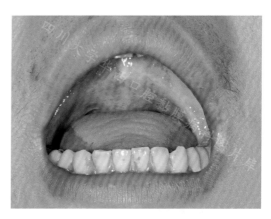

图 5-6-1 口腔黏膜下纤维性变
(四川大学华西口腔医学院供图)

【鉴别诊断要点】

1. 口腔黏膜下纤维性变与口腔白斑病鉴别要点

(1)前者多有嚼槟榔史,后者多有吸烟史。

(2)前者为黏膜广泛发白,后者为局限性乳白色粗糙斑块。

(3)前者可触及瘢痕样纤维条索,后者无。

(4)前者可出现张口受限、吞咽困难,后者无。

(5)结合组织病理学检查有助于鉴别二者。

2. 口腔黏膜下纤维性变与口腔扁平苔藓鉴别要点

(1)前者多有嚼槟榔史,后者无。

(2)前者口腔黏膜僵硬,后者柔软。

(3)前者为口腔黏膜广泛发白,后者为珠光白色斑纹。

(4)前者可出现张口受限、吞咽困难,后者无。

(5)组织病理学检查有助于鉴别二者。

【治疗要点】

1. 戒除嚼槟榔及吸烟习惯。

2. 药物治疗。

3. 手术治疗。

4. 物理治疗。

5. 健康宣教。

【用药原则】

1. 改善微循环障碍及缺血状态。

2. 降解透明质酸基质,促进胶原纤维溶解。

3. 抗氧化治疗。

4. 局部对症治疗。

【常用药物】

(一)全身用药

1. 糖皮质激素 泼尼松(prednisone)

2. 维生素类药

(1)维生素 A(vitamin A)

(2)复合维生素 B(compound vitamin B)

(3)维生素 C(vitamin C)

（4）维生素 E（vitamin E）

（二）局部用药

1. 溶液剂

（1）氯己定溶液（chlorhexidine solution）

（2）复方氯己定溶液（compound chlorhexidine solution）

（3）碳酸氢钠溶液（sodium bicarbonate solution）

（4）复方硼砂溶液（compound borax solution）

（5）聚维酮碘溶液（povidone iodine solution）

2. 糊剂

（1）金霉素倍他米松糊剂（chlortetracycline betamethasone paste）

（2）地塞米松糊剂（dexamethasone paste）

（3）制霉菌素糊剂（nystatin paste）

3. 注射剂

（1）醋酸泼尼松龙注射液（prednisolone acetate injection）

（2）曲安奈德注射液（triamcinolone acetonide injection）

（3）复方倍他米松注射液（compound betamethasone injection）

（三）中成药

复方丹参片、滴丸。

【用药方案举例】

病例 1：口腔黏膜下纤维性变。病情描述：成人，口腔稍有紧绷感，轻微刺激痛症状，无张口、吞咽等功能障碍。

1. 全身用药 戒除嚼槟榔及吸烟嗜好，一般不需全身用药。

2. 局部用药

（1）消毒防腐制剂：0.05% 氯己定溶液或复方氯己定溶液，含漱，每天 3 次；也可选 2%～4% 碳酸氢钠溶液，含漱，每天 3 次。

（2）糖皮质激素制剂：金霉素倍他米松糊剂或地塞米松糊剂，涂敷患处，疼痛较明显时用；也可选其他含糖皮质激素的口腔制剂。

病例 2：口腔黏膜下纤维性变。病情描述：成人，口腔黏膜糜烂疼痛，张口受限，肝肾功能正常。

1. 全身用药

（1）糖皮质激素：泼尼松片，口服，每天 10～15mg，于每晨 7 点～8 点一次性给予一天药量，1～2 周为 1 个疗程；也可选昆明山海棠片，饭后即刻服，0.5g/次，每天 3 次，2～4 周为 1 个疗程；也可选雷公藤总苷片，饭后服，0.5～1mg/（kg·d），分 3 次服用，2～4 周为 1 个疗程。

（2）中成药：可酌情选用复方丹参滴丸，口服，10 粒/次，每天 3 次，1 个月为 1 个疗程。

2. 局部用药

（1）消毒防腐制剂：0.05% 氯己定溶液或复方氯己定溶液，含漱，每天 3 次。

（2）糖皮质激素制剂：金霉素倍他米松糊剂，涂敷患处，每天 3 次；也可选地塞米松糊剂，涂敷患处，每天 3 次。

口内糜烂顽固不愈或张口受限者：4% 曲安奈德注射液 1mL，与等量 2% 利多卡因混合，根据糜烂面积大小在病损基底部或双侧翼下颌韧带前份注射适量混合液，1～2 周 1 次，2～4 次为 1 个疗程。也可选复方倍他米松注射液或醋酸泼尼松龙注射液。

3. 高压氧治疗 每天 1 次，10 次为 1 个疗程。

注意：若糜烂迁延不愈，应及时行组织病理学检查。

4. 健康宣教

（1）戒除嚼槟榔，戒烟，饮食清淡营养。

（2）在医生指导下进行张口练习，改善张口度。

【预后】

1. 大多数病例经正规治疗病情可缓解，但严重者可出现张口受限、吞咽困难等功能障碍。

2. 部分病例可发生癌变，吸烟会增加癌变的危险性。

3. 有的病例可伴口腔白斑病、口腔扁平苔藓等多发性口腔潜在恶性病变，可因区域癌化机制更易发生癌变。

【预防】

1. 戒除嚼槟榔、吸烟嗜好。

2. 及时治疗，定期随访，防止癌变。

3. 清淡饮食，均衡营养，避免辛辣刺激性食物。

4. 养成健康的生活习惯，规律锻炼，增强机体抵抗力。

参 考 文 献

1. 国家药典委员会. 中华人民共和国药典：2020 版［M］. 11 版. 北京：中国医药科技出版社，2020.

2. 国家药典委员会. 中华人民共和国药典临床用药须知：2015 版［M］. 北京：中国医药科技出版社，2015.

3. 陈新谦，金有豫，汤光. 陈新谦新编药物学［M］. 18 版. 北京：人民卫生出版社，2018.

4. 中华口腔医学会口腔黏膜病学专业委员会，中华口腔医学会中西医结合专业委员会. 口腔扁平苔藓诊疗指南（修订版）［J］. 中华口腔医学杂志. 2022；57（2）：115-121.

5. IOANNIDES D, VAKIRLIS E, KEMENY L, et al. European S1 guidelines on the management of lichen planus：a cooperation of the European Dermatology Forum with the European Academy of Dermatology and Venereology［J］. J Eur Acad Dermatol Venereol.2020；34（7）：149-155.

6. SOLIMANI F, FORCHHAMMER S, SCHLOEGL A, et al. Lichen planus-a clinical guide. J Dtsch Dermatol Ges. 2021；19（6）：864-882.

7. MU J, ZENG Q, WU F, et al. Refractory oral lichen planus：A definition employing statistical analysis. Oral Dis.2022；28（8）：2172-2174.

8. 中华医学会皮肤性病学分会红斑狼疮研究中心. 皮肤型红斑狼疮诊疗指南（2019 版）［J］. 中华皮肤科杂志.2019；52（3）：149-155.

9. JONES A, VEALE B, LI T, et al. Interventions for managing oral submucous fibrosis. Cochrane Database Syst Rev. 2024；2（2）：CD007156.

第六章　唇舌疾病的药物治疗

第一节　光化性唇炎

光化性唇炎(actinic cheilitis)又称日光性唇炎(solar cheilitis),是因对日光中紫外线过敏所致,症状轻重与个体对日光的敏感程度、光线强弱、照射时间长短、光照范围有关。反复持久的日光暴晒、食用影响卟啉代谢而增强日光敏感性的蔬菜、药物以及患有肝病等均可诱发该病。该病有明显季节性,多见于务农、建筑等户外工作者和50岁以上男性。

【临床特征】

1. 多见于下唇。

2. **急性光化性唇炎**　起病急,发作前常有暴晒史,唇红部充血、糜烂、结痂(图6-1-1)。

3. **慢性光化性唇炎**　隐匿发病或由急性演变而来,唇部干燥、灼热、疼痛等,长期迁延不愈者,可演变成光化性白斑,有癌变危险(图6-1-2)。

4. 慢性光化性唇炎可并发皮肤的日光性湿疹。

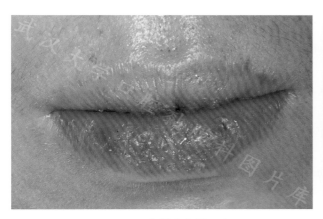

图6-1-1　急性光化性唇炎
(武汉大学口腔医学院供图)

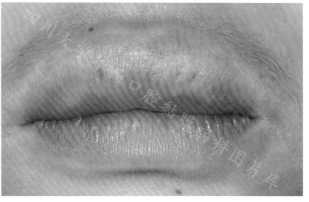

图6-1-2　慢性光化性唇炎
(四川大学华西口腔医学院供图)

【诊断要点】

1. 明确的日光照射史。

2. 唇部的急性或慢性炎症表现。

3. 结合组织病理学检查有助于诊断。

【鉴别诊断要点】

急性光化性唇炎与唇部盘状红斑狼疮鉴别要点

1. 前者糜烂面较广泛,后者较局限。

2. 前者损害不超过唇红缘,后者可超出唇红缘波及皮肤。

3. 前者病损区周围无明显白纹,后者周缘有放射状细短白纹。

4. 前者无皮肤损害，后者可有。

【治疗要点】

1. 避免日光照射，停用可疑药物或食物。

2. 药物治疗。

3. 物理治疗。

【用药原则】

1. 以局部用药为主，消炎，止痛，促愈合。

2. 全身用药以增强机体对紫外线的耐受性为目的。

【常用药物】

（一）全身用药

1. 糖皮质激素及免疫抑制药

（1）泼尼松（prednisone）

（2）羟氯喹（hydroxychloroquine）

2. 维生素类药

（1）维生素 B_2（vitamin B_2）

（2）维生素 B_6（vitamin B_6）

（3）烟酰胺（nicotinamide）

（4）复合维生素 B（compound vitamin B）

（5）维生素 C（vitamin C）

（二）局部用药

1. 溶液剂

（1）氯己定溶液（chlorhexidine solution）

（2）复方氯己定溶液（compound chlorhexidine solution）

（3）复方硼砂溶液（compound borax solution）

（4）依沙吖啶溶液（ethacridine solution）

（5）呋喃西林溶液（nitrofurazone solution）

（6）地塞米松溶液（dexamethasone solution）

2. 糊剂

（1）金霉素倍他米松糊剂（chlortetracycline betamethasone paste）

（2）地塞米松糊剂（dexamethasone paste）

（3）金霉素甘油糊剂（chlortetracycline glycerol paste）

3. 注射剂

（1）醋酸泼尼松龙注射液（prednisolone acetate injection）

（2）曲安奈德注射液（triamcinolone acetonide injection）

（3）复方倍他米松注射液（compound betamethasone injection）

4. 皮肤制剂

（1）复方二氧化钛软膏（compund titanium dioxide cream）

（2）氧化锌软膏（zinc oxide ointment）

注：皮肤制剂可酌情用于唇部病损，勿用于口内病损。

（三）中成药

1. 雷公藤总苷片（tripterygium glycosides tablets）

2. 昆明山海棠片（tripterygii hypoglauci tablets）

【用药方案举例】

病例：急性光化性唇炎。病情描述：成人，下唇充血、糜烂较严重，全身常规体检正常。

1. 全身用药

（1）免疫抑制药：羟氯喹片，口服，0.1g/次，每天2次，2～4周为1个疗程。

（2）糖皮质激素：对羟氯喹反应差或有禁忌证者，可酌情选用泼尼松片，口服，每天10～20mg，于每晨7点～8点一次性给予一天药量，共服1～2周。

也可选具有免疫抑制作用的中成药，昆明山海棠片，饭后即刻服，0.5g/次，每天3次，2周为1个疗程；也可选雷公藤总苷片，饭后服，0.3～0.5mg/（kg·d），分3次服用，2周为1个疗程。同时给予维生素B_6片减轻胃肠道症状，口服，10mg/次，每天3次。

注意：定期监测使用上述药物所致的不良反应。

2. 局部用药

（1）消毒防腐制剂：0.05%氯己定溶液或复方氯己定溶液，湿敷唇部，每天3次；也可选复方硼砂溶液：1∶5稀释，湿敷唇部，每天3次；也可选0.1%依沙吖啶溶液，湿敷唇部，每天3次。

（2）糖皮质激素制剂：0.01%地塞米松溶液，湿敷唇部，每天3次；也可选金霉素倍他米松糊剂或地塞米松糊剂，涂敷唇部，每天3次。

糜烂面局限、顽固不愈者：4%曲安奈德注射液1mL，与等量2%利多卡因混合，根据糜烂面积大小在病损基底部注射适量混合液，1～2周1次，共1～2次。也可选复方倍他米松注射液或醋酸泼尼松龙注射液。

（3）避光制剂：待糜烂面愈合后，可选用复方二氧化钛软膏，外出前用，涂敷唇部，勿入口内。

【家庭简便用药】

1. 唇部渗出明显时，0.9%生理盐水湿敷，每天3次。

2. 银花15g，甘草10g，水煎，湿敷唇部，每天3次。

3. 孩儿茶15g，水煎，湿敷唇部，每天3次。

4. 唇部干燥开裂时，可用清甘油或橄榄油薄层涂敷。

【预后】

1. 大多数病例经过及时、恰当的治疗，可逐渐愈合，预后良好。

2. 反复持久的日照或伴继发感染，则易反复发作，迁延不愈。

3. 个别病例有癌变风险，应及时行组织病理学检查。

【预防】

1. 该病有癌变危险，应做到早诊断、早治疗。

2. 避免日光暴晒，户外活动时要采取防晒措施，如打遮阳伞、戴遮阳帽或口罩，唇部涂敷避光软膏等。

3. 对光敏感者少食含卟啉多的食物，如菠菜、油菜、野菜等。

4. 停用可使卟啉代谢紊乱的药物，如氯丙嗪、当归等。

5. 积极治疗肝病，纠正卟啉代谢异常。

6. 改正舔唇、撕唇部皮屑等不良习惯。

第二节 慢性非特异性唇炎

慢性非特异性唇炎又称慢性唇炎（chronic cheilitis），病因不明，可能与物理、化学刺激、精神因素、舔唇等不良习惯有关。

【临床特征】

1. 慢性病程,病情时轻时重。

2. **慢性脱屑性唇炎** 唇红部干燥、皲裂、脱屑(图6-2-1)。

3. **慢性糜烂性唇炎** 唇红部糜烂、渗出、结痂(图6-2-2)。

4. 有干燥、疼痛、轻度瘙痒等症状。

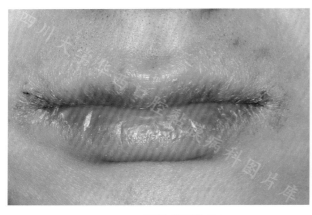

图6-2-1 慢性脱屑性唇炎
(四川大学华西口腔医学院供图)

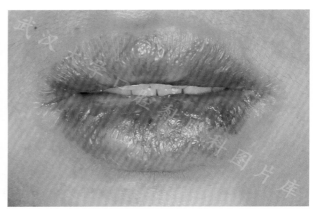

图6-2-2 慢性糜烂性唇炎
(武汉大学口腔医学院供图)

【诊断要点】

1. 慢性病程。

2. 唇部的临床表现。

3. 排除各种特异性唇炎。

【鉴别诊断要点】

1. **慢性脱屑性唇炎与念珠菌性唇炎鉴别要点**

(1)前者病因不明,后者是由念珠菌感染引起。

(2)前者病损局限于唇红部,后者常伴念珠菌性口炎、口角炎。

(3)前者采用糖皮质激素治疗有效,后者采用抗真菌药治疗有效。

2. **慢性糜烂性唇炎与唇部盘状红斑狼疮鉴别要点**

(1)前者是非特异性炎性疾病,后者是自身免疫性疾病。

(2)前者糜烂较广泛,后者下唇好发,糜烂可较局限。

(3)前者无皮肤损害,后者可有皮损。

【治疗要点】

1. 去除刺激因素。

2. 药物治疗。

3. 物理治疗。

4. 心理疏导。

【用药原则】

1. 以局部对症治疗为主。

2. 全身可给予抗炎、抗过敏药物。

【常用药物】

(一)全身用药

1. **糖皮质激素** 泼尼松(prednisone)

2. **抗组胺药**

(1)氯雷他定(loratadine)

（2）氯苯那敏（chlorphenamine）

（3）西替利嗪（cetirizine）

（4）曲普利啶（triprolidinge）

（5）氯马斯汀（clemastine）

（6）依巴斯汀（ebastine）

3. **维生素及微量元素类药**

（1）维生素 A（vitamin A）

（2）维生素 B_2（vitamin B_2）

（3）复合维生素 B（compound vitamin B）

（4）维生素 C（vitamin C）

（5）维生素 E（vitamin E）

（6）多维元素（vitamins with minerals）

（二）局部用药

1. **溶液剂**

（1）氯己定溶液（chlorhexidine solution）

（2）复方氯己定溶液（compound chlorhexidine solution）

（3）复方硼砂溶液（compound borax solution）

（4）依沙吖啶溶液（ethacridine solution）

（5）呋喃西林溶液（nitrofurazone solution）

（6）地塞米松溶液（dexamethasone solution）

2. **糊剂**

（1）金霉素倍他米松糊剂（chlortetracycline betamethasone paste）

（2）地塞米松糊剂（dexamethasone paste）

（3）金霉素甘油糊剂（chlortetracycline glycerol paste）

3. **注射剂**

（1）醋酸泼尼松龙注射液（prednisolone acetate injection）

（2）曲安奈德注射液（triamcinolone acetonide injection）

（3）复方倍他米松注射液（compound betamethasone injection）

4. **皮肤制剂**

（1）他克莫司软膏（tacrolimus ointment）

（2）氟轻松软膏（fluocinonid ointment）

（3）丙酸氯倍他索软膏（clobetasol propionate ointment）

（4）糠酸莫米松乳膏（mometasone furoate cream）

（5）复方酮康唑软膏（compound ketoconazole ointment）

（6）咪康唑软膏（miconazole ointment）

（7）曲安奈德益康唑乳膏（triamcinolone acetonide and econazole cream）

注：皮肤制剂可酌情用于唇部病损，勿用于口内病损。

（三）中成药

1. **雷公藤总苷片**（tripterygium glycosides tablets）

2. **昆明山海棠片**（tripterygium hypoglaucum tablets）

3. **防风通圣丸**

【用药方案举例】

病例1：慢性脱屑性唇炎。病情描述：成人，全身常规体检基本正常。

1. **全身用药**　一般不需全身用药。

2. **局部用药**

（1）消毒防腐制剂：0.05%氯己定溶液或复方氯己定溶液，湿敷唇部，每天3次；也可选复方硼砂溶液，1∶5稀释，湿敷唇部，每天3次；也可选依沙吖啶溶液或呋喃西林溶液。

（2）糖皮质激素或免疫抑制药：0.03%他克莫司软膏，涂敷唇部，第1、第2周，每天2次，第3、第4周，每天1次，然后视情况每天1次或隔天1次维持；也可选氟轻松软膏，涂敷唇部，每天1~2次，勿入口内；也可选其他含糖皮质激素制剂。

（3）抗真菌制剂：若伴念珠菌感染，可选复方酮康唑软膏或咪康唑软膏，涂敷唇部，每天3次，勿入口内。

（4）保湿制剂：清甘油，涂敷唇部，唇部干燥时用。

3. **低能量激光疗法**　（图6-2-3）。

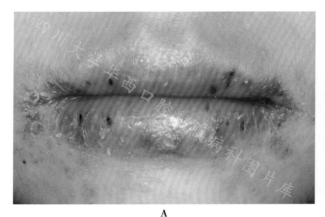 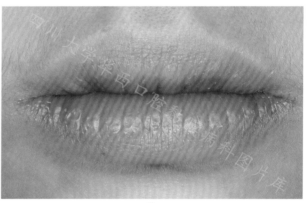

图6-2-3　慢性脱屑性唇炎
A.治疗前　B.治疗2周后
（四川大学华西口腔医学院供图）

病例2：慢性糜烂性唇炎。病情描述：成人，全身常规体检正常。

1. **全身用药**

（1）糖皮质激素：若唇部糜烂渗出较明显者，可酌情给予小剂量短疗程泼尼松片，口服，每天10~15mg，于每晨7点~8点一次性给予一天药量，共服5~7天。

（2）具有免疫抑制作用的中成药：有糖皮质激素禁忌证或反应较差者可酌情选用昆明山海棠片，饭后即刻服，0.5g/次，每天3次，2周为1个疗程；也可选雷公藤总苷片，饭后服，0.3~0.5mg/（kg·d），分3次服用，2周为1个疗程。同时给予维生素B$_6$片减轻胃肠道症状，口服，10mg/次，每天3次。

注意：定期监测使用上述药物所致的不良反应。

（3）中成药：可酌情给予防风通圣丸，口服，6g/次，每天2次。

2. **局部用药**

（1）消毒防腐制剂：0.05%氯己定溶液或复方氯己定溶液，湿敷唇部，每天3次；也可选复方硼砂溶液：1∶5稀释，湿敷唇部，每天3次；也可选依沙吖啶溶液或呋喃西林溶液。

（2）糖皮质激素制剂：0.01%地塞米松溶液，湿敷唇部，每天3次。也可选金霉素倍他米松糊剂或地塞米松糊剂，涂敷唇部，每天3次。

糜烂面局限、顽固不愈者：4%曲安奈德注射液1mL，与等量2%利多卡因混合，根据糜烂面积大小在病损基底部注射适量混合液,1~2周1次,共1~2次。也可选复方倍他米松注射液或醋酸泼尼松龙注射液。

(3)若转成慢性损害,0.03%他克莫司软膏,涂敷唇部,第1周每天3次,第2周每天2次,第3、第4周每天1次,然后每天1次或隔天1次维持1~2周;也可选艾洛松乳膏或氟轻松软膏,涂敷唇部,每天1~2次,勿入口内;也可选其他含糖皮质激素制剂(图6-2-4)。

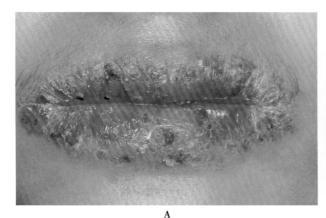
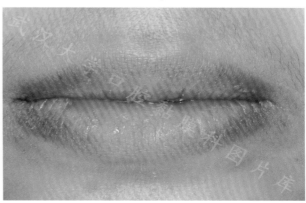

A   B

图6-2-4 慢性糜烂性唇炎
A.治疗前 B.治疗2周后
(武汉大学口腔医学院供图)

【家庭简便用药】
1. 用清甘油或橄榄油保持唇部湿润。
2. 银花15g,甘草10g,水煎,湿敷唇部,每天3次。
3. 孩儿茶15g,水煎,湿敷唇部,每天3次。

【预后】
1. 大多数病例经过及时合理的治疗,可逐渐缓解。
2. 若继发感染,则病情迁延不愈。

【预防】
1. 对于唇部反复干燥脱屑的患者,要注意保持唇部湿润。
2. 纠正舔唇、咬唇、撕唇部皮屑等不良习惯。
3. 尽量减少唇部暴露在烈日、风沙等不良环境中。
4. 均衡饮食营养,不偏食,不节食,少食辛辣食物。
5. 勿用劣质唇部化妆品。

第三节 腺性唇炎

腺性唇炎(cheilitis glandularis)是一种以唇部小唾液腺明显增生为特征的慢性唇炎,病因尚不明确,可能与遗传、外伤、吸烟、口腔卫生、情绪等因素相关。好发于中年人,个别病情严重、长期不愈者有发生癌变的危险。

【临床特征】
1. 唇部弥漫性肥厚、肿大,唇内侧有大量针尖大小的颗粒状突起,挤压有"露珠状"黏液滴溢出(图6-3-1,图6-3-2)。
2. 若继发感染,唇部可出现溃疡、脓性分泌物、结痂。
3. 个别病例反复肿胀可引起深部感染,出现瘘管、糜烂等,愈合后留有瘢痕,还可能有癌变风险。

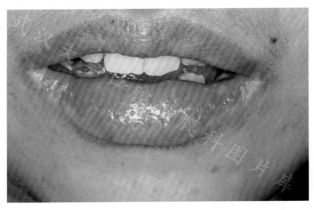

图 6-3-1　腺性唇炎
（武汉大学口腔医学院供图）

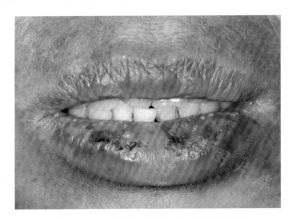

图 6-3-2　腺性唇炎（下唇黏液分泌）
（武汉大学口腔医学院供图）

【诊断要点】

1. 根据病史和临床表现即可作出初步诊断。

2. 结合组织病理学检查有助于确诊以及排除是否癌变。

【鉴别诊断要点】

1. 腺性唇炎与肉芽肿性唇炎、良性淋巴组织增生性唇炎鉴别要点（表 6-3-1）

表 6-3-1　腺性唇炎、肉芽肿性唇炎、良性淋巴组织增生性唇炎鉴别要点

	腺性唇炎	肉芽肿性唇炎	良性淋巴组织增生性唇炎
性别年龄	中年	青壮年	年轻女性
临床表现	唇肿 唇内侧可见针头大小颗粒状突起，挤压见黏液滴	巨唇 肿胀不易消退，无糜烂、渗出	唇肿、渗出 伴阵发性剧烈瘙痒
病理特点	小黏液腺体明显增生	非干酪化类上皮细胞肉芽肿	上皮下结缔组织中见大量淋巴细胞浸润，形成淋巴滤泡样结构

2. 腺性唇炎与黏液性囊肿鉴别要点

（1）前者唇内侧大量针尖大小颗粒状突起，后者常单发，呈半透明状小疱，周界清晰，突出于黏膜表面。

（2）前者唇部肿胀、上下唇粘连，后者无。

（3）前者进食后无变化，后者进食后疱状损害肿胀明显，进食一段时间后能自行消退，但易复发。

【治疗要点】

1. 药物治疗。

2. 物理治疗。

3. 手术治疗。

【用药原则】

1. 以局部治疗为主。

2. 定期随访观察，防止癌变。

【常用药物】

（一）全身用药

尚无明确有效的药物。

（二）局部用药

1. 溶液剂

（1）氯己定溶液（chlorhexidine solution）

（2）复方氯己定溶液（compound chlorhexidine solution）

（3）复方硼砂溶液（compound borax solution）

（4）依沙吖啶溶液（ethacridine solution）

（5）呋喃西林溶液（nitrofurazone solution）

2. 糊剂

（1）金霉素倍他米松糊剂（chlortetracycline betamethasone paste）

（2）地塞米松糊剂（dexamethasone paste）

（3）金霉素甘油糊剂（chlortetracycline glycerol paste）

3. 皮肤制剂

（1）他克莫司软膏（tacrolimus ointment）

（2）氟轻松软膏（fluocinonid ointment）

（3）丙酸氯倍他索软膏（clobetasol propionate ointment）

（4）糠酸莫米松乳膏（mometasone furoate cream）

注：皮肤制剂可酌情用于唇部病损，勿用于口内病损。

4. 注射剂

（1）醋酸泼尼松龙注射液（prednisolone acetate injection）

（2）曲安奈德注射液（triamcinolone acetonide injection）

（3）复方倍他米松注射液（compound betamethasone injection）

【用药方案举例】

病例：腺性唇炎。病情描述：成人，全身常规体检正常。

1. **全身用药**　一般不需全身用药，若发生继发感染，可酌情选用抗菌类药。

2. **局部用药**

（1）消毒防腐制剂：0.05% 氯己定溶液或复方氯己定溶液，湿敷唇部，每天 3 次；也可选复方硼砂溶液，1∶5 稀释，湿敷唇部，每天 3 次；也可选依沙吖啶溶液或呋喃西林溶液。

（2）糖皮质激素或免疫抑制药：金霉素倍他米松糊剂或地塞米松糊剂，涂敷唇部，每天 3 次；也可选 0.03% 他克莫司软膏或氟轻松软膏或艾洛松乳膏，涂敷唇部，每天 1～2 次，勿入口内。

唇部肿胀，病情顽固者：4% 曲安奈德注射液 1mL，与等量 2% 利多卡因混合，根据唇部病损面积大小在病损基底部注射适量混合液，1～2 周 1 次，共 1～2 次。也可选复方倍他米松注射液或醋酸泼尼松龙注射液。

注意：病情严重、经久不愈者，应及时行组织病理学检查。

3. **手术治疗**　若唇部肿胀明显，在控制炎症的前提下，可酌情行手术整形。

【预后】

1. 大多数病例慢性迁延，久治不愈。

2. 有的病例唇部肿胀严重，影响美观，可考虑手术整形。

3. 个别严重病例可发生癌变，应尽早行组织病理学检查。

【预防】

1. 去除可疑的局部刺激因素，如吸烟、牙膏、含漱剂等。

2. 注意口腔卫生。

3. 及时治疗唇部炎症。

4. 定期随访，防止癌变。

第四节　良性淋巴组织增生性唇炎

良性淋巴组织增生性唇炎（cheilitis of benign lympholasis）又称淋巴滤泡性唇炎（follicular cheilitis），以唇部糜烂、渗出伴阵发性剧烈瘙痒为其特点。该病病因不明，以中青年女性多见。

【临床特征】

1. 病损多较局限，好发于下唇唇红正中部位。
2. 唇红肿胀伴糜烂、渗出、结痂。
3. 反复发作的阵发性剧烈瘙痒。
4. 还可发生在颊、舌等口内黏膜，可伴皮肤结节样病损。

【诊断要点】

1. 根据病史和临床表现即可作出初步诊断。
2. 组织病理学检查发现结缔组织中有淋巴滤泡样结构。

【鉴别诊断要点】

良性淋巴组织增生性唇炎与腺性唇炎、肉芽肿性唇炎鉴别要点　详见第六章第三节。

【治疗要点】

1. 药物治疗。
2. 物理治疗。
3. 放射治疗。

【用药原则】

1. 以局部治疗为主，一般不需全身用药。
2. 使用避光制剂，避免日光暴晒。

【常用药物】

（一）全身用药

尚无明确有效的药物。

（二）局部用药

1. 溶液剂

（1）氯己定溶液（chlorhexidine solution）

（2）复方氯己定溶液（compound chlorhexidine solution）

（3）复方硼砂溶液（compound borax solution）

（4）依沙吖啶溶液（ethacridine solution）

（5）呋喃西林溶液（nitrofurazone solution）

（6）地塞米松溶液（dexamethasone solution）

2. 糊剂

（1）金霉素倍他米松糊剂（chlortetracycline betamethasone paste）

（2）地塞米松糊剂（dexamethasone paste）

（3）金霉素甘油糊剂（chlortetracycline glycerol paste）

3. 皮肤制剂

（1）他克莫司软膏（tacrolimus ointment）

（2）氟轻松软膏（fluocinonid ointment）

（3）丙酸氯倍他索软膏（clobetasol propionate ointment）

（4）糠酸莫米松乳膏（mometasone furoate cream）

注：皮肤制剂可酌情用于唇部病损，勿用于口内病损。

4. 注射剂

（1）醋酸泼尼松龙注射液（prednisolone acetate injection）

（2）曲安奈德注射液（triamcinolone acetonide injection）

（3）复方倍他米松注射液（compound betamethasone injection）

【用药方案举例】

病例：良性淋巴组织增生性唇炎。病情描述：成人，全身常规体检正常。

1. **全身用药**　一般不需全身用药。

2. **局部用药**

（1）消毒防腐制剂：0.05% 氯己定溶液或复方氯己定溶液，湿敷唇部，每天 3 次；也可选 0.1% 依沙吖啶溶液，湿敷唇部，每天 3 次。

（2）糖皮质激素制剂：0.01% 地塞米松溶液，湿敷唇部，每天 3 次；也可选金霉素倍他米松糊剂或地塞米松糊剂，涂敷唇部，每天 3 次。

糜烂局限，病情顽固者：4% 曲安奈德注射液 1mL，与等量 2% 利多卡因混合，根据唇部病损面积大小在病损基底部注射适量混合液，1～2 周 1 次，共 1～2 次。也可选复方倍他米松注射液或醋酸泼尼松龙注射液。

3. **放射治疗**　可试用放射性同位素 ^{32}P 贴敷。

【预后】

1. 该病慢性迁延，久治不愈。

2. 若损害反复发作，可致唇红组织增生，影响美观。

3. 有的病例组织病理学伴有上皮异常增生，则有癌变风险。

【预防】

1. 避免日光暴晒，户外活动时要采取防晒措施，如打遮阳伞、戴遮光帽、口罩，唇部涂敷避光软膏等。

2. 均衡饮食营养，规律锻炼，提高机体抵抗力。

3. 定期随访观察，防止癌变。

第五节　肉芽肿性唇炎

肉芽肿性唇炎（granulomatosa cheilitis）是以唇部反复弥漫性肥厚肿胀为主要特点的疾病，有学者认为是梅 - 罗综合征的单症状型。该病病程较长，病因不明，可能与细菌或病毒感染、过敏、遗传等因素有关。青壮年患者多见。

【临床特征】

1. 起病隐匿，进程缓慢，无明显唇部创伤或感染史。

2. 有肿胀感，无明显疼痛、瘙痒感。

3. 唇部反复肿胀，不能恢复正常形态，可形成巨唇。

4. 肿胀区唇红黏膜颜色正常，扪有垫褥感，无凹陷性水肿（图 6-5-1）。

5. 面部其他部位也可出现肿胀，如颏部、双颊等。

6. 若同时伴面瘫、裂纹舌则可能是梅 - 罗综合征。

【诊断要点】

1. 口唇弥漫性反复肿胀，肿胀不能完全消退。

2. 扪诊有垫褥感。

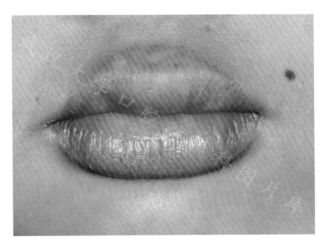

图 6-5-1　肉芽肿性唇炎
（武汉大学口腔医学院供图）

3. 组织病理学检查发现非干酪化类上皮细胞肉芽肿。

【鉴别诊断要点】

肉芽肿性唇炎与血管性水肿鉴别要点

（1）前者病因不明，后者属于变态反应性疾病。

（2）前者发病缓慢，后者起病迅速。

（3）前者唇肿不能完全消退，后者在消除致敏原后可完全消退。

【治疗要点】

1. 去除可能的诱因。

2. 药物治疗。

3. 物理治疗。

4. 手术治疗。

【用药原则】

1. 全身抗过敏、抗炎治疗，减少复发。

2. 局部对症治疗，缓解炎症和肿胀程度。

【常用药物】

（一）全身用药

1. 糖皮质激素

（1）泼尼松（prednisone）

（2）甲泼尼龙（methylprednisolone）

2. 免疫抑制药

（1）羟氯喹（hydroxychloroquine）

（2）沙利度胺（thalidomide）

3. 抗组胺药

（1）氯雷他定（loratadine）

（2）氯苯那敏（chlorphenamine）

（3）西替利嗪（cetirizine）

（4）曲普利啶（triprolidinge）

（5）氯马斯汀（clemastine）

（6）依巴斯汀（ebastine）

4. 其他

（1）氯法齐明（clofazimine）

（2）氨苯砜（dapsone）

（二）局部用药

1. 皮肤制剂

（1）他克莫司软膏（tacrolimus ointment）

（2）氟轻松软膏（fluocinonid ointment）

（3）丙酸氯倍他索软膏（clobetasol propionate ointment）

（4）糠酸莫米松乳膏（mometasone furoate cream）

注：皮肤制剂可酌情用于唇部病损，勿用于口内病损。

2. 注射剂

（1）醋酸泼尼松龙注射液（prednisolone acetate injection）

（2）曲安奈德注射液（triamcinolone acetonide injection）

（3）复方倍他米松注射液（compound betamethasone injection）

（三）中成药

1. 雷公藤总苷片（tripterygium glycosides tablets）

2. 昆明山海棠片（tripterygium hypoglaucum tablets）

【用药方案举例】

病例：肉芽肿性唇炎。病情描述：成人，全身常规体检基本正常。

1. 全身用药

（1）糖皮质激素：对局部治疗反应差者，可酌情选用泼尼松片，口服，每天 10～20mg，于每晨 7 点～8 点一次性给予一天药量，服 1～2 周。

（2）免疫抑制药：有糖皮质激素禁忌证或反应差者可酌情选用羟氯喹片，口服，0.1g/次，每天 2 次，2～4 周为 1 个疗程；也可选沙利度胺片，睡前顿服，每天 50～75mg，病情控制后减量维持，2～4 周为 1 个疗程。

也可选具有免疫抑制作用的中成药，昆明山海棠片，饭后即刻服，0.5g/次，每天 3 次，2～4 周为 1 个疗程；也可选雷公藤总苷片，饭后服，0.3～0.5mg/(kg·d)，分 3 次服用，2～4 周为 1 个疗程。病情控制后可减量或间歇服药。同时给予维生素 B_6 片减轻胃肠道症状，口服，10mg/次，每天 3 次。

注意：定期监测使用上述药物所致的不良反应。

（3）抗组胺药：西替利嗪片，口服，10mg/次，每天 1 次；也可选曲普利啶胶囊，口服，5mg/次，每天 2 次。

2. 局部用药

（1）唇部肿胀明显、顽固者：4% 曲安奈德注射液 1mL，与等量 2% 利多卡因混合，根据唇部肿胀程度在病损基底部注射适量混合液，1～2 周 1 次，2～3 次为 1 个疗程。

（2）唇部皲裂者：0.05% 氯己定溶液或复方氯己定溶液，湿敷唇部，每天 3 次；配合使用 0.03% 他克莫司软膏或艾洛松乳膏，涂敷唇部，每天 3 次，勿入口内。

3. 手术治疗 若唇部肿胀明显，在控制炎症的前提下，可酌情行手术整形。

【预后】

1. 该病慢性迁延，久治不愈。

2. 反复发作后可形成巨唇，影响唇部美观和患者情绪。

【预防】

1. 注意口腔卫生，及时治疗口腔慢性病灶。

2. 去除可疑的局部刺激因素，如烟、酒、牙膏、含漱剂等。

3. 均衡饮食营养，勿过劳，减轻精神压力。

第六节 口 角 炎

口角炎（angular cheilitis）是指发生于上下唇两侧联合处口角区的炎症总称，可发生于单侧或双侧。根据病因可分为营养不良性、感染性和创伤性三类，各类口角炎临床表现相似，以口角糜烂、结痂为主要特点。该病好发于儿童或老年人。

【临床特征】

1. 单侧或双侧口角皲裂、渗出、糜烂、结痂，严重时可引起张口受限。

2. 由核黄素缺乏引起的口角炎，可伴唇炎、舌炎、脂溢性皮炎等（图 6-6-1）。

3. 由糖尿病、贫血、免疫功能低下等全身因素引起的口角炎，还可有相应的全身症状。

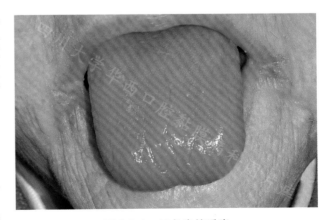

图 6-6-1 口角炎伴舌炎
（四川大学华西口腔医学院供图）

4. 伴细菌感染者,常覆盖黄色痂皮。

5. 伴真菌感染者,双侧口角湿白糜烂。

6. 创伤性口角炎有明确的创伤史,创口新鲜,疼痛明显。

【诊断要点】

1. 根据病史和临床表现可作出初步诊断。

2. 结合实验室检测可辅助诊断。

【鉴别诊断】

各类口角炎鉴别要点(表6-6-1)

表6-6-1　各型口角炎鉴别要点

	临床特征	实验室检查
营养不良性口角炎	双侧口角湿白糜烂 可伴唇炎、舌炎、脂溢性皮炎	维生素水平检测
感染性口角炎	单侧或双侧口角糜烂结痂 有感染性疾病的其他相应症状	细菌培养、念珠菌培养或椅旁直接镜检
创伤性口角炎	单侧糜烂 有创伤史或不良习惯史	无

【治疗要点】

1. 去除局部刺激因素。

2. 药物治疗。

3. 系统性疾病的治疗。

【用药原则】

1. 全身对因治疗,补充维生素,增强机体抵抗力。

2. 局部对症治疗,消炎、止痛,促进病损愈合。

【常用药物】

(一)全身用药

1. 维生素及微量元素类药

(1)维生素 B$_2$(vitamin B$_2$)

(2)复合维生素 B(compound vitamin B)

(3)维生素 C(vitamin C)

(4)叶酸(folic acid)

(5)烟酰胺(nicotinamide)

(6)多维元素(vitamins with minerals)

2. 抗菌药

(1)阿莫西林(amoxicillin)

(2)头孢拉定(cefradine)

(3)红霉素(erythromycin)

(4)阿奇霉素(azitromycin)

(5)林可霉素(lincomycin)

3. 抗真菌药

(1)氟康唑(fluconazole)

(2)伊曲康唑(itraconazole)

4. 抗病毒药

（1）阿昔洛韦（aciclovir）

（2）伐昔洛韦（valaciclovir）

（3）泛昔洛韦（famciclovir）

（4）喷昔洛韦（penciclovir）

5. 免疫增强药

（1）胸腺肽（thymosin）

（2）转移因子（transfer factor）

（3）云芝糖肽（PSP-posaverptide）

（二）局部用药

1. 溶液剂

（1）氯己定溶液（chlorhexidine solution）

（2）复方氯己定溶液（compound chlorhexidine solution）

（3）碳酸氢钠溶液（sodium bicarbonate solution）

（4）复方硼砂溶液（compound borax solution）

（5）呋喃西林溶液（nitrofurazone solution）

2. 糊剂

（1）金霉素倍他米松糊剂（chlortetracycline betamethasone paste）

（2）地塞米松糊剂（dexamethasone paste）

（3）金霉素甘油糊剂（chlortetracycline glycerol paste）

（4）制霉菌素糊剂（nystatin paste）

3. 皮肤制剂

（1）复方酮康唑软膏（ketoconazole ointment）

（2）复方咪康唑软膏（compound miconazole ointment）

（3）曲安奈德益康唑乳膏（triamcinolone acetonide and econazole cream）

（4）阿昔洛韦软膏（aciclovir ointment）

注：皮肤制剂可酌情用于唇部病损，勿用于口内病损。

【用药方案举例】

病例：口角炎。病情描述：成人，全身常规体检正常。

1. 全身用药

（1）营养不良者：维生素 B_2 片，口服，10mg/ 次，每天 3 次；配合复合维生素 B 片，口服，2 片 / 次，每天 3 次；维生素 C 片，口服，100mg/ 次，每天 3 次。

（2）体质较差或免疫功能低下者：胸腺肽肠溶片，口服，20mg/ 次，每天 1 次。也可选转移因子、云芝糖肽等。

2. 局部用药

（1）消毒防腐制剂：0.05% 氯己定溶液或复方氯己定溶液，湿敷口角，每天 3 次；也可选复方硼砂溶液，1∶5 稀释，湿敷口角，每天 3 次。

（2）若伴细菌感染：5% 金霉素甘油糊剂，涂敷口角，每天 3 次。

（3）若伴真菌感染：2%～4% 碳酸氢钠溶液，湿敷或清洗口角，每天 3 次；复方酮康唑软膏，涂敷口角，每天 3 次，勿入口内；也可选制霉菌素糊剂，涂敷口角，每天 3 次。

（4）保湿制剂：30% 清甘油，涂敷口角，口角干燥时用。

【家庭简便用药】

1. 鲜马齿苋取汁,涂敷口角,每天 3 次。

2. 芦根、防风、荷叶适量,水煎,湿敷口角,每天 3 次。

【预后】

该病预后一般良好。

【预防】

1. 积极治疗全身性疾病。去除局部刺激因素。

2. 均衡饮食营养,勿偏食、节食,多食新鲜水果和蔬菜。

3. 秋冬季防止口唇干燥,纠正舔唇等不良习惯。

4. 无牙或牙体磨耗过多的老人应及时镶戴义齿,有义齿者应将义齿清洗干净后浸泡在 4% 碳酸氢钠溶液,并注意保持口角干燥、清洁。

第七节　地　图　舌

地图舌(geographic glossitis)又称游走性舌炎,是一种非感染性的舌部炎症。该病多见于学龄前儿童,有可能随着年龄的增长而自行消退,也可见于成人。地图舌常伴沟纹舌,病因不明,可能与免疫、营养、遗传等因素有关。

【临床特征】

1. 舌背丝状乳头片状剥脱呈不规则的红斑区域,其周围被白色微隆的边缘围绕,状似地图(图 6-7-1)。

2. 病损的位置和形态不断变化,似在"游走"。

3. 多无自觉症状,偶有灼痛或痒感。

4. 常伴发沟纹舌。

【诊断要点】

1. 多见于学龄前儿童。

2. 好发于舌背前部。

3. 舌背出现不规则、有白色边缘围绕的红斑区,状似地图。

4. 病损呈游走性。

【鉴别诊断要点】

地图舌与舌背扁平苔藓鉴别要点

1. 前者舌乳头萎缩区发红,后者舌乳头萎缩区有珠光白色斑块或细小白纹。

2. 前者病损具有游走性,后者病损位置较固定。

3. 前者组织病理学为非特异性炎症,后者则可见上皮过度不全角化、基底层液化变性、固有层淋巴细胞呈带状浸润。

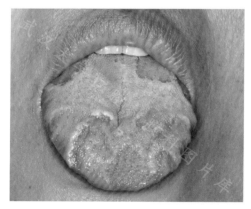

图 6-7-1　地图舌
（武汉大学口腔医学院供图）

【治疗要点】

1. 药物治疗。

2. 心理疏导。

3. 系统性疾病的治疗。

【用药原则】

1. 以局部对症治疗为主。

2. 全身增强免疫、均衡营养。

【常用药物】

（一）全身用药

维生素及微量元素类药

（1）维生素 B$_2$（vitamin B$_2$）

（2）复合维生素 B（compound vitamin B）

（3）维生素 C（vitamin C）

（4）甘草锌（licorzinc）

（5）多维元素（vitamins with minerals）

（二）局部用药

1. 含漱剂

（1）氯己定溶液（chlorhexidine solution）

（2）碳酸氢钠溶液（sodium bicarbonate solution）

（3）复方硼砂溶液（compound borax solution）

2. 糊剂

（1）金霉素甘油糊剂（chlortetracycline glycerol paste）

（2）制霉菌素糊剂（nystatin paste）

3. 喷雾剂　口腔炎喷雾剂

【用药方案举例】

病例：地图舌。病情描述：儿童，全身常规体检正常。

1. 全身用药

（1）无明显症状者：一般不需全身用药。

（2）营养不良者：复合维生素 B，0.5～1 片 / 次，一天 3 次；维生素 C 片，50mg/ 次，一天 3 次；也可酌情选儿童用多维元素片。

2. 局部用药

（1）无明显症状者：一般不需局部用药。

（2）伴念珠菌感染者：2%～4% 碳酸氢钠溶液，含漱或由家长帮助清洗舌部，每天 3 次；同时配合制霉菌素糊剂，涂敷舌部，每天 3 次。

（3）有疼痛症状者：5% 金霉素甘油糊剂，涂敷舌部，每天 3 次；也可选口腔炎喷雾剂，喷涂舌部，每天 1～3 次。

【家庭简便用药】

1. 莲子心 3g，开水泡，含漱或清洗，一天 3 次。

2. 西瓜皮 30g，水煎，含漱或清洗，一天 3 次。

3. 金银花、淡竹叶、甘草适量，水煎，含漱或清洗，一天 3 次。

【预后】

若注意去除可能的致病因素，该病预后良好。

【预防】

1. 餐后漱口，保持口腔卫生。

2. 积极纠正与地图舌发生相关因素，如偏食、节食、情绪紧张、劳累、全身疾病等。

3. 均衡饮食营养，多食新鲜蔬菜和水果。

4. 养成健康生活习惯，规律锻体，增强机体抵抗力。

第八节 沟 纹 舌

沟纹舌（fissured tongue）又名裂纹舌，常伴地图舌。该病病因不明，可能与遗传、营养、消化系统疾病、感染等因素有关，沟裂可随年龄的增长而扩张加深。沟纹舌多见于成人。

【临床特征】

1. 舌背纵横沟裂，有的形如叶脉，有的迂回弯曲形如脑回纹。

2. 沟底黏膜连续完整，无渗血（图 6-8-1）。

3. 常伴地图舌。

4. 患者多无自觉症状，若伴炎症则有灼痛感。

5. 若同时伴肉芽肿性唇炎、面瘫则可能是梅 - 罗综合征。

【诊断要点】

1. 成年人多见，常伴地图舌。

2. 舌背沟纹，沟底黏膜连续性完整。

【鉴别诊断要点】

深沟纹舌与舌开裂性创伤鉴别要点

（1）前者无创伤史，后者有创伤史。

（2）前者沟纹底部黏膜连续性完整，无渗血，后者沟裂底部黏膜连续性中断，有渗血。

3. 前者多无自觉症状，后者疼痛明显。

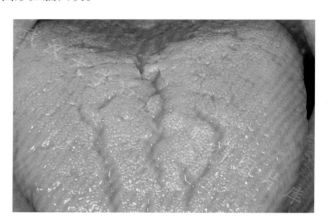

图 6-8-1 沟纹舌
（武汉大学口腔医学院供图）

【治疗要点】

1. 药物治疗。

2. 心理疏导。

3. 手术治疗。

【用药原则】

1. 以局部对症治疗为主。

2. 全身适当补充维生素类药。

【常用药物】

（一）全身用药

维生素及微量元素类药

（1）维生素 B_2（vitamin B_2）

（2）复合维生素 B（compound vitamin B）

（3）维生素 C（vitamin C）

（4）甘草锌（licorzinc）

（5）多维元素（vitamins with minerals）

（二）局部用药

1. 含漱剂

（1）氯己定溶液（chlorhexidine solution）

（2）碳酸氢钠溶液（sodium bicarbonate solution）

（3）复方硼砂溶液（compound borax solution）

2. 糊剂

（1）金霉素甘油糊剂（chlortetracycline glycerol paste）

（2）制霉菌素糊剂（nystatin paste）

【用药方案举例】

病例：沟纹舌。病情描述：成人，全身常规体检正常。

1. 全身用药

（1）无明显症状者：一般不需全身用药。

（2）营养不良者：多维元素片，1 片 / 次，每天 1 次。

2. 局部用药

（1）无明显症状者：一般不需局部用药。

（2）有疼痛症状者：0.05% 氯己定溶液，含漱，每天 3 次；也可选复方硼砂溶液，1 : 5 稀释，含漱，一天 3 次。

（3）伴念珠菌感染者：2%～4% 碳酸氢钠溶液，含漱，每天 3 次；同时配合制霉菌素糊剂，涂敷舌部，每天 3 次。

注意：含漱时用拱舌含漱法，即将舌尖抵住下前牙舌侧，使舌背拱起暴露沟纹，去除沟中食物残渣，并使沟纹浸泡在药液中，起到局部清洗、消炎、止痛作用。

【家庭简便用药】

1. 蒲公英、紫花地丁各 30g，水煎，含漱，每天 3 次。

2. 黄芩、金银花、白鲜皮适量，水煎，含漱，每天 3 次。

3. 黄芩、竹叶适量，水煎，含漱，每天 3 次。

【预后】

1. 该病预后一般良好。

2. 除沟纹舌外，若还同时伴有面瘫、肉芽肿性唇炎等，应及时做相关检查以排除梅 - 罗综合征的可能。

【预防】

1. 保持口腔卫生，餐后漱口，防止感染。

2. 均衡饮食营养，多食新鲜蔬菜和水果，少食辛辣、脆硬食物，避免食物残渣滞留沟底导致感染。

3. 积极治疗消化系统性疾病。

4. 养成健康生活习惯，规律锻炼，提高机体抵抗力。

第九节　舌乳头炎

舌乳头炎（lingual papillitis）包括丝状乳头炎、菌状乳头炎、叶状乳头炎、轮廓乳头炎四种，其中，以菌状乳头炎最常见。可能与贫血、感染、维生素缺乏及局部刺激等因素有关，叶状乳头炎或轮廓乳头炎与鼻咽部的炎症有关。患者因恐癌而频繁对镜伸舌自检，可加重疼痛不适症状。

【临床特征】

1. 除丝状乳头炎以萎缩性损害为主外，其他三类乳头炎均以充血、水肿、疼痛为主（图 6-9-1）。

2. 有灼痛不适感，进食刺激性食物可加重。

【诊断要点】

1. 根据临床表现可作出初步诊断。

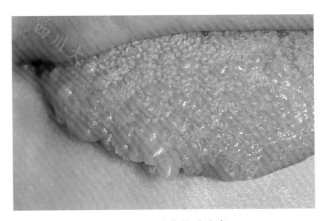

图 6-9-1　舌菌状乳头炎
（四川大学华西口腔医学院供图）

2. 患者因恐癌而频繁伸舌自检,从而引起舌根部不适。

【鉴别诊断要点】

叶状乳头炎、轮廓乳头炎与口腔鳞癌鉴别要点

（1）前两者无溃疡损害,质地软,而后者多伴长期不愈的溃疡,质地硬,有浸润感。

（2）前两者组织病理学检查为非特异性炎症,后者则可见癌细胞。

【治疗要点】

1. 去除局部刺激因素。

2. 药物治疗。

3. 心理疏导。

4. 系统性疾病的治疗。

【用药原则】

1. 以局部治疗为主,尽量选择温和、安抚性药物。

2. 全身以补充维生素为主,炎症明显时可酌情用抗菌药。

【常用药物】

（一）全身用药

1. 维生素及微量元素类药

（1）维生素 B_1（vitamin B_1）

（2）维生素 B_2（vitamin B_2）

（3）维生素 B_{12}（vitamin B_{12}）

（4）烟酰胺（nicotinamide）

（5）叶酸（folic acid）

（6）呋喃硫胺（fursultiamine）

（7）多维元素（vitamins with minerals）

2. 抗菌药

（1）阿莫西林（amoxicillin）

（2）头孢拉定（cefradine）

（3）红霉素（erythromycin）

（4）阿奇霉素（azitromycin）

（5）林可霉素（lincomycin）

（二）局部用药

1. 溶液剂

（1）氯己定溶液（chlorhexidine solution）

（2）复方氯己定溶液（compound chlorhexidine solution）

（3）复方硼砂溶液（compound borax solution）

（4）呋喃西林溶液（nitrofurazone solution）

（5）碳酸氢钠溶液（sodium bicarbonate solution）

2. 糊剂　金霉素甘油糊剂（chlortetracycline glycerol paste）

3. 口含片

溶菌酶含片（lysozyme buccal tablet）

（三）中成药

1. 口炎颗粒

2. 万应胶囊

3. 定风止痛胶囊

【用药方案举例】

病例：舌菌状乳头炎。病情描述：成人，全身常规体检正常。

1. 全身用药
（1）维生素类药：多维元素片，口服，1片/次，每天1次。
（2）若伴有继发感染，酌情选用抗菌类药物。
2. 局部用药
（1）消毒防腐制剂：0.05%氯己定溶液，含漱，每天3次；也可选复方硼砂溶液，1:5稀释，含漱，每天3次。
（2）5%金霉素甘油糊剂，涂敷舌部，每天3次；也可选溶菌酶含片，含服，1片/次，每天3次。

【预后】
1. 该病预后一般良好。
2. 若在叶状乳头部位出现硬结、溃疡等，应密切观察，必要时行组织病理学检查以排除恶变的可能。

【预防】
1. 及时治疗口腔、鼻腔、咽喉等部位疾病。
2. 保持口腔卫生。
3. 改正对镜伸舌自检的不良习惯。
4. 均衡饮食营养，少食刺激性食物，养成良好生活习惯。

第十节　正中菱形舌炎

正中菱形舌炎（median thomboid glossitis）是指发生在舌背人字沟前方呈菱形的炎性病损，一般认为是发育畸形，但有证据表明念珠菌感染或糖尿病等疾病均可能引起该病。

【临床特征】
1. 位于舌背正中后1/3，呈菱形病损，病损中央乳头萎缩，表面光滑（光滑型）（图6-10-1）。
2. 有的病例表面有结节状突起（结节型）。
3. 一般无自觉症状，无功能障碍。

【诊断要点】
1. 根据病史和临床表现可作出诊断。
2. 对结节型，应及时行组织病理学检查以排除恶变的可能。

【鉴别诊断要点】
结节型正中菱形舌炎与慢性增殖型念珠菌病鉴别要点
1. 前者病损位于舌背后1/3处，后者除舌部病损外，还可发生在腭、颊等口腔其他部位。
2. 前者病损呈菱形，表面结节状突起，后者呈白色斑块状突起。
3. 结合组织病理学检查有助于鉴别二者。

【治疗要点】
1. 药物治疗。
2. 心理疏导。
3. 物理治疗。
4. 手术治疗。

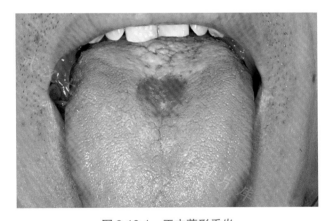

图6-10-1　正中菱形舌炎
（武汉大学口腔医学院供图）

5. 系统性疾病的治疗。

【用药原则】

以局部对症治疗为主。

【常用药物】

（一）全身用药

一般不需全身治疗。

（二）局部用药

1. 溶液剂

（1）氯己定溶液（chlorhexidine solution）

（2）复方氯己定溶液（compound chlorhexidine solution）

（3）复方硼砂溶液（compound borax solution）

（4）碳酸氢钠溶液（sodium bicarbonate solution）

（5）聚维酮碘溶液（povidone iodine solution）

2. 糊剂

（1）金霉素甘油糊剂（chlortetracycline glycerol paste）

（2）制霉菌素糊剂（nystatin paste）

3. 口含片

溶菌酶含片（lysozyme buccal tablets）

4. 其他 制霉菌素混悬液（nystatin suspension）

【用药方案举例】

病例：正中菱形舌炎。病情描述：成人，全身常规体检正常。

1. 全身用药 一般不需全身用药。

2. 局部用药

（1）消毒防腐制剂：0.05% 氯己定溶液，含漱，每天 3 次；也可选复方硼砂溶液，1∶5 稀释，含漱，每天 3 次；也可选 1% 聚维酮碘溶液，含漱，每天 3 次。

（2）抗真菌制剂：2%～4% 碳酸氢钠溶液，含漱，每天 3 次；配合制霉菌素糊剂，涂敷舌部，每天 3 次；也可选 5 万～10 万 U/mL 制霉菌素混悬液，涂敷舌部或含漱，每天 3 次。

结节型有癌变风险，用药后若无缓解，应及时行组织病理学检查。

【预后】

1. 该病预后一般良好。

2. 结节型有癌变的危险，应密切观察，及时行组织病理学检查。

【预防】

1. 养成健康生活习惯，积极治疗系统性疾病。

2. 餐后漱口，保持口腔卫生。

3. 戒烟酒，少食辛辣刺激食物。

第十一节 毛 舌

毛舌（hairy tongue）是由于舌丝状乳头过度增生或延缓脱落而形成的毛发状损害，可呈黑、褐、绿等颜色。该病可能与口腔卫生不良、过量吸烟、长期使用抗菌药或某些药物、进食含色素的食物等因素密切相关。多见于成年人。

【临床特征】

1. 好发于舌背正中，丝状乳头过度增生呈毛发状。

2. 常被染成黑色,也可有其他颜色(图 6-11-1)。

3. 多无自觉症状,偶有恶心感,口臭明显。

【诊断要点】

根据病史和临床表现可作出诊断。

【治疗要点】

1. 去除局部刺激因素。

2. 用牙刷洗刷并修剪舌部"长毛"。

3. 药物治疗。

4. 系统性疾病的治疗。

【用药原则】

1. 以局部抗真菌治疗为主。

2. 辅以治疗系统性疾病的药物。

【常用药物】

(一)全身用药

1. **抗真菌药**

(1)氟康唑(fluconazole)

(2)伊曲康唑(itraconazole)

2. **免疫增强药**

(1)胸腺肽(thymosin)

(2)匹多莫德(pidotimod)

(3)转移因子(transfer factor)

(4)卡介菌多糖核酸(BCG polysaccharide and nucleic acid)

(5)甘露聚糖肽(mannatide)

3. **维生素和微量元素类药**

(1)维生素 B_2(vitamin B_2)

(2)复合维生素 B(compound vitamin B)

(3)维生素 C(vitamin C)

(4)多维元素(vitamins with minerals)

(二)局部用药

1. **溶液剂**

(1)氯己定溶液(chlorhexidine solution)

(2)复方氯己定溶液(compound chlorhexidine solution)

(3)复方硼砂溶液(compound borax solution)

(4)碳酸氢钠溶液(sodium bicarbonate solution)

(5)依沙吖啶溶液(ethacridine solution)

(6)呋喃西林溶液(nitrofurazone solution)

(7)聚维酮碘溶液(povidone iodine solution)

2. **糊剂**　制霉菌素糊剂(nystatin paste)

3. **凝胶剂**　咪康唑凝胶(miconazole gel)

【用药方案举例】

病例:毛舌。病情描述:成人,全身常规体检基本正常。

1. **全身用药**

(1)抗真菌药:病情较严重者可选用氟康唑片,口服或含服,第 1 天 200mg,以后 50mg/ 次,每天 2 次。对氟康唑耐药者,可选伊曲康唑胶囊,饭后服,避免大量饮水,100～200mg/ 次,每天 1 次,疗程

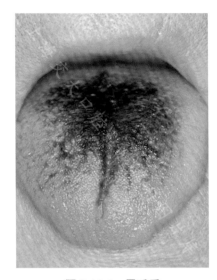

图 6-11-1　黑毛舌
(上海交通大学医学院附属第九人民医院供图)

视病情轻重和疗效确定。

（2）免疫增强药：抵抗力较差者可选用胸腺肽肠溶片，口服，20mg/ 次，每天 1 次，2～4 周为 1 个疗程；也可选匹多莫德片，口服，0.4g/ 次，每天 1 次，2～4 周为 1 个疗程。

2. 局部用药

（1）消毒防腐制剂：0.05% 氯己定溶液，含漱，每天 3 次；也可选复方硼砂溶液，1 : 5 稀释，含漱，每天 3 次；也可选 1% 聚维酮碘溶液，含漱，每天 3 次。

（2）抗真菌制剂：2%～4% 碳酸氢钠溶液，含漱，每天 3 次；配合制霉菌素糊剂，涂敷舌部，每天 3 次；也可选 5 万～10 万 U/mL 制霉菌素混悬液，涂敷舌部或含漱，每天 3 次。

【家庭简便用药】

1. 木贼草适量，水煎，含漱，每天 3 次。

2. 青果适量，水煎，含漱，每天 3 次。

【预后】

该病一般预后良好。

【预防】

1. 注意口腔卫生，治疗口腔慢性病灶。

2. 戒烟酒，养成健康生活习惯。

3. 避免长期大量服用抗菌药或某些药物。

4. 暂停或更换可疑药物。

第十二节　舌扁桃体肥大

舌扁桃体肥大（lingual tonsil）是舌根侧缘部位扁桃体（淋巴滤泡）增生性改变，可能与上呼吸道感染、吸烟、局部刺激因素有关。患者因恐癌而频繁对镜伸舌自检，可加重疼痛不适症状。好发于中年女性。

【临床特征】

1. 舌根侧缘扁桃体（淋巴滤泡）呈水滴状结节增生，扪质软（图 6-12-1）。

2. 有刺痛感，进食辛辣刺激性食物可加重疼痛。

【诊断要点】

根据病史和临床表现可作出初步诊断。

【鉴别要点】

舌扁桃体肥大与舌癌鉴别要点

1. 前者以炎症为主，质软，后者溃疡不规则，质硬，基底浸润感。

2. 前者组织病理学检查为非特异性炎症，后者可见癌细胞。

【治疗要点】

1. 去除局部刺激因素。

2. 药物治疗。

3. 心理疏导。

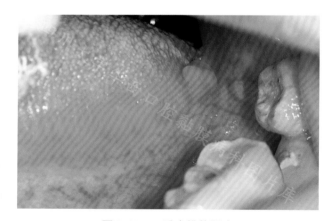

图 6-12-1　舌扁桃体肥大
（四川大学华西口腔医学院供图）

【用药原则】

以局部对症治疗为主。

【常用药物】

（一）全身用药

一般不需全身治疗。

（二）局部用药

1. 溶液剂

（1）氯己定溶液（chlorhexidine solution）

（2）复方硼砂溶液（compound borax solution）

（3）呋喃西林溶液（nitrofurazone solution）

（4）依沙吖啶溶液（ethacridine solution）

2. 糊剂　金霉素甘油糊剂（chlortetracycline glycerol paste）

3. 散剂

（1）西瓜霜粉剂

（2）锡类散

（3）冰硼散

4. 口含片

溶菌酶含片（lysozyme buccal tablets）

【用药方案举例】

病例： 舌扁桃体肥大。病情描述：成人，全身常规体检正常。

1. **全身用药**　一般不需全身用药。

2. **局部用药**

（1）消毒防腐制剂：0.05% 氯己定溶液，含漱，每天 3 次；也可选复方硼砂溶液，1∶5 稀释，含漱，每天 3 次。

（2）5% 金霉素甘油糊剂，涂敷舌根部，每天 3 次；也可选溶菌酶含片，含服，1 片 / 次，每天 3 次。

【预后】

该病预后一般良好，若舌根部出现溃疡、发硬等，应密切观察，必要时行组织病理学检查以排除恶变的可能。

【预防】

1. 去除口腔局部刺激因素，保持口腔卫生。

2. 积极治疗上呼吸道疾病。

3. 改正频繁对镜伸舌自检的不良习惯。

第十三节　舌淀粉样变

舌淀粉样变（amyloidosis lingual）是淀粉样蛋白沉积的早期表现，是一种少见的由蛋白质代谢紊乱引起的全身多脏器受累综合征。该病病因不明，可能与自身免疫、蛋白质代谢紊乱、系统性疾病、遗传等因素有关。

【临床特征】

1. 进行性巨舌症。

2. 舌体逐渐变硬，舌缘有结节状突起，舌背有结节、紫癜、出血等多种病损（图6-13-1）。

3. 舌体运动受限，影响咀嚼、吞咽、语言等生理功能。

4. 可同时伴肾、心脏、外周神经系统等并发症。

【诊断要点】

1. 进行性巨舌及其他舌部损害特征。

2. 可出现全身多脏器病变。

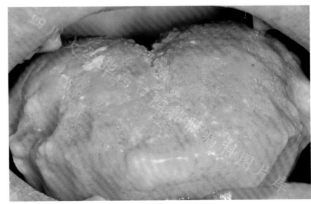

图 6-13-1　舌淀粉样变

（四川大学华西口腔医学院供图）

3. 组织病理学检查可见无定型物质,刚果红染色呈红色。

【治疗要点】

1. 药物治疗。

2. 心理疏导。

【用药原则】

1. 全身以内科综合治疗为主。

2. 局部对症治疗。

【常用药物】

本节仅列出局部对症治疗药物。

（一）全身用药

由内科等专科医师进行综合治疗。

（二）局部用药

1. 溶液剂

（1）氯己定溶液（chlorhexidine solution）

（2）复方氯己定溶液（compound chlorhexidine solution）

（3）复方硼砂溶液（compound borax solution）

（4）碳酸氢钠溶液（sodium bicarbonate solution）

（5）呋喃西林溶液（nitrofurazone solution）

（6）依沙吖啶溶液（ethacridine solution）

2. 注射剂

（1）醋酸泼尼松龙注射液（prednisolone acetate injection）

（2）曲安奈德注射液（triamcinolone acetonide injection）

（3）复方倍他米松注射液（compound betamethasone injection）

【用药方案举例】

病例：舌淀粉样变。病情描述：成人,舌体结节、轻微发硬,全身常规体检基本正常。

1. 全身用药　及时转诊内科进行综合检查和治疗。

2. 局部用药

（1）消毒防腐制剂：0.05% 氯己定溶液或复方氯己定溶液,含漱,每天 3 次；也可选复方硼砂溶液,1∶5 稀释,含漱,每天 3 次；也可选 2%～4% 碳酸氢钠溶液,含漱,每天 3 次。

（2）糖皮质激素制剂：4% 曲安奈德注射液 1mL,与等量 2% 利多卡因混合,根据病损面积大小在基底部注射适量混合液,1～2 周 1 次,共 1～3 次。也可选复方倍他米松注射液或醋酸泼尼松龙注射液。

【预后】

1. 舌运动受限,影响咀嚼、吞咽、言语等生理功能。

2. 当损害累及多个内脏系统,预后差,可危及生命。

第十四节　萎缩性舌炎

萎缩性舌炎（atrophic glossitis）又称镜面舌或光滑舌,是指舌黏膜萎缩性改变,可由贫血（低色素性小细胞、正色素性大细胞、再障或失血性贫血）、烟酸缺乏、干燥综合征、念珠菌感染等引起,多见有系统性疾病的中老年女性。

【临床特征】

1. 舌背丝状乳头萎缩,呈不规则的红斑区域(图6-14-1)。

2. 病损区菌状乳头红肿。

3. 病情加重时,病损区菌状乳头亦萎缩,舌背发红光滑如镜面。

4. 患者自觉灼痛,进食可加重,味觉异常或丧失。

【诊断要点】

1. 患者常有贫血等慢性消耗性疾病。

2. 舌背黏膜萎缩呈红绛色,表面光滑似镜面。

3. 患者有灼痛、口干等症状,进食可加重。

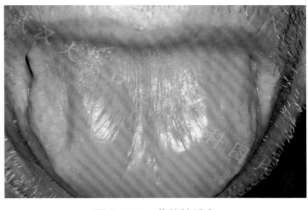

图 6-14-1　萎缩性舌炎
(武汉大学口腔医学院供图)

【鉴别诊断要点】

萎缩性舌炎与舌扁平苔藓、慢性红斑型念珠菌病鉴别要点(表6-14-1)。

表 6-14-1　萎缩性舌炎与舌扁平苔藓、慢性红斑型念珠菌病鉴别要点

	萎缩性舌炎	舌扁平苔藓	慢性红斑型念珠菌病
临床特征	(1)舌乳头萎缩区呈绛红色 (2)其他部位黏膜正常	(1)舌乳头萎缩区呈珠光白色 (2)其他部位黏膜可见珠光白色斑纹损害	(1)舌乳头萎缩区呈红色,边界弥散 (2)其他部位黏膜可见类似损害,也可伴假膜
辅助检查	结合血常规检查、免疫功能检测、组织病理学检查、椅旁涂片镜检或真菌培养等有助于鉴别三者		

【治疗要点】

1. 去除局部刺激因素。

2. 药物治疗。

3. 系统性疾病的治疗。

【用药原则】

1. 全身对因治疗,提高机体免疫力。

2. 局部对症治疗,缓解症状,防治继发感染。

【常用药物】

(一)全身用药

1. **维生素及微量元素类药**

(1)维生素 B_2(vitamin B_2)

(2)复合维生素 B(compound vitmain B)

(3)维生素 B_{12}(vitamin B_{12})

(4)甲钴胺(methycobal)

(5)叶酸(folic acid)

(6)维生素 C(vitamin C)

(7)多糖铁复合物(polysaccharide-iron complex capsules)

(8)硫酸亚铁(ferrous sulfate)

2. **M_3 受体激动剂**

(1)毛果芸香碱(pilocarpine)

（2）茴三硫（anethol trithione）

（3）西维美林（cevimeline）

3. 免疫增强药

（1）胸腺肽（thymosin）

（2）匹多莫德（pidotimod）

（3）转移因子（transfer factor）

（4）甘露聚糖肽（mannatide）

（二）局部用药

1. 溶液剂

（1）氯己定溶液（chlorhexidine solution）

（2）复方氯己定溶液（compound chlorhexidine solution）

（3）复方硼砂溶液（compound borax solution）

（4）碳酸氢钠溶液（sodium bicarbonate solution）

（5）呋喃西林溶液（nitrofurazone solution）

（6）依沙吖啶溶液（ethacridine solution）

2. 糊剂　制霉菌素糊剂（nystatin paste）

3. 口含片　克霉唑含片（clotrimazole buccal tablets）

4. 唾液替代品

（1）人工唾液（artificial saliva）

（2）口干凝胶（dry mouth gel）

（三）中成药

1. 芦笋胶囊

2. 六味地黄丸

3. 知柏地黄丸

【用药方案举例】

病例：萎缩性舌炎。病情描述：成人，肝肾功能正常。

1. 全身用药

（1）贫血或维生素缺乏症者：转诊血液科或内科等相关专科进行正规的全身治疗。

（2）口腔干燥者：茴三硫片，口服，25mg/次，每天3次；也可选毛果芸香碱或西维美林。

（3）中成药：可酌情选用芦笋胶囊，口服，0.6g/次，每天3次；也可选六味地黄丸或知柏地黄丸。

2. 局部用药

（1）消毒防腐制剂：2%～4%碳酸氢钠溶液，含漱，每天3次；也可选复方硼砂溶液，1∶5稀释，含漱，每天3次。

（2）抗真菌制剂：制霉菌素糊剂，涂敷患处，每天3次；也可选5万～10万U/mL制霉菌素混悬液，涂敷患处或含漱，每天3次（图6-14-2）。

【预后】

1. 若及时对因治疗，该病可减轻或逐渐愈合。

2. 如果该病是在某些难愈性疾病的基础上伴发，则预后较差。

【预防】

1. 均衡饮食营养，勿偏食、节食。

2. 积极预治各种系统性疾病，如贫血、胃炎、糖尿病等。

3. 注意口腔卫生，餐后漱口，有义齿者应注意清洗保洁。

4. 养成科学生活习惯，规律锻炼，提高机体抵抗力。

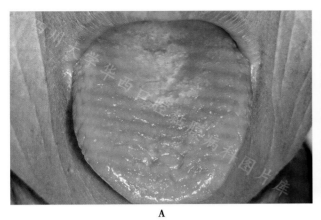

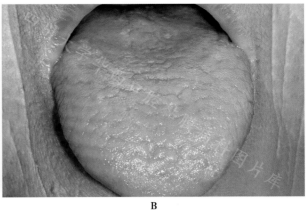

图 6-14-2　萎缩性舌炎
A. 治疗前　B. 治疗 2 周后
（四川大学华西口腔医学院供图）

参 考 文 献

1. 国家药典委员会. 中华人民共和国药典：2020 版［M］. 11 版. 北京：中国医药科技出版社，2020.

2. 陈新谦，金有豫，汤光. 陈新谦新编药物学［M］. 18 版. 北京：人民卫生出版社，2018.

3. LAI M，PAMPENA R，CORNACCHIA L，et al. Treatments of actinic cheilitis：A systematic review of the literature［J］. J Am Acad Dermatol. 2020；83（3）：876-887.

4. CAMPOS W G，ESTEVES C V，FERNANDES L G，et al. Treatment of symptomatic benign migratory glossitis：a systematic review［J］. Clin Oral Investig. 2018；22（7）：2487-2493.

5. CHIANG C P，CHANG J Y，WANG Y P，et al. Atrophic glossitis：Etiology，serum autoantibodies，anemia，hematinic deficiencies，hyperhomocysteinemia，and management［J］. J Formos Med Assoc. 2020；119（4）：774-780.

6. PINNA R，COCCO F，CAMPUS G，et al. Genetic and developmental disorders of the oral mucosa：Epidemiology；molecular mechanisms；diagnostic criteria；management［J］. Periodontol 2000. 2019；80（1）：12-27.

7. ADAMO D，GASPARRO R，MARENZI G，et al. Amyloidoma of the Tongue：Case Report，Surgical Management，and Review of the Literature［J］. J Oral Maxillofac Surg. 2020；78（9）：1572-1582.

第七章 艾滋病口腔表征的药物治疗

艾滋病即获得性免疫缺陷综合征(acquired immune deficiency syndrome,AIDS),由人类免疫缺陷病毒(human immunodeficiency virus,HIV)感染所致,以 $CD4^+T$ 淋巴细胞数量不断减少、最终导致机体细胞免疫功能缺陷为其特点,可继发多种机会性感染和肿瘤,是一种危害性极大的传染病。从 1981 年首次报道该病以来,全球已有近 3 300 万人死于艾滋病。1985 年我国发现首例艾滋病患者,截至 2021 年 2 月,我国报告存活 HIV 感染者 /AIDS 患者超过 105 万人,累计死亡超过 28 万例。目前在我国,性传播已成为艾滋病的主要传播途径。

自初始感染 HIV 到发展为艾滋病之前的很长一段时期内可无明显的全身损害,但大多数感染者在早期即可出现各种口腔损害。因此,口腔医师应保持高度警惕性,在做好标准预防的同时,对 HIV 感染者做到早发现、早诊断、早治疗。

【临床特征】

本节以 HIV 感染者 / 艾滋病患者主要的口腔表征为描述重点。

1. 念珠菌感染　口腔念珠菌病是 HIV 感染者最常见、最早出现的口腔损害之一,是免疫抑制的早期征象。

多见于中青年人,无明显诱因,常表现为假膜型、红斑型口腔念珠菌病和口角炎,病情反复或严重。假膜型最常见,表现为黏膜上可被拭去的白色假膜。红斑型表现为黏膜萎缩发红(图 7-0-1)。

2. 病毒感染

(1)毛状白斑:是 HIV 感染者的一种重要早期口腔表征,与 EB 病毒感染有关,是患者全身免疫

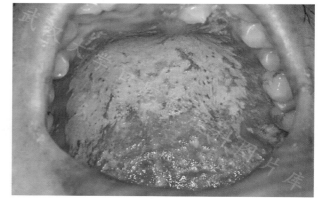

图 7-0-1　艾滋病(假膜型和红斑型口腔念珠菌病)
(武汉大学口腔医学院供图)

功能受到严重抑制的征象之一。表现为单侧或双侧舌缘界限不清的白色斑块,表面呈垂直皱褶外观,有的增生呈毛茸状,不能被拭去,有的可蔓延至舌腹、舌背、唇内侧、口底、软腭等部位(图 7-0-2)。

(2)单纯疱疹:由Ⅰ型单纯疱疹病毒或Ⅰ型、Ⅱ型单纯疱疹病毒混合感染引起,HIV 感染者继发的黏膜和皮肤疱疹损害病情重,易复发,病程可持续一个月以上(图 7-0-3)。

(3)带状疱疹:好发于 40 岁以下 HIV 感染者,疱疹沿单侧三叉神经分布,呈水疱样或糜烂损害并伴剧痛,病程长,病情严重甚至为播散型,预后差。

(4)乳头状瘤:与 HPV 病毒感染有关,表现为外生性菜花状、指状或乳头状新生物。

(5)巨细胞病毒感染:口腔黏膜损害主要表现为溃疡,感染可累及多个脏器。

3. Kaposi 肉瘤　与人类疱疹病毒 8 型感染有关,是 HIV 感染者最常见的口腔恶性肿瘤。表现为腭部的单个或多个紫红色斑块或结节,有的病例可发生在牙龈、舌等部位。

4. HIV 相关性牙周病

(1)牙龈线形红斑:又称 HIV 相关性牙龈炎,表现为龈缘界限清楚、鲜红的充血带,在附着龈上可呈瘀斑状,易出血,一般无牙槽骨吸收,对常规牙周治疗反应较差,可能和念珠菌感染有关。

(2)坏死性溃疡性牙周病:是坏死性溃疡性龈炎(NUG)和坏死性溃疡性牙周炎(NUP)的统称。

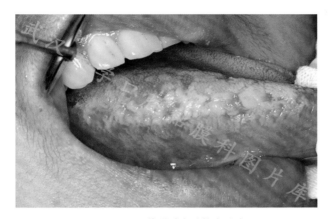

图 7-0-2　艾滋病（毛状白斑）
（武汉大学口腔医学院供图）

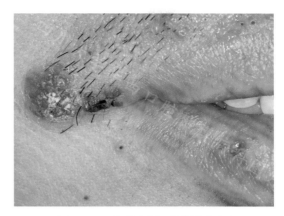

图 7-0-3　艾滋病（复发性唇疱疹）
（四川大学华西口腔医学院供图）

前者表现为口腔特殊恶臭、龈乳头及龈缘坏死，病情较重，可迅速发展为后者。后者表现为骨吸收和附着龈严重丧失，但牙龈指数和菌斑指数不一定相应增高，与机体免疫功能的缺陷有关。

5. **唾液腺疾病**　腮腺和下颌下腺多受累及。表现为大唾液腺的弥漫性肿胀，扪柔软，常伴口干。

6. **非霍奇金淋巴瘤**　常见的 HIV 相关肿瘤，好发于颈部、锁骨上、软腭、牙龈、舌根等部位，表现为淋巴结肿大或红色或紫色肿块。

7. **溃疡性损害**　发生复发性阿弗他溃疡的严重程度与患者免疫功能的状况相关，多为疱疹型或重型。还可发生无明确诱因的口腔溃疡，溃疡深大难愈，易并发机会性感染（图 7-0-4）。

【诊断要点】

成人和 18 个月龄以上儿童符合下述一项者可诊断：①HIV 抗体筛查试验和补充试验均为阳性；②HIV 分离试验阳性。

18 个月龄及以下儿童符合下述一项者可诊断：①为 HIV 感染母亲所生和 HIV 分离试验阳性；②为 HIV 感染母亲所生和两次 HIV 核酸检测均为阳性（第二次检测需在出生 6 周后进行）；③有医源性暴露史，HIV 分离试验阳性或两次 HIV 核酸检测均为阳性。

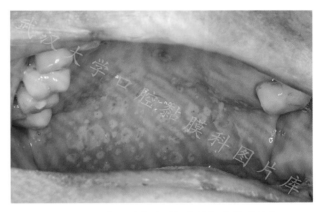

图 7-0-4　艾滋病（重型复发性阿弗他溃疡）
（武汉大学口腔医学院供图）

【鉴别诊断要点】

1. 普通口腔念珠菌病与艾滋病相关口腔念珠菌病鉴别要点

（1）前者一般多见于老人和婴幼儿，后者多见于中青年人。

（2）前者有一定诱因，后者无明显诱因。

（3）前者病情轻，后者病情严重且易反复。

2. 口腔白斑病与毛状白斑鉴别要点

（1）前者病因不明，后者和 EB 病毒感染有关。

（2）前者好发于颊、软腭、口底、舌腹，后者好发于双侧舌缘。

（3）前者的白色斑块可表现为斑块、皱纸、疣状或颗粒等类型，后者为皱褶样绒毛状白色斑块。

（4）前者组织病理学检查可伴不同程度的上皮异常增生，后者无上皮异常增生。

【治疗要点】

1. 艾滋病属国家乙类法定传染病，口腔医师一旦发现 HIV 感染者或艾滋病患者，应严格按照《中华人民共和国传染病防治法》和《传染病信息报告管理规范》的有关规定进行登记、上报，并由相关疾病控制机构负责控制和预防。

2. 药物治疗。

3. 心理治疗。

4. 支持对症治疗。

【用药原则】

1. 全身抗病毒治疗，坚持早期、规范、联合用药原则。

2. 提高免疫功能。

3. 及时控制机会性感染。

4. 针对不同口腔表征进行全身和局部治疗，改善局部症状，提高生活质量。

【常用药物】

本节仅列出治疗 HIV 感染者 / 艾滋病患者口腔表征的药物。

（一）全身用药

1. 糖皮质激素及免疫抑制药

（1）泼尼松（prednisone）

（2）地塞米松（dexamethasone）

（3）沙利度胺（thalidomide）

2. 抗微生物药

（1）阿昔洛韦（aciclovir）

（2）泛昔洛韦（famciclovir）

（3）万乃洛韦（valaciclovir）

（4）伐昔洛韦（valaciclovir）

（5）更昔洛韦（ganciclovir）

（6）氟康唑（fluconazole）

（7）伊曲康唑（itraconazole）

（8）甲硝唑（metronidazole）

（9）替硝唑（tinidazole）

（10）克林霉素（clindamycin）

3. 免疫增强药

（1）干扰素（interferon）

（2）胸腺肽（thymosin）

（3）转移因子（transfer factor）

（4）卡介菌多糖核酸（BCG-polysaccharide and nucleic acid）

4. 抗肿瘤药

（1）甲氨蝶呤（methotrexate）

（2）博来霉素（bleomycin）

（3）环磷酰胺（cyclophosphamide）

（4）长春新碱（vincristine）

（5）阿霉素（adriamycin）

（二）局部用药

1. 溶液剂

（1）氯己定溶液（chlorhexidine solution）

（2）复方氯己定溶液（compound chlorhexidine solution）

（3）复方硼砂溶液（compound borax solution）

（4）碳酸氢钠溶液（sodium bicarbonate solution）

（5）依沙吖啶溶液（ethacridine solution）

（6）过氧化氢溶液（hydrogen peroxide solution）

2. 糊剂

（1）两性霉素 B 糊剂（amphotericin B paste）

（2）制霉菌素糊剂（nystatin paste）

（3）金霉素甘油糊剂（chlortetracycline glycerol paste）

（4）金霉素倍他米松糊剂（chlortetracycline betamethasone paste）

（5）达克罗宁糊剂（dyclonine paste）

3. 散剂

（1）西瓜霜粉剂

（2）锡类散

4. 喷雾剂　口腔炎喷雾剂

5. 口含片

（1）溶菌酶含片（lysozyme buccal tablets）

（2）西地碘含片（cydiodine buccal tablets）

（3）西吡氯铵含片（cetylpyridinium chloride buccal tablets）

（4）甲硝唑口颊片（metronidazole buccal tablets）

（5）克霉唑含片（clotrimazole buccal tablets）

6. 膜剂

（1）甲硝唑药膜（metronidazole pellicles）

（2）复方庆大霉素膜（compound gentamycin sulfate pellicles）

7. 凝胶剂

复方甘菊利多卡因凝胶（compound chamomile and lidocaine hydrochloride gel）

8. 注射剂

（1）醋酸泼尼松龙注射液（prednisolone acetate injection）

（2）曲安奈德注射液（triamcinolone acetonide injection）

（3）复方倍他米松注射液（compound betamethasone injection）

9. 皮肤制剂

（1）重组人干扰素 α-2b 凝胶（recombinant human interferon α-2b gel）

（2）复方酮康唑软膏（compound ketoconazole ointment）

（3）阿昔洛韦软膏（aciclovir ointment）

（4）曲安奈德益康唑乳膏（triamcinolone acetonide and econazole cream）

注：皮肤制剂可酌情用于唇部及面部皮损，勿用于口内病损。

10. 其他　制霉菌素混悬液（nystatin suspension）

（三）中成药

1. 香菇多糖（lentinan）

2. 甘草素（glycyrrhizin）

【用药方案举例】

病例 1：艾滋病。病情描述：成人，伴口腔念珠菌病，肝肾功能基本正常。

1. **全身用药**　抗真菌药：首选氟康唑片，口服或含服，100～200mg/ 次，每天 1 次，7～14 天为 1 个疗程。对氟康唑耐药者，可选伊曲康唑胶囊，200mg/ 次，每天 1 次，饭后服，7～14 天为 1 个疗程。

2. 局部用药

（1）消毒防腐制剂：0.05% 氯己定溶液或复方氯己定溶液，含漱，每天 3 次；也可选复方硼砂溶液，1∶5 稀释，含漱，每天 3 次。

（2）抗真菌制剂：制霉菌素糊剂，涂敷患处，每天 3 次；也可选 5 万～10 万 U/mL 制霉菌素混悬液，含漱或涂敷患处；联合使用 4% 碳酸氢钠溶液，含漱，每天 3 次。也可选克霉唑含片，含服，1 片 / 次，每天 3 次。

念珠菌性口角炎可选用复方酮康唑软膏，涂敷患处，每天 3 次，勿入口内；也可选曲安奈德益康唑乳膏，涂敷患处，每天 3 次，勿入口内（图 7-0-5）。

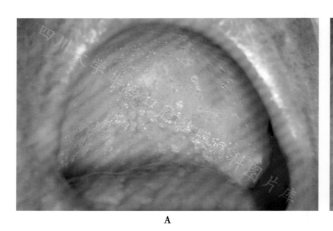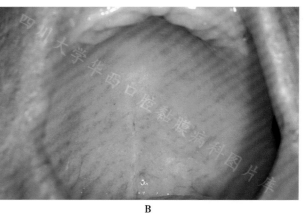

A　　　　　　　　　　　　　　　　　　　　B

图 7-0-5　艾滋病

A. 口腔念珠菌病治疗前　B. 治疗 1 周后

（四川大学华西口腔医学院供图）

病例 2：艾滋病。病情描述：成人，伴毛状白斑，肝肾功能正常。

1. 全身用药

无症状者，一般不需全身用药。

2. 局部用药　抗真菌制剂：由于毛状白斑常伴念珠菌感染，因此，可选用抗真菌制剂，克霉唑含片，含服，每天 3 次；也可选 5 万～10 万 U/mL 制霉菌素混悬液，涂敷患处或含漱，每天 3 次，联合 4% 碳酸氢钠溶液，含漱，每天 3 次。

病例 3：艾滋病。病情描述：成人，伴单纯疱疹，肝肾功能正常。

1. 全身用药　抗病毒药：阿昔洛韦片，口服，400mg/ 次，每天 3 次；也可选伐昔洛韦或泛昔洛韦等。病情严重者，阿昔洛韦注射液，稀释后缓慢静脉滴注（持续 1～2 小时），一次用量 5mg/kg，每 8 小时一次，待黏膜损伤开始愈合后改为口服阿昔洛韦片，待病损完全愈合后停药。对阿昔洛韦耐药者可改用膦甲酸钠。

2. 局部用药

（1）消毒防腐制剂：0.05% 氯己定溶液或复方氯己定溶液，含漱，每天 3 次；也可选复方硼砂溶液，1∶5 稀释，含漱，每天 3 次。

（2）5% 金霉素甘油糊剂，涂敷患处，每天 3 次。

（3）复发性唇疱疹者，重组人干扰素 α-2b 凝胶，涂敷唇部，每天 3 次，勿入口内；也可选 3% 阿昔洛韦软膏或滴眼液，涂敷唇部，每天 3 次，勿入口内。

病例 4：艾滋病。病情描述：成人，伴口腔溃疡，肝肾功能正常。

1. 全身用药

（1）较严重的复发性阿弗他溃疡者，沙利度胺片，睡前服，75～100mg/ 次，4 周为 1 个疗程。

（2）维生素和微量元素类药：多维元素片，口服，1片/次，每天1次。

2. 局部用药

（1）消毒防腐制剂：0.05%氯己定溶液或复方氯己定溶液，含漱，每天3次；也可选复方硼砂溶液，1：5稀释，含漱，每天3次。

（2）糖皮质激素制剂：金霉素倍他米松糊剂，涂敷患处，每天3次；也可选其他含糖皮质激素的口腔制剂。

病例5：艾滋病。病情描述：成人，伴牙周病，肝肾功能正常。

1. 全身用药　抗生素：甲硝唑片，餐后服，0.2～0.4g/次，每天3次；也可选替硝唑片，餐后服，1g/次，每天1次，首剂加倍；配合使用阿莫西林胶囊，0.5g/次，每6～8小时1次，7天为1个疗程。

2. 局部用药

（1）消毒防腐制剂：0.05%氯己定溶液或复方氯己定溶液，含漱，每天3次。

（2）抗菌制剂：甲硝唑膜，贴敷患处，每天3次；也可选甲硝唑贴片，贴敷患处，每天3次。

（3）配合常规牙周基础治疗，注意操作时动作宜轻柔，因患者常有出血倾向。

【预后】

1. 该病预后差，死亡率高。

2. 目前尚无能治愈艾滋病的药物，已研制出可缓解艾滋病患者的症状、延长其生命的药物。

【预防】

1. 控制传染源：对被艾滋病患者的血液、唾液、分泌物等污染的物品进行及时消毒处理。

2. 切断传播途径

（1）采取安全的性行为，正确使用安全套。

（2）拒绝毒品，不共用针具。

（3）对献血人群进行HIV筛查。

（4）控制医院交叉感染，预防职业暴露与感染。

（5）控制母婴传播，实行人工喂养。

3. 保护易感人群

（1）在婚前、孕前健康检查中开展HIV检测和咨询服务。

（2）加强对老年人、流动人口和青年学生预防艾滋病的教育。

4. 口腔医护人员的防护措施

（1）佩戴乳胶手套、护目镜、面屏、穿隔离衣，严格执行消毒灭菌程序。

（2）使用后的锐器直接放入利器盒或毁型器内；抽血时建议使用真空采血器和蝶型采血针；禁止对使用后的一次性针头复帽。

5. HIV职业暴露后处理

（1）处理原则：立即用肥皂水和流动的清水清洗被污染局部；用大量等渗氯化钠溶液反复冲洗黏膜；有伤口时，应轻柔挤压，尽可能挤出损伤处的血液，冲洗伤口，75%酒精或0.5%碘伏消毒、包扎。

（2）HIV暴露后的监测：发生HIV暴露后即刻、4周、8周、12周和6个月后监测HIV抗体。

参 考 文 献

1. 中华医学会感染病学分会艾滋病丙型肝炎学组，中国疾病预防控制中心.中国艾滋病诊疗指南（2018版）[J].中华内科杂志，2018；57（12）：867-884.

2. 李兰娟，任红.传染病学[M].9版.北京：人民卫生出版社，2018.

3. 李凡，徐志凯.医学微生物学[M].9版.北京：人民卫生出版社，2018.

4. 张学军，郑捷.皮肤性病学[M].9版.北京：人民卫生出版社，2018.

5. 周刚.口腔黏膜病临床病例精解[M].北京：人民卫生出版社，2016.

第八章 性传播疾病口腔表征的药物治疗

第一节 梅 毒

梅毒(syphilis)是由苍白密螺旋体引起的一种慢性系统性的性传播疾病,依据传染途径可分为胎传梅毒和获得性梅毒两类,也可根据病程分为早期梅毒(一期、二期和早期隐性梅毒)和晚期梅毒(三期梅毒)。先天梅毒通过胎盘传染,>95%的后天梅毒经性接触传染。目前梅毒发病率居我国性传播疾病的首位。

【临床特征】

早期梅毒主要侵犯皮肤和黏膜,晚期梅毒可侵犯全身各组织器官,各期梅毒在口腔均有较特异性的表征。

1. 一期梅毒 特征性病损为硬下疳,是梅毒螺旋体在侵入部位发生的无痛性炎性反应,潜伏期约2~4周。硬下疳初期为粟粒大小高出皮面的结节,后可发展成直径约1~2cm的圆形或椭圆形的单个或多个浅在溃疡,界限清楚,边缘微隆,溃疡面较平坦,触诊呈软骨样硬度,无明显疼痛或轻度触痛。口腔主要表现为唇部和舌部的硬下疳,可伴局部区域淋巴结肿大(图8-1-1)。

2. 二期梅毒 可有一期梅毒史,病程在2年以内。黏膜损害多见于口腔、咽、喉、外生殖器黏膜,常表现为黏膜炎和黏膜斑。

(1)梅毒黏膜炎:好发于颊、舌、腭部、扁桃体及咽喉部,表现为黏膜充血、弥漫性潮红,可伴有糜烂。舌背有大小不一的舌乳头萎缩光滑区。咽喉部充血明显。

(2)梅毒黏膜斑:是二期梅毒最常见的口腔损害,常多发,含有大量梅毒螺旋体。可发生在口腔黏膜的任何部位,损害呈灰白色、光亮而微隆的斑块,圆形或椭圆形,边界清楚,直径约为3~10mm,边界清楚。一般无自觉症状(图8-1-2)。

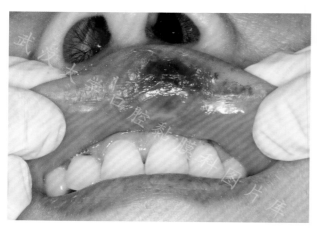

图 8-1-1 唇部硬下疳
(武汉大学口腔医学院供图)

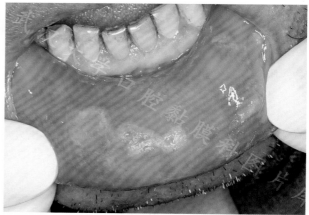

图 8-1-2 梅毒黏膜斑
(武汉大学口腔医学院供图)

3. 三期梅毒

(1)三期梅毒舌炎:舌背出现舌乳头萎缩,光滑发红,表现为萎缩性舌炎。舌部有时呈分叶状,表面光滑,伴裂纹,表现为间质性舌炎。

（2）白斑:舌背可出现白斑,易发生癌变。

（3）树胶肿:主要发生在硬腭,其次为舌、唇、软腭。初起黏膜表面有结节,以后结节逐渐肿大,中心软化、破溃,形成溃疡,表面有黏稠树胶状分泌物,可造成组织破坏及缺损。硬腭树胶肿可造成腭穿孔。

4. 先天性梅毒　标志性口腔损害有哈钦森牙、桑葚牙。

【诊断要点】

1. 详细而确切的流行病学史。

2. 全身各系统的检查,主要是特异性的临床表现。

3. 结合梅毒螺旋体检查、梅毒血清学试验、脑脊液检查等可确诊。

【鉴别诊断要点】

梅毒黏膜斑与口腔白斑病鉴别要点

1. 前者常有不洁性交史,后者无。

2. 前者多有皮肤损害,后者无。

3. 前者梅毒血清学检查阳性,后者阴性。

4. 前者抗生素治疗效果好,后者无效。

5. 前者组织病理学检查为非特异性炎症,后者可伴上皮异常增生。

【治疗要点】

1. 梅毒属国家乙类法定传染病,口腔医师一旦发现梅毒患者,应严格按照《中华人民共和国传染病防治法》和《传染病信息报告管理规范》的有关规定进行登记、报告。

2. 药物治疗。

3. 心理治疗。

【用药原则】

1. 及早发现,正规治疗。

2. 剂量足够,疗程规则。

3. 治疗后要有足够时间的追踪观察。

4. 对患者所有性伴同时进行检查和相应治疗。

【常用药物】

本节仅列出治疗梅毒口腔损害的药物。

（一）全身用药

由皮肤性病专科医师进行正规的全身抗梅毒治疗。

（二）局部用药

1. 溶液剂

（1）氯己定溶液（chlorhexidine solution）

（2）复方氯己定溶液（compound chlorhexidine solution）

（3）复方硼砂溶液（compound borax solution）

（4）聚维酮碘溶液（povidone iodine solution）

（5）依沙吖啶溶液（ethacridine solution）

2. 糊剂　金霉素甘油糊剂（aureomycin glycerine paste）

【用药方案举例】

病例1:梅毒。病情描述:成人,I期梅毒,唇部硬下疳,肝肾功能正常。

1. 全身用药　由皮肤性病专科医师进行正规的全身抗梅毒治疗。

2. 局部用药

（1）对无症状的口腔黏膜硬下疳,一般无需用药。

（2）渗出明显者：可选用消毒防腐制剂，0.05% 氯己定溶液或复方氯己定溶液，湿敷唇部或含漱，每天 3 次；也可选 1% 聚维酮碘溶液，湿敷唇部或含漱，每天 3 次（图 8-1-3）。

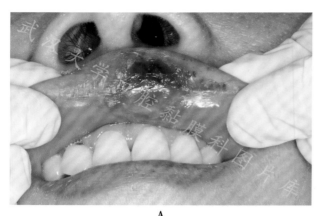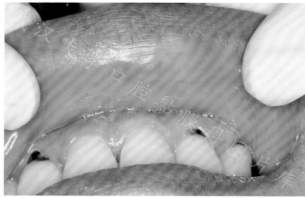

图 8-1-3 唇部硬下疳
A. 治疗前 B. 治疗 2 周后
（武汉大学口腔医学院供图）

病例 2：梅毒。病情描述：成人，Ⅱ 期梅毒，舌部黏膜斑，肝肾功能正常。

1. **全身用药** 由皮肤性病专科医师进行正规的全身抗梅毒治疗。
2. **局部用药**
（1）对无症状的梅毒黏膜斑，一般不需用药。
（2）伴有疼痛者：可选用消毒防腐制剂，0.05% 氯己定溶液或复方氯己定溶液，含漱，每天 3 次；也可选 1% 聚维酮碘溶液，含漱，每天 3 次。

【预后】
1. 早期梅毒经过及时规律的治疗，硬下疳可达到根治。二期梅毒疹虽经充分治疗，皮疹消失，无功能性障碍，但部分患者血清不能阴转，复发时应使用加倍药物剂量治疗。
2. 晚期皮肤、黏膜、骨、关节梅毒，经充分治疗能够愈合，形成瘢痕，功能障碍有的能得到部分恢复，有的损害如腭穿孔等则不能恢复。

【预防】
1. 隔离、治疗传染源，对可疑梅毒患者或暴露史者，应及时进行梅毒血清学试验预防性筛查，以利早发现，早治疗。
2. 采取安全的性行为。
3. 养成良好个人卫生习惯，不与人共用毛巾、剃刀等，严禁共用注射器，避免不卫生的文身等。
4. 加强婚前及产前检查。

第二节 淋 病

淋病（gonorrhea）是由淋病奈瑟菌（*Neisseria gonorrhoeae*）所致的性传播疾病，以泌尿生殖系统黏膜的化脓性炎症为其特点，潜伏期短，传染性强。人是淋球菌的唯一自然宿主，性接触是主要传播途径。妊娠期患者可致胎儿感染，产道感染可引起新生儿淋菌性结膜炎。该病是细菌性性传播疾病中第二常见的疾病。

【临床特征】
1. 男性淋病主要表现为淋菌性尿道炎，女性淋病则为宫颈炎，症状较轻。
2. **淋菌性口炎** 主要发生在有口交行为者。表现为口腔黏膜充血，可伴糜烂或浅表溃疡，表面黄白色假膜覆盖,假膜易被拭去。

3. 淋菌性咽炎　多见于有口交行为者,90% 以上的感染者无明显症状,少数可有咽干、咽部不适、灼痛等症状,表现为咽部充血,咽后壁有黏液或脓性分泌物。

【诊断要点】

1. 不洁性接触史。

2. 泌尿生殖系统的临床表现。

3. 结合直接涂片显微镜检查、淋球菌培养(可见形态典型、氧化酶试验阳性、革兰氏阴性双球菌)以及淋球菌核酸检测有助于确诊。

【鉴别诊断要点】

淋菌性口炎与球菌性口炎鉴别要点

1. 前者主要发生于健康的中青年,后者多见于体弱多病者。

2. 前者伴有泌尿生殖系统的表现,后者可有全身感染症状。

3. 前者细菌培养有淋球菌,后者细菌培养可发现几种球菌。

【治疗要点】

1. 淋病属国家乙类法定传染病,口腔医师一旦发现淋病患者,应严格按照《中华人民共和国传染病防治法》和《传染病信息报告管理规范》的有关规定进行登记、报告。

2. 药物治疗。

3. 心理治疗。

【用药原则】

1. 及时、足量、规则用药。

2. 根据不同的病情采用相应的治疗方案,治疗后应随访。

3. 性伴侣应同时进行检查和治疗。

【常用药物】

本节仅列出治疗淋病口腔损害的药物。

（一）全身用药

由皮肤性病专科或泌尿专科医师进行正规的全身抗淋病治疗。

（二）局部用药

1. 溶液剂

（1）氯己定溶液(chlorhexidine solution)

（2）复方氯己定溶液(compound chlorhexidine solution)

（3）复方硼砂溶液(compound borax solution)

（4）聚维酮碘溶液(povidone iodine solution)

（5）依沙吖啶溶液(ethacridine solution)

2. 糊剂

（1）金霉素甘油糊剂(aureomycin glycerine paste)

（2）金霉素倍他米松糊剂(chlortetracycline betamethasone paste)

（3）地塞米松糊剂(dexamethasone paste)

3. 口含片

（1）西地碘含片(cydiodine buccal tablets)

（2）溶菌酶含片(lysozyme buccal tablets)

【用药方案举例】

病例: 淋病。病情描述:成人,淋菌性口炎,肝肾功能正常。

1. 全身用药　由皮肤性病专科或泌尿专科医师进行正规的全身抗淋病治疗。

2. 局部用药

（1）消毒防腐制剂：0.05% 氯己定溶液或复方氯己定溶液，含漱，每天 3 次；也可选 1% 聚维酮碘溶液或 0.02% 呋喃西林溶液，含漱，每天 3 次。

（2）金霉素甘油糊剂或金霉素倍他米松糊剂，涂敷患处，每天 3 次。

【预后】

1. 该病预后较好，治疗结束后 2 周内，在无性接触的前提下，症状体征可完全消退。

2. 治疗结束后 4～7 天内，淋球菌涂片和培养复查阴性。

【预防】

1. 采取安全的性行为。

2. 对淋病患者的衣物、用具进行消毒。应特别注意保护患者家中婴幼儿的眼睛。

3. 追踪患者的性伴侣，进行必要的治疗。

第三节　尖　锐　湿　疣

尖锐湿疣（condyloma acuminatum, CA）是由人乳头瘤病毒（*Human papillomavirus*, HPV）感染所致的皮肤黏膜疣状病变，主要通过性接触传播，口腔病损多由口交行为感染所致。

【临床特征】

1. 好发部位为外生殖器及肛门附近的皮肤黏膜湿润区。

2. 口腔尖锐湿疣好发于舌背、唇、牙龈、颊、腭，表现为单个或多个小的结节，有蒂或无蒂，可逐渐增大融合，形成菜花状或乳头状肿物，颜色正常或呈苍白色（图 8-3-1）。

3. 大多数患者无自觉症状。

【诊断要点】

1. 有不洁性行为史。

2. 尖锐湿疣的临床表现。

3. 醋酸白试验阳性（3%～5% 冰醋酸涂抹皮损处，数分钟后变白即为阳性）。

4. 组织病理学检查发现具有 HPV 感染的特征性空泡细胞。

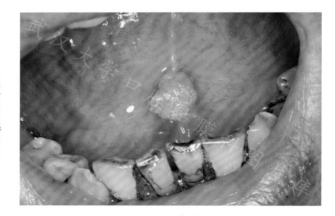

图 8-3-1　尖锐湿疣
（武汉大学口腔医学院供图）

【鉴别诊断要点】

口腔尖锐湿疣与乳头状增生鉴别要点。

1. 前者常有不洁性交史，后者无。

2. 前者伴有外生殖器及肛门附近皮肤黏膜损害，后者无皮肤损害。

3. 前者可发生在口腔各部位，后者多见于腭部和义齿边缘的前庭沟。

4. 前者组织病理学检查见空泡细胞，后者为炎性乳头状突起。

【治疗要点】

1. 药物治疗。

2. 手术切除。

3. 物理治疗。

4. 心理治疗。

【用药原则】

1. 局部治疗为主，应用药物、物理治疗、手术治疗去除外生性疣。

2. 全身用药为辅,广谱抗病毒治疗,提高免疫力。

【常用药物】

(一)全身用药

1. 免疫增强药

（1）胸腺肽（thymosin）

（2）转移因子（transfer factor）

（3）白细胞介素 -2（interleukin-2）

（4）干扰素（interferon）

2. 抗病毒药

（1）阿昔洛韦（acyclovir）

（2）更昔洛韦（ganciclovir）

(二)局部用药

溶液剂

（1）氯己定溶液（chlorhexidine solution）

（2）复方氯己定溶液（compound chlorhexidine solution）

（3）复方硼砂溶液（compound borax solution）

（4）依沙吖啶溶液（ethacridine solution）

（5）聚维酮碘溶液（povidone iodine solution）

(三)中成药

疣必清冲剂

【用药方案举例】

病例:成人,尖锐湿疣相关口腔表征。

1. 全身用药　由皮肤性病专科医师进行正规的全身治疗。

2. 局部治疗

（1）口腔尖锐湿疣以物理治疗（激光、冷冻、微波等）和手术治疗为主。

（2）术后用 0.05% 氯己定溶液或复方氯己定溶液,含漱,每天 3 次;也可选 1% 聚维酮碘溶液,含漱,每天 3 次。

【预后】

该病易复发,患者术前需做一定心理准备。

【预防】

1. 采取安全的性行为。

2. 不用公用毛巾、浴巾,不在共用的浴缸中泡浴。

3. 追踪患者的性伴侣,进行必要的治疗。

参 考 文 献

1. 中国疾病预防控制中心性病控制中心,中华医学会皮肤性病学分会性病学组,中国医师协会皮肤科医生分会性病亚专业委员会. 梅毒、淋病和生殖道沙眼衣原体感染诊疗指南（2020 年）[J].中华皮肤科杂志.2020;3:168-179.

2. 李兰娟,任红.传染病学[M].9 版.北京:人民卫生出版社,2018.

3. 李凡,徐志凯.医学微生物学[M].9 版.北京:人民卫生出版社,2018.

4. 张学军,郑捷.皮肤性病学[M].9 版.北京:人民卫生出版社,2018.

5. 周刚.口腔黏膜病临床病例精解[M].北京:人民卫生出版社,2016.

第九章　系统疾病口腔表征的药物治疗

第一节　缺铁性贫血

缺铁性贫血（iron deficiency anemia）是机体对铁的吸收障碍、摄入不足或丢失过多等造成体内铁的缺乏，影响血红蛋白的合成而导致的贫血，该病为最常见的一种贫血。

【临床特征】

1. 皮肤、黏膜苍白，毛发干枯脱落，指（趾）甲扁平、脆薄，头晕，乏力，心悸，注意力不集中。

2. 口腔黏膜苍白，以唇、舌、牙龈尤其明显。

3. 黏膜上皮变薄，对外界刺激的敏感性增高，常有异物感、口干、灼痛等。

4. 舌背丝状乳头和菌状乳头萎缩或消失致萎缩性舌炎（图9-1-1）。

【诊断要点】

1. 依据病史、临床表现。

2. 结合实验室检查发现典型的小细胞低色素贫血形态学改变以及缺铁指标的检查结果可确诊。

【治疗要点】

1. 病因治疗。

2. 药物治疗。

【用药原则】

1. 补充足量的铁，恢复体内正常铁的贮存量。

2. 辅以治疗全身性疾病的药物。

3. 口腔局部对症处理。

【常用药物】

本节仅列出治疗缺铁性贫血口腔表征的药物。

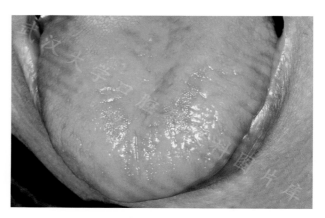

图9-1-1　缺铁性贫血（萎缩性舌炎）
（武汉大学口腔医学院供图）

（一）全身用药

由血液病专科医师进行正规的全身治疗。

（二）局部用药

1. **溶液剂**

（1）氯己定溶液（chlorhexidine solution）

（2）复方氯己定溶液（compound chlorhexidine solution）

（3）碳酸氢钠溶液（sodium bicarbonate solution）

（4）复方硼砂溶液（compound borax solution）

（5）依沙吖啶溶液（ethacridine solution）

2. **糊剂**

（1）制霉菌素糊剂（nystatin paste）

（2）金霉素甘油糊剂（chlortetracycline glycerol paste）

3. 凝胶剂

口干凝胶（dry mouth gel）

4. 其他

（1）制霉菌素混悬液（nystatin suspension）

（2）人工唾液（artificial saliva）

（三）中成药

（1）健脾生血颗粒

（2）芦笋胶囊

【用药方案举例】

病例：成人，缺铁性贫血相关口腔表征。

1. **全身用药**　由血液病专科医师进行正规的全身治疗。

2. **局部用药**

（1）萎缩性舌炎患者：0.05% 氯己定溶液或复方氯己定溶液，含漱，每天 3 次；也可选复方硼砂溶液，1：5 稀释，含漱，每天 3 次。如伴有真菌感染，可选 2%～4% 碳酸氢钠溶液，含漱，每天 3 次；配合 5 万～10 万 U/mL 制霉菌素混悬液，涂敷患处或含漱，每天 3 次。

（2）舌痛明显者：金霉素甘油糊剂，涂敷患处，每天 3 次。

（3）口干明显者：口干凝胶，涂敷舌部，每天 3 次；也可选人工唾液，含服，每天 3～5 次（图 9-1-2）。

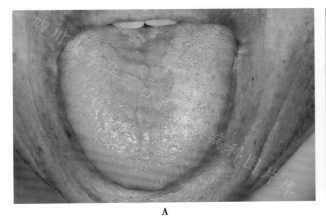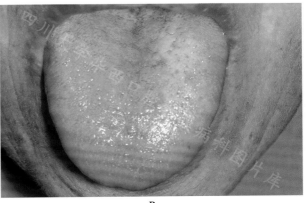

A B

图 9-1-2　缺铁性贫血病
A. 萎缩性舌炎治疗前　B. 治疗 2 周后
（四川大学华西口腔医学院供图）

【预后】

1. 取决于原发病是否能得到较彻底治疗。

2. 该病预后一般良好，经过合理治疗，各项指标可达正常水平。

【预防】

1. 均衡饮食营养，合理搭配。注意摄取含铁丰富且容易吸收的食物，包括瘦肉、鸡鸭血、香菇、木耳、菠菜、大枣、芝麻酱及豆制品等。此外，摄入的食物中如果含有柠檬酸、维生素 C、维生素 A、果糖、山梨醇等，都能促进铁的吸收。

2. 妊娠期和哺乳期妇女注意补充铁剂。

3. 积极治疗各种慢性出血性疾病。

第二节　巨幼细胞贫血

巨幼细胞贫血（megaloblastic anemia）是由维生素 B_{12}、叶酸缺乏所致的一种贫血。在我国以叶酸缺乏所致的巨幼细胞贫血较为多见，以山西、陕西、河南及山东等地多发。

【临床特征】

1. 皮肤、黏膜苍白，具有消化道症状如食欲减退、腹胀、腹泻等。

2. 维生素 B_{12} 缺乏者，常伴有乏力、手足麻木、感觉障碍、行走困难等。

3. 舌背丝状乳头和菌状乳头萎缩消失，舌面发红光滑，可伴味觉功能迟钝或丧失（图 9-2-1）。

4. 口腔黏膜其他部位发红，伴有灼痛。可出现口角炎和溃疡。

5. 因内因子缺乏所致的维生素 B_{12} 吸收障碍而引起的萎缩性舌炎，又称莫列（Moeller）-亨特（Hunter）舌炎。

【诊断要点】

1. 根据病史、临床表现。

2. 实验室检查　周围血象最突出表现为大卵圆形红细胞增多及中性粒细胞核分叶增多。还可结合维生素 B_{12}、叶酸检测进行确诊。

【治疗要点】

1. 病因治疗。

2. 药物治疗。

【用药原则】

1. 补充足够量的维生素 B_{12}、叶酸。

2. 辅以治疗全身性疾病的药物。

3. 口腔局部对症处理。

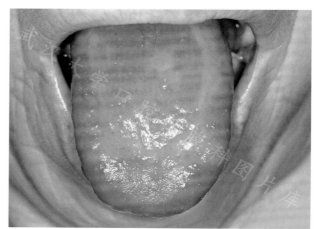

图 9-2-1　巨幼细胞贫血（萎缩性舌炎）
（武汉大学口腔医学院供图）

【常用药物】

本节仅列出治疗巨幼细胞贫血口腔表征的药物。

（一）全身用药

1. 抗真菌药

（1）氟康唑（fluconazole）

（2）伊曲康唑（itraconazole）

（3）特比萘芬（terbinafine）

（4）酮康唑（ketoconazole）

2. 免疫增强药

（1）胸腺肽（thymosin）

（2）匹多莫德（pidotimod）

（3）转移因子（transfer factor）

（4）甘露聚糖肽（mannatide）

（二）局部用药

1. 溶液剂

（1）氯己定溶液（chlorhexidine solution）

（2）复方氯己定溶液（compound chlorhexidine solution）

（3）碳酸氢钠溶液（sodium bicarbonate solution）

（4）复方硼砂溶液（compound borax solution）

（5）依沙吖啶溶液（ethacridine solution）

2．糊剂

（1）制霉菌素糊剂（nystatin paste）

（2）金霉素甘油糊剂（chlortetracycline glycerol paste）

（3）金霉素倍他米松糊剂（chlortetracycline betamethasone paste）

（4）地塞米松糊剂（dexamethasone paste）

3．散剂

（1）西瓜霜粉剂

（2）锡类散

（3）冰硼散

4．口含片

溶菌酶含片（lysozyme buccal tablets）

5．凝胶剂

口干凝胶（dry mouth gel）

6．皮肤制剂

（1）复方酮康唑软膏（compound ketoconazole ointment）

（2）咪康唑软膏（miconazole ointment）

（3）曲安奈德益康唑乳膏（triamcinolone acetonide and econazole cream）

注：皮肤制剂可酌情用于唇部及面部皮损，勿用于口内病损。

【用药方案举例】

病例：成人，巨幼细胞贫血相关口腔表征。

1．**全身用药**　由血液病专科医师进行正规的全身治疗。

2．**局部用药**

（1）萎缩性舌炎

1）消毒防腐制剂：0.05% 氯己定溶液或复方氯己定溶液，含漱，每天 3 次；也可选复方硼砂溶液，1 : 5 稀释，含漱，每天 3 次。

2）抗真菌制剂：2%～4% 碳酸氢钠溶液，含漱，每天 3 次；配合制霉菌素糊剂，涂敷患处，每天 3 次。

3）舌痛明显者：金霉素甘油糊剂，涂敷患处，每天 3 次。

4）口干明显者：口干凝胶，涂敷舌部，每天 3 次；也可选人工唾液，含服，每天 3～5 次。

（2）口角炎

1）消毒防腐制剂：0.05% 氯己定溶液或复方氯己定溶液，湿敷口角，每天 3 次。

2）伴真菌感染者：复方酮康唑软膏，涂敷口角，每天 3 次，勿入口内；也可选咪康唑软膏，涂敷口角，每天 3 次，勿入口内。

（3）复发性口腔溃疡

1）消毒防腐制剂：0.05% 氯己定溶液或复方氯己定溶液，含漱，每天 3 次。

2）糖皮质激素制剂：金霉素倍他米松糊剂或地塞米松糊剂，涂敷患处，每天 3 次；也可选其他含糖皮质激素的口腔制剂。

【预后】

1．该病预后良好，合理治疗及改善营养后，一般可恢复。

2．恶性贫血无法根治者，需终身维持治疗。

3．维生素 B_{12} 缺乏合并神经系统症状者，较难完全恢复。

【预防】

1. 加强营养知识教育，均衡饮食营养，纠正偏食及不恰当的烹调习惯，多摄入新鲜蔬菜及蛋白质丰富的食物。含叶酸丰富的蔬菜有菠菜、油菜、小白菜、西红柿、花生仁、酵母发面食品、豆制品及动物的肝肾等。含维生素 B_{12} 丰富的食物有动物的肝肾、肉类、蛋黄、牛乳、面粉等。

2. 提倡母乳喂养婴儿，合理喂养，及时添加辅食。

3. 孕妇、哺乳期妇女按医嘱补充维生素 B_{12} 和叶酸。

4. 有慢性溶血疾病、慢性感染及恶性肿瘤、骨髓增生性疾病者按医嘱补充叶酸。

第三节　白　血　病

白血病（leukemia）是造血系统的一种恶性肿瘤，主要表现为异常的白细胞及其幼稚细胞（即白血病细胞）在骨髓或其他造血组织中进行性的异常增生，浸润体内各种组织。各型白血病都可出现口腔表现，且常于早期出现，对常规治疗效果欠佳，口腔医师应特别警惕。

【临床特征】

1. 急性白血病，贫血呈进行性发展。

2. 约半数患者以发热为早期表现，常由感染引起。

3. 出血可发生在全身各部位。

4. 全身淋巴结和肝脾肿大，全身各器官出现病变。

5. 慢性白血病，病程较缓慢，患者常有低热、多汗、体重减轻、贫血、出血、脾肿大等症。

6. 口腔最易受侵犯的部位是牙龈，尤以急性型更为明显，主要表现为牙龈明显增生肿大，可伴自发性出血（图 9-3-1）。

7. 口腔黏膜可出现瘀点、瘀斑、血肿。牙龈和口腔黏膜颜色苍白，可发生不规则的溃疡，常不易愈合，易继发感染，发生黏膜坏死。

【诊断要点】

1. 根据典型的病史和临床表现。

2. 结合血象、骨髓象特点可确诊。

【治疗要点】

1. 全身联合化疗。

2. 防治继发感染。

3. 对症药物治疗。

4. 物理疗法。

5. 骨髓移植。

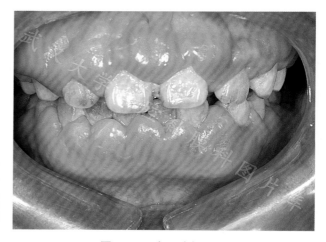

图 9-3-1　白血病（牙龈）
（武汉大学口腔医学院供图）

【用药原则】

1. 按照白血病治疗方案，优先治疗全身病症。

2. 口腔治疗以对症、保守治疗为主，避免不急需的外科处理。

3. 禁用具有刺激性或腐蚀性的药物，避免引起出血和继发感染。

【常用药物】

本节仅列出治疗白血病口腔表征的药物。

（一）全身用药

由血液病专科医师进行正规的全身治疗。

（二）局部用药

1. 促凝血药

（1）凝血酶（thrombin）

（2）吸收性明胶海绵（absorbable gelatin sponge）

2. 溶液剂

（1）复方氯己定溶液（compound chlorhexidine solution）

（2）过氧化氢溶液（hydrogen peroxide solution）

（3）复方硼砂溶液（compound borax solution）

（4）依沙吖啶溶液（ethacridine solution）

（5）聚维酮碘溶液（povidone iodine solution）

3. 糊剂

（1）金霉素甘油糊剂（chlortetracycline glycerol paste）

（2）金霉素倍他米松糊剂（chlortetracycline betamethasone paste）

（3）地塞米松糊剂（dexamethasone paste）

（4）达克罗宁糊剂（dyclonine paste）

【用药方案举例】

病例： 成人，白血病相关口腔表征。

1. **全身用药**　由血液病专科医师进行正规的全身治疗。

2. **局部用药**　对白血病患者进行口腔治疗时，以保守治疗为主，避免不急需的外科处理，禁用具有刺激性或腐蚀性的药物，尽量避免在操作时引起出血和继发感染，否则给患者带来更大痛苦，甚至可致命。保持口腔卫生，对牙周病、牙髓病尽可能姑息治疗。

（1）口腔出血

1）牙龈出血：去除明显刺激物，保持口腔卫生，可用1%～3%过氧化氢溶液，含漱，每天3次。牙龈出血明显者，由口腔专科医生用牙周塞治剂、明胶海绵压迫止血，也可选肾上腺素、凝血酶等。对出血严重者可缝合止血。

2）口腔黏膜瘀点、瘀斑、血疱：可用0.05%氯己定溶液或复方氯己定溶液，含漱，每天3次，预防继发感染。若黏膜自发性出血，可压迫或冷冻止血。若出血严重时，可考虑缝合止血。

3）局部止血无效时，转诊血液科采取全身治疗止血。

（2）单纯疱疹：单纯疱疹是白血病化疗后最常见的口腔感染性疾病。

1）抗病毒药：阿昔洛韦片，口服，400mg/次，每天3次，共5天。

2）消毒防腐制剂：0.05%氯己定溶液或复方氯己定溶液，含漱，每天3次。

3）5%金霉素甘油糊剂，涂敷患处，每天3次；也可选金霉素倍他米松糊剂，涂敷患处，每天3次。

3. **超声雾化治疗**　每天1～2次，共3～6次。

【预后】

该病预后较差，病程长短不等，有的可长达10余年，平均为3～4年。主要死亡原因为骨髓衰竭导致严重贫血、出血、感染。

【预防】

1. 避免接触过多的X射线及其他有害的放射线，对从事放射工作的人员需做好个人防护。孕妇及婴幼儿尤其应注意避免接触放射线。

2. 防治各种感染，特别是病毒感染。

3. 慎用某些药物，如氯霉素、保泰松、某些抗病毒药物、某些抗肿瘤药物及免疫抑制药等。

4. 避免接触某些致癌物质，做好职业防护及监测工作，如生产酚、氯苯、硝基苯、香料、药品、农药、合成纤维、合成橡胶、塑料、染料等职业人员应注意防护。

第四节　血小板减少性紫癜

血小板减少性紫癜（thrombocytopenic purpura）是因外周血中血小板减少或功能异常所致,表现为皮肤、黏膜或内脏,可分为特发性和继发性血小板减少性紫癜,其中特发性的发病率最高。

【临床特征】

1. 全身皮肤瘀点、瘀斑,可有血疱、血肿、鼻出血、月经过多,严重者可有内脏出血,如咯血、呕血、血尿等。

2. 牙龈自发性出血,常为该病的早期表现。刷牙、吮吸、洁牙、拔牙或轻微外伤均可加重出血。

3. 口腔黏膜容易出现瘀点、瘀斑、血肿。血肿溃破后遗留糜烂面（图 9-4-1）。

【诊断要点】

1. 广泛出血累及皮肤、黏膜及内脏。

2. 外周血检查示血小板减少,出血时间延长,凝血时间正常。骨髓象显示巨核细胞发育成熟障碍。

【治疗要点】

1. 药物治疗。

2. 脾切除。

3. 血浆置换、输注血小板等重症患者针对疗法。

【用药原则】

1. 糖皮质激素为首选药物。

2. 口腔治疗以对症、保守治疗为主,避免不急需的外科处理。

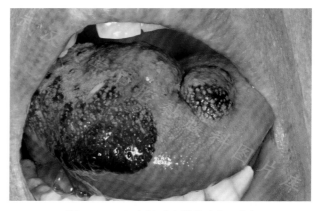

图 9-4-1　血小板减少性紫癜（血疱）
（武汉大学口腔医学院供图）

【常用药物】

本节仅列出治疗血小板减少性紫癜口腔表征的药物。

（一）全身用药

由血液病专科医师进行正规的全身治疗。

（二）局部用药

1. 促凝血药

（1）凝血酶（thrombin）

（2）吸收性明胶海绵（absorbable gelatin sponge）

2. 溶液剂

（1）复方氯己定溶液（compound chlorhexidine solution）

（2）过氧化氢溶液（hydrogen peroxide solution）

（3）复方硼砂含漱液（compound borax solution）

（4）依沙吖啶溶液（ethacridine solution）

（5）聚维酮碘溶液（povidone iodine solution）

3. 糊剂

（1）金霉素甘油糊剂（chlortetracycline glycerol paste）

（2）金霉素倍他米松糊剂（chlortetracycline betamethasone paste）

（3）地塞米松糊剂（dexamethasone paste）

（4）达克罗宁糊剂（dyclonine paste）

【用药方案举例】

病例：成人，血小板减少性紫癜相关口腔表征。

1. **全身用药**　由血液病专科医师进行正规的全身治疗。

2. **局部用药**

（1）牙龈出血：去除明显刺激物，保持口腔卫生，可用1%～3%过氧化氢溶液和0.1%复方氯己定溶液，交替含漱，每天3次。牙龈出血明显者，由口腔专科医生用牙周塞治剂、明胶海绵压迫止血，也可选肾上腺素、凝血酶等。出血严重者可缝合止血。

（2）口腔黏膜瘀点、瘀斑、血疱：可用0.05%复方氯己定溶液或复方氯己定溶液，含漱，每天3次，预防继发感染。若黏膜自发性出血，压迫或冷冻止血。若出血严重时，可考虑缝合止血。

（3）局部止血无效时，转诊血液科采取全身治疗止血。

【预后】

1. 急性原发性血小板减少性紫癜预后良好，病程短，有自愈趋势，约80%患者可缓解，50%患者可在6周内恢复，其余的在半年内可完全恢复，6%～20%可转为慢性，病死率约1%。

2. 慢性者有10%～20%可自愈，多数病程较长，发作期与缓解期交替，有的呈周期性发作，但危及生命者少。而当急性发作时，颅内出血乃是主要致死原因。

【预防】

1. 养成健康生活习惯，规律锻炼，提高机体抵抗力，预防呼吸道感染特别是病毒感染。

2. 急性期或出血量多时，要卧床休息，少活动，消除恐惧紧张心理。

3. 避免外伤、跌倒、碰撞，以免引起出血。

4. 注意口腔卫生，避免口内创伤、出血。

第五节　维生素 B_2 缺乏症

维生素 B_2 缺乏症（vitamin B_2 deficiency）又名核黄素缺乏症，是由于体内维生素 B_2 缺乏而引起的以阴囊炎、口角炎、唇炎、舌炎为主要表现的临床综合征。

【临床特征】

1. 阴囊炎的临床症状为瘙痒、红斑、鳞屑、丘疹，是该病最常见的早期表现。

2. 口腔损害也是早期表现，以口角炎、唇炎和舌炎多见。

3. 病程长者，舌面光滑、发亮，呈萎缩性舌炎。还可出现地图舌、沟纹舌。口腔黏膜可发生溃疡（图9-5-1）。

【诊断要点】

1. 阴囊炎及口角、唇、舌的临床表现。

2. 营养史、饮食、烹调习惯，有慢性胃肠道疾患或长期服抗菌药物等。

3. 实验室检查有助于诊断。

4. 治疗性诊断　经维生素 B_2 治疗后疗效显著。

【治疗要点】

1. 药物治疗。

2. 营养调节。

【用药原则】

1. 积极治疗相关的全身性疾病。

2. 全身治本，补充维生素 B_2。

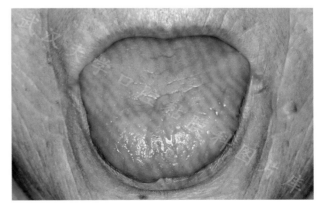

图9-5-1　维生素 B_2 缺乏症（口角炎和舌炎）

（武汉大学口腔医学院供图）

3. 口腔局部对症治疗,减轻症状。

【常用药物】

(一)全身用药

维生素类药

1. 维生素 B_2(vitamin B_2)

2. 复合维生素 B(vitamin B complex)

(二)局部用药

1. 溶液剂

(1)氯己定溶液(chlorhexidine solution)

(2)碳酸氢钠溶液(sodium bicarbonate solution)

(3)复方硼砂溶液(compound borax solution)

(4)依沙吖啶溶液(ethacridine solution)

(5)聚维酮碘溶液(povidone iodine solution)

2. 糊剂

(1)制霉菌素糊剂(nystatin paste)

(2)金霉素甘油糊剂(chlortetracycline glycerol paste)

(3)金霉素倍他米松糊剂(chlortetracycline betamethasone paste)

(4)地塞米松糊剂(dexamethasone paste)

3. 散剂

(1)西瓜霜粉剂

(2)锡类散

(3)冰硼散

4. 口含片

溶菌酶含片(lysozyme buccal tablets)

5. 凝胶剂

口干凝胶(dry mouth gel)

6. 皮肤制剂

(1)复方酮康唑软膏(compound ketoconazole ointment)

(2)咪康唑软膏(miconazole ointment)

注:皮肤制剂可酌情用于唇部和口角病损,勿用于口内病损。

【用药方案举例】

病例:成人,维生素 B_2 缺乏症相关口腔表征。

1. 全身用药

(1)维生素 B_2 片,口服,5mg/次,每天 3 次。一般坚持服用至症状基本消退。

(2)复合维生素 B 片,口服,2 片/次,每天 3 次。

2. 局部用药

(1)萎缩性舌炎

1)消毒防腐制剂:0.05% 氯己定溶液或复方氯己定溶液,含漱,每天 3 次。

2)抗真菌制剂:2%～4% 碳酸氢钠溶液,含漱,每天 3 次;配合制霉菌素糊剂,涂敷患处,每天 3 次。

3)舌痛明显者:金霉素甘油糊剂,涂敷患处,每天 3 次。

4)口干明显者:口干凝胶,涂敷舌部,每天 3 次;也可选人工唾液,含服,每天 3～5 次。

(2)唇炎、口角炎

1）0.05%氯己定溶液或复方氯己定溶液,湿敷唇部,每天3次。

2）口角糜烂伴真菌感染者:复方酮康唑软膏,涂敷唇部及口角,每天3次,勿入口内;也可选咪康唑软膏,涂敷唇部及口角,每天3次,勿入口内。

【预后】

该病预后良好。注意食物中维生素的均衡搭配,可防止复发。

【预防】

1. 均衡饮食营养,调整饮食结构,多进食富含核黄素的食物,如牛奶、鸡蛋、瘦肉、豆类等。采用科学的烹调方法。

2. 积极治疗消化不良、腹泻等疾病,加强胃肠道的吸收功能。

第六节 烟酸缺乏症

烟酸缺乏症(nicotinic acid deficiency)又名糙皮病(pellagra)。原发性缺乏症通常发生在以玉米为主食的地区,继发性缺乏症见于慢性腹泻、肝硬化、结核病、酒精中毒者。

【临床特征】

1. 双侧对称性皮炎,多见于暴露部位,与光敏感有关,表现为红斑、水疱、脱屑、裂纹等损害。

2. 可出现精神神经症状,表现为神经衰弱、注意力不集中等。

3. 早期舌尖及舌缘发红,菌状乳头充血水肿,其后全舌、其他口腔黏膜、咽部发红,可发生表浅溃疡。病程较长者,舌乳头萎缩,舌面发红、光亮,可有灼痛、刺激痛(图9-6-1)。

4. 消化系统症状表现为消化道灼热感、食管炎、腹部不适,可出现腹泻、恶心、呕吐。

【诊断要点】

1. 营养不良史。

2. 全身及口腔临床表现。

3. 结合实验室检查有助于诊断。

【治疗要点】

1. 药物治疗。

2. 营养调节。

【用药原则】

1. 积极治疗相关的全身性疾病。

2. 补充烟酸和烟酰胺。

3. 口腔局部对症治疗,减轻症状。

【常用药物】

（一）全身用药

维生素类药

1. 烟酰胺(nicotinamide)

2. 复合维生素B(vitamin B complex)

3. 复方核黄素(compound riboflavin)

4. 多维元素(multivitamin and minerals)

（二）局部用药

1. 溶液剂

（1）氯己定溶液(chlorhexidine solution)

（2）复方硼砂溶液(compound borax solution)

（3）依沙吖啶溶液(ethacridine solution)

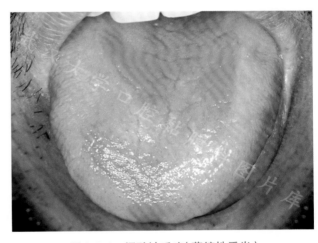

图9-6-1 烟酸缺乏症(萎缩性舌炎)

(武汉大学口腔医学院供图)

（4）过氧化氢溶液（hydrogen peroxide solution）

（5）聚维酮碘溶液（povidone iodine solution）

2. 糊剂

（1）制霉菌素糊剂（nystatin paste）

（2）金霉素甘油糊剂（chlortetracycline glycerol paste）

（3）达克罗宁糊剂（dyclonine paste）

3. 凝胶剂

口干凝胶（dry mouth gel）

【用药方案举例】

病例：成人，烟酸缺乏症相关口腔表征。

1. 全身用药

（1）烟酰胺片，口服，50～100mg/次，每天3次。

（2）复合维生素B片，口服，2片/次，每天3次。

2. 局部用药

（1）消毒防腐制剂：0.05%氯己定溶液或复方氯己定溶液，含漱，每天3次。

（2）抗真菌制剂：2%～4%碳酸氢钠溶液，含漱，每天3次；配合制霉菌素糊剂或混悬液，涂敷患处或含漱，每天3次。

（3）舌痛明显者：达克罗宁糊剂，涂敷患处，每天3次。

（4）口干明显者：口干凝胶，涂敷舌部，每天3次；也可选人工唾液，含服，每天3～5次。

【预后】

1. 该病预后较好。

2. 该病并发症较多，恢复所需时间较长。

【预防】

1. 均衡饮食营养，调整饮食结构，多食用含有丰富烟酸和色氨酸的食物，如牛肉、羊肉、猪肉、鱼、花生、黄豆、米等。以玉米为主食的地区，可在玉米粉中加入0.6%的碳酸氢钠，烹煮后结合型的烟酸可转化为游离型易为人体利用。在玉米中加入10%黄豆可使其氨基酸比例改善，也可达到预防烟酸缺乏的目的。

2. 避免长期酗酒。

3. 治疗原发性全身疾病，排除药物影响。

第七节　维生素C缺乏症

维生素C缺乏症（vitamin C deficiency）也称坏血病（scurvy）。维生素C（抗坏血酸）是胶原蛋白形成所必需的，它有助于保持结缔组织、骨样组织等间质物质的完整性。

【临床特征】

1. 可先出现倦怠、衰弱、烦躁、体重下降及骨关节和肌肉隐痛。

2. 皮肤出现瘀点、瘀斑。内脏也可能有出血现象，表现为血尿、便血、月经过多等。

3. 牙龈出血、牙龈炎是早期出现的典型表现。牙龈肿胀肥大、松软，呈暗紫色，轻探易出血，牙龈表面可出现糜烂。已有牙周炎的患者，在短期内可出现牙松动、脱落。

【诊断要点】

1. 营养不良史。

2. 全身及口腔的临床表现。

3. 结合实验室检查有助于诊断。

4. 治疗性诊断 经维生素 C 治疗后见效迅速。

【治疗要点】

1. 药物治疗。

2. 营养调节。

【用药原则】

1. 积极治疗相关的全身性疾病。

2. 补充维生素 C。

3. 口腔局部对症治疗，减轻症状。

【常用药物】

（一）全身用药

1. 维生素类药

（1）维生素 C（vitamin C）

（2）多维元素（multivitamin and minerals）

2. 促凝血药

（1）氨甲苯酸（aminomethylbenzoic acid）

（2）酚磺乙胺（etamsylate）

（3）巴曲酶（hemocoagulase）

（二）局部用药

1. 促凝血药

（1）凝血酶（thrombin）

（2）吸收性明胶海绵（absorbable gelatin sponge）

2. 溶液剂

（1）氯己定溶液（chlorhexidine solution）

（2）过氧化氢溶液（hydrogen peroxide solution）

（3）复方硼砂溶液（compound borax solution）

（4）依沙吖啶溶液（ethacridine solution）

（5）聚维酮碘溶液（povidone iodine solution）

【用药方案举例】

病例： 成人，维生素 C 缺乏症相关口腔表征。

1. 全身用药 维生素 C 片，口服，100mg/ 次，每天 3 次。如患者胃肠道吸收不良时，可予维生素 C 注射液，肌内或静脉注射，100～250mg/ 次，每天 1 次。症状明显好转时，减至 50～100mg/ 次，口服，每天 3 次。

2. 局部用药

（1）牙龈出血：去除明显刺激物，保持口腔卫生，可用 1%～3% 过氧化氢溶液，含漱，每天 3 次。牙龈出血明显者，由口腔专科医生用牙周塞治剂、明胶海绵压迫止血，也可选肾上腺素、凝血酶等。出血严重者可缝合止血。

（2）口腔黏膜瘀点、瘀斑、血疱：可用 0.05% 氯己定溶液或复方氯己定溶液，含漱，每天 3 次，预防继发感染。若黏膜自发性出血，压迫或冷冻止血。若出血严重时，可考虑缝合止血。

【预后】

1. 该病成人预后良好，一般可恢复到正常状态。

2. 生长期儿童在硬组织发育中可能留下后遗症。

【预防】

1. 均衡饮食营养,调整饮食结构,多食用含有丰富维生素 C 的食品,改进烹调方法,减少维生素 C 的损失,在感染、外伤、手术时,应增加维生素 C 的供给。在新鲜蔬菜和水果中维生素 C 含量很高,如西红柿、苦瓜、菜花、猕猴桃、橙子等。

2. 鼓励母乳喂养婴儿,改善乳母营养,保证乳液中有丰富的维生素 C,及时添加含维生素 C 的辅助食品,特别是对人工喂养的婴儿,应及早添加菜汤、果汁等食品。

第八节　糖　尿　病

糖尿病(diabetes mellitus)是一种以血糖升高为特征的最常见的内分泌代谢综合征,分原发性与继发性两类,以前者居多。随着生活水平提高、人口老龄化以及肥胖发生率增加,糖尿病的发病率呈逐年上升趋势。

【临床特征】

1. 典型"三多一少"症状　多食、多饮、多尿和体重减轻。

2. 并发症较多。久病者常伴发心脑血管、肾、眼及神经系统等病变。病情加重或应激时,可发生酮症酸中毒、高渗昏迷、乳酸酸中毒等危象。

3. 反复发作的牙龈炎或牙周炎,表现为牙龈肿胀,易出血,牙周脓肿,牙松动、脱落。

4. 唾液少而黏稠,口腔黏膜干燥,患者常感黏膜灼痛、口干及味觉异常。易伴发细菌和真菌感染,创口愈合迟缓(图 9-8-1)。

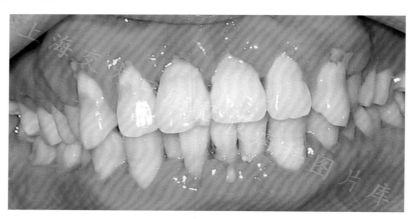

图 9-8-1　糖尿病(牙周脓肿)
(上海交通大学医学院附属第九人民医院供图)

【诊断要点】

1. 病史和典型的临床表现。

2. 实验室检查如血糖、尿糖、糖耐量试验有助于确诊。

【治疗要点】

1. 饮食治疗。

2. 药物治疗。

3. 运动治疗。

【用药原则】

1. 全身治疗,控制血糖水平。

2. 口腔局部对症治疗,减轻症状。

3. 辅以治疗和预防全身性并发症的药物。

【常用药物】

本节仅列出治疗糖尿病口腔表征的药物。

（一）全身用药

由糖尿病专科医师进行正规的全身治疗。

（二）局部用药

1. 含漱剂

（1）氯己定溶液（chlorhexidine solution）

（2）复方硼砂含漱液（compound borax solution）

（3）过氧化氢溶液（hydrogen peroxide solution）

（4）依沙吖啶溶液（ethacridine solution）

（5）聚维酮碘溶液（povidone iodine solution）

2. 糊剂

（1）制霉菌素糊剂（nystatin paste）

（2）金霉素甘油糊剂（chlortetracycline glycerol paste）

（3）达克罗宁糊剂（dyclonine paste）

3. 口含片

甲硝唑口颊片（lysozyme buccal tablets）

4. 软膏剂

米诺环素软膏（minocycline hydrochloride ointment）

5. 皮肤制剂

（1）复方酮康唑软膏（compound ketoconazole ointment）

（2）咪康唑软膏（miconazole ointment）

注：皮肤制剂可酌情用于唇部和口角病损，勿用于口内病损。

【用药方案举例】

病例：成人，糖尿病相关口腔表征。

1. 全身用药　由糖尿病专科医师进行正规的全身治疗。

2. 局部用药

（1）牙周病

1）对于血糖控制不佳或有严重并发症的糖尿病患者，一般只进行应急的牙周治疗，如急性牙周脓肿，同时给予抗生素控制感染。对经过积极治疗已控制血糖的糖尿病患者，可按常规施以牙周治疗。就诊尽量安排在上午（早餐及服药后 1.5 小时），治疗过程中要观察有无低血糖出现，还应减轻其疼痛及紧张心情，因为内源性肾上腺素的分泌可能增加对胰岛素的需求。病情较重者可预防性使用抗生素。

2）用 3% 过氧化氢溶液、0.2% 氯己定溶液或复方氯己定溶液交替冲洗或含漱，每天 3 次。

3）牙周缓释制剂：2% 米诺环素软膏，放入牙周袋内，每周 1 次；也可选甲硝唑棒，放入牙周袋内，每天 1 次。

4）对此类患者应特别强调自身的菌斑控制及定期复查，以维持疗效。

（2）口腔念珠菌病

1）抗真菌制剂：2%～4% 碳酸氢钠溶液，含漱，每天 3 次；配合制霉菌素糊剂，涂敷患处，每天 3 次。

2）口角糜烂者：复方酮康唑软膏，涂敷口角，每天 3 次，勿入口内；也可选咪康唑软膏，涂敷口角，每天 3 次，勿入口内。

【预后】

1. 糖尿病是一种尚不能根治但可以良好控制的疾病，运用现在的治疗方法，绝大多数患者可以如正常人一样生活、工作。一般情况下,发病年龄愈大,预后愈好;2 型糖尿病一般要比 1 型糖尿病预后好。

2. 坚持合理治疗,坚持饮食控制,预后较好。

【预防】

1. 养成健康的生活习惯,不暴饮暴食,不熬夜、过劳。

2. 不吸烟,少饮酒,合理膳食,少摄入盐。

3. 适量运动锻炼可改善糖尿病患者的病情及防止肥胖。

参 考 文 献

1. 中国老年糖尿病诊疗指南(2021 年版)[J].中华老年医学杂志.62021;40(1):1-33.

2. 中国营养学会工作组.缺铁性贫血营养防治专家共识[J].营养学报.2019;41(5):417-426.

3. FARAH C S, BALASUBRAMANIAM R, MCCULLOUGH M J. Contemporary oral medicine:A comprehensive approach to clinical practice[M]. Springer Nature Switzerland AG. 2019.

4. MATSUMOTO M, FUJIMURA Y, WADA H, et al. Diagnostic and treatment guidelines for thrombotic thrombocytopenic purpura(TTP)2017 in Japan[J]. Int J Hematol. 2017;106(1):3-15.

5. 周刚.口腔黏膜病临床病例精解[M].北京:人民卫生出版社,2016.

第十章 综合征和肉芽肿性疾病的药物治疗

第一节 灼口综合征

灼口综合征（burning mouth syndrome，BMS）是指发生在口腔黏膜、以烧灼样疼痛感觉为主诉的一组症候群，不伴明显的临床病变体征。由于大多数病例都以舌灼痛为主要表现，故又称舌痛症（glossdynia）。该病发病因素复杂，可能与局部刺激因素（残冠残根、不良修复体、念珠菌感染等）、系统性因素（更年期综合征、全身性疾病、维生素和微量元素缺乏等）以及精神神经因素等密切相关。该病发病率约为 0.5%～15%，在更年期或绝经期前后期的妇女中发病率最高。

【临床特征】

1. 临床症状与体征明显不符　患者口腔灼痛症状明显，但临床检查无明显阳性体征。

2. 伴随症状多样化　可伴有口干、麻木感、味觉改变等症状。

3. 症状变化可有规律和节律　如晨起症状较轻，午后加重；在进食、说话或注意力转移时症状减轻或消失。

4. 灼痛部位多样化　舌尖、舌缘、舌根、唇、腭都可出现灼痛。

5. 病程较长，呈慢性迁延状态。

【诊断要点】

1. 多见于更年期女性，特别是患有更年期综合征者。

2. 舌部或其他部位烧灼样疼痛等异常症状，当注意力转移时疼痛减轻或消失。

3. 临床检查无阳性体征。

4. 多有烦躁、焦虑、失眠等伴随症状。

【治疗要点】

1. 去除局部刺激因素。

2. 心理疏导。

3. 药物治疗。

4. 物理治疗。

5. 系统性疾病的治疗。

【用药原则】

1. 全身针对可能存在的病因用药。

2. 局部尽量不用或少用药物，必要时宜用温和、无刺激的药物。

【常用药物】

（一）全身用药

1. 抗焦虑药

（1）艾司唑仑（estazolam）

（2）阿普唑仑（alprazolam）

（3）地西泮（dazepam）

（4）氯硝西泮（clonazepam）

2．维生素及微量元素类药

（1）α-硫辛酸（alpha lipoic acid）

（2）甲钴胺（mecobalamine）

（3）谷维素（oryzanol）

（4）维生素 B_2（vitamin B_2）

（5）维生素 E（vitamin E）

3．雌激素

（1）己烯雌酚（diethylstilbestrol）

（2）尼尔雌醇（nilestriol）

（二）局部用药

1．溶液剂

（1）碳酸氢钠溶液（sodium bicarbonate solution）

（2）复方硼砂溶液（compound borax solution）

2．凝胶剂

芦荟凝胶（aloe vera gel）

（三）中成药

1．芦笋胶囊

2．知柏地黄丸

3．六味地黄丸

4．复方丹参滴丸

【用药方案举例】

病例：灼口综合征。病情描述：中年女性，肝肾功能正常。

1．首要措施

（1）耐心解释病情，心理疏导，缓解紧张焦虑或恐癌情绪，让患者正确认识和对待该病，克服过度检查和用药心理。

（2）尽量去除口腔局部的各类刺激因素，如牙周炎症、残冠、残根、不良修复体等。

2．全身用药

（1）谷维素 + 维生素 B_2（核黄素）+ 维生素 E 联合疗法（即谷 - 核 -E 联合疗法）：谷维素片，口服，10mg/ 次，每天 3 次；维生素 B_2 片，口服，10mg/ 次，每天 3 次；维生素 E 丸，口服，100mg/ 次，每天 1 次。也可根据患者个体情况酌情调配其他维生素和微量元素制剂。

（2）雌激素：如果患者有明显的更年期症状，建议到妇科做雌激素水平检测，在妇科医师的指导下选用雌激素类药。

（3）抗焦虑药及抗抑郁药：如果患者失眠、过度焦虑、抑郁，建议在神经内科或心理专科医师指导下选用抗焦虑药或抗抑郁药。

（4）中成药：酌情选用芦笋胶囊，口服，0.6g/ 次，每天 2～3 次；也可选六味地黄丸或知柏地黄丸或复方丹参滴丸。

3．局部用药　抗真菌制剂：若伴念珠菌感染者，2%～4% 碳酸氢钠溶液，含漱，每天 3 次；配合制霉菌素糊剂，涂敷患处，每天 3 次。

4．物理治疗

（1）生物反馈疗法：隔天 1 次，5～10 次为 1 个疗程。

（2）毫米波治疗：每天1次,5～10次为1个疗程。

【预后】

1. 该病预后良好,但病程较长,反复迁延,给患者带来较大的精神负担。

2. 若及时对因治疗和心理疏导,特别是缓解患者的更年期症状,将有利该病的缓解。

【预防】

1. 积极治疗全身性疾病及口腔疾患,保持口腔卫生。

2. 保持乐观的生活态度,放松心情,克服恐癌心理。

3. 患有更年期综合征妇女的家属要尽量理解、关怀患者。

4. 改正频繁对镜伸舌自检的不良习惯。

第二节　干燥综合征

干燥综合征(Sjögren syndrome,SS)又称舍格伦综合征,是一种慢性淋巴组织增生性自身免疫性疾病,以外分泌腺的进行性破坏、口干、眼干并伴发各种自身免疫性疾病为其特点。该病病因尚不明确,可能与遗传、病毒感染、外源性化学物质刺激等因素有关。该病分为原发性和继发性两类,中老年女性好发。

【临床特征】

1. 口干,口腔黏膜湿润度差,口底无唾液(图10-2-1)。

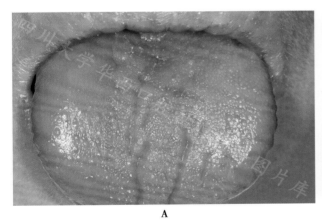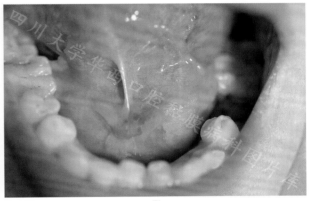

图 10-2-1　干燥综合征

A. 唇舌干燥　B. 口底无唾液

（四川大学华西口腔医学院供图）

2. 眼干,少泪或无泪。

3. 三对大唾液腺肿大,挤压腺体,导管口唾液分泌量少或无。

4. 部分患者可表现鼻干、喉干、皮肤干燥等呼吸道、皮肤外分泌腺受累症状。

5. 部分患者伴有类风湿性关节炎、系统性红斑狼疮等结缔组织疾病。

【诊断要点】

根据2016年美国风湿病学会(ACR)/欧洲抗风湿病联盟(EULAR)制定的原发性干燥综合征(pSS)分类标准可作出诊断,该分类标准如下。

1. 纳入标准　至少有眼干或口干症状之一者,即下述至少一项为阳性。

（1）每日感到不能忍受的眼干,持续3个月以上;

（2）眼中反复沙砾感;

（3）每日需用人工泪液3次或3次以上;

（4）每日感到口干,持续3个月以上;

（5）吞咽干性食物需频繁饮水帮助。

或在 EULAR 的 SS 疾病活动度指数（ESSDAI）问卷中出现至少一个系统阳性的可疑 SS 者。

2. 排除标准 患者出现下列疾病，因可能有重叠的临床表现或干扰诊断试验结果，应予以排除：

（1）头颈部放疗史；

（2）活动性丙型肝炎病毒感染；

（3）艾滋病；

（4）结节病；

（5）淀粉样变性；

（6）移植物抗宿主病；

（7）IgG4 相关性疾病。

3. 适用于任何满足上述纳入标准并除外排除标准者，且下述 5 项评分总和≥4 者诊断为 pSS。

（1）唇腺灶性淋巴细胞浸润，且灶性指数≥1 个灶 /4mm²，为 3 分；

（2）血清抗 SSA 抗体阳性，为 3 分；

（3）至少单眼角膜染色计分（OSS）≥5 或 Van Bijsterveld 评分≥4 分为 1 分；

（4）至少单眼泪液分泌试验（Schirmer 试验）≤5mm/5min，为 1 分；

（5）未刺激的全唾液流率≤0.1mL/min（Navazesh 和 Kumar 测定法），为 1 分。

常规使用胆碱能药物者应充分停药后再行上述（3）、（4）、（5）项评估口、眼干燥的检查。

4. 该标准的敏感性为 96%，特异性为 95%，在诊断标准的验证分析及临床试验的入组中均适用。

【鉴别诊断要点】

干燥综合征与口干症鉴别要点

1. 前者属自身免疫性疾病，后者为一种临床症状，与系统疾病、药物、精神焦虑等多因素有关。

2. 前者口腔黏膜干燥，唾液腺分泌功能减退，后者口腔黏膜干燥程度不一，唾液腺分泌功能可减退，也可为正常。

3. 前者唇腺组织病理可见淋巴细胞浸润灶，后者无明显异常。

4. 前者难自愈，后者在去除诱发因素后口干症状可减轻。

【治疗要点】

1. 药物治疗。

2. 物理治疗。

3. 心理疏导。

4. 手术治疗。

【用药原则】

1. 非系统受累者（non-systemic involved SS, NSI-SS），对症治疗，缓解口干症状，防止继发感染。

2. 若伴系统受累者，则全身使用糖皮质激素或与其他免疫抑制类药联合应用。

3. 需与眼科、风湿免疫专科及内科协同检查治疗。

【常用药物】

（一）全身用药

1. M₃ 受体激动剂

（1）毛果芸香碱（pilocarpine）

（2）茴三硫（anethol trithione）

（3）西维美林（cevimeline）

2. **糖皮质激素**

（1）泼尼松（prednisone）

（2）甲泼尼龙（methylprednisolone）

3. 免疫抑制药

（1）羟氯喹（hydroxychloroquine）

（2）沙利度胺（thalidomide）

（3）来氟米特（leflunomide）

（4）硫唑嘌呤（azathioprine）

（5）甲氨蝶呤（methotrexate）

（6）环磷酰胺（cyclophosphamide）

（7）环孢素（ciclosporin）

4. 免疫增强药

（1）胸腺肽（thymosin）

（2）转移因子（transfer factor）

（3）重组人干扰素（recombinant human interferon）

5. 祛痰药

（1）溴己新（bromhexine）

（2）氨溴索（ambroxol）

（二）局部用药

1. 唾液替代品

（1）人工唾液（artificial saliva）

（2）口干凝胶（dry mouth gel）

2. 溶液剂

（1）碳酸氢钠溶液（sodium bicarbonate solution）

（2）氯己定溶液（chlorhexidine solution）

（3）复方氯己定溶液（compound chlorhexidine solution）

（4）复方硼砂溶液（compound borax solution）

（5）聚维酮碘溶液（povidone iodine solution）

3. 糊剂

（1）制霉菌素糊剂（nystatin paste）

（2）金霉素甘油糊剂（chlortetracycline glycerol paste）

（三）中成药

1. 雷公藤总苷片（tripterygium glycosides tablets）

2. 白芍总苷胶囊（total glucosides of paeony capsules）

3. 芦笋胶囊

4. 六味地黄丸

5. 知柏地黄丸

【用药方案举例】

病例1：干燥综合征。病情描述：成人，无系统累及，全身情况良好。

1. 全身用药

（1）M_3 受体激动剂：毛果芸香碱片，口服，4mg/ 次，每天 2～3 次；也可选茴三硫片，口服，25mg/次，每天 3 次。

（2）酌情选用中成药：芦笋胶囊，口服，0.3～0.6g/ 次，每天 2～3 次，1 个月为 1 个疗程；也可选六味地黄丸或知柏地黄丸。

2. 局部用药

（1）唾液代用品：人工唾液，口干时用；也可选口干凝胶，涂敷舌部，每天 3 次。

（2）抗真菌制剂：若有念珠菌感染征象，可选用2%～4%碳酸氢钠溶液，含漱，每天3次；配合制霉菌素糊剂，涂敷患处，每天3次。

病例2： 干燥综合征。病情描述：成人，有类风湿关节炎等系统累及，全身情况较差。

1. **全身用药** 因损害累及全身各系统，病情较严重，应将患者及时转诊风湿免疫专科进行全身治疗。

2. **局部用药**

（1）唾液代用品：人工唾液，口干时用；也可选口干凝胶，涂敷舌部，每天3次。

（2）抗真菌制剂：若有念珠菌感染征象，可选用2%～4%碳酸氢钠溶液，含漱，每天3次；配合制霉菌素糊剂，涂敷患处，每天3次。

【家庭简便用药】

1. 鲜芦笋，水煎，口干时多次少量饮。

2. 红参、麦冬、五味子适量，泡水，口干时多次少量饮。

【预后】

1. 慢性病程，大多数病变为良性且局限于唾液腺和（或）泪腺。

2. 该病发生恶性淋巴增殖的危险性较正常人群高。

【预防】

1. 目前尚无有效的预防措施，做到早发现，早诊断，早治疗。

2. 养成健康的生活习惯，规律锻炼，均衡饮食营养，增强体质，尽量避免罹患病毒感染性疾病。

3. 避免接触外源性化学物质，如硅酮、毒性油和特殊药物等。

4. 有遗传因素者，可进行遗传咨询。

第三节 皮肤黏膜淋巴结综合征

皮肤黏膜淋巴结综合征（mucocutaneous lymph node syndrome，MCLS）又称川崎病（Kawasaki disease，KD）或川崎症候群（Kawasaki Syndrome，KS），是一种急性血管炎综合征，以发热、皮疹、黏膜损害、淋巴结肿大、全身性血管病变为其特点，严重者影响心脏功能，甚至导致死亡。该病病因不明，可能与感染、遗传、免疫反应、环境污染等因素有关。好发于5岁以下儿童，目前已取代风湿热成为儿童获得性心血管病的首要原因。

【临床特征】

1. 婴幼儿患者，急性发病。

2. 持续性高热（＞5天），抗生素、退热药治疗无效。

3. 多形性皮疹。

4. 手足红肿，指（趾）端膜样脱皮，肛周脱皮。

5. 口咽黏膜弥漫性充血，舌菌状乳头充血肿大呈草莓舌（图10-3-1）。

6. 眼结膜充血，但无脓性分泌物或流泪。

7. 颈部非化脓性淋巴结肿大，直径＞1.5cm。

8. 心脏和血管病变。

【诊断要点】

根据我国2006年川崎病诊断建议可作出诊断，简述如下。

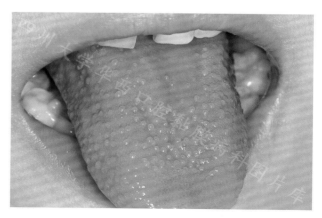

图10-3-1 皮肤黏膜淋巴结综合征（草莓舌）
（四川大学华西口腔医学院供图）

1. 典型 KD

（1）发热≥5 天（部分病例受治疗干扰可不足 5 天）；具有以下 5 项中的 4 项者：①双侧球结膜充血；②口唇及口腔黏膜发红；③肢端改变（急性期表现为肿胀，恢复期表现为脱屑）；④皮疹；⑤非化脓性颈淋巴结肿大，即可确诊。

（2）如具备除发热以外 3 项表现，有明确冠状动脉病变者，亦可诊断。

（3）强调任何 KD 诊断标准并非特异，一定要除外引起各项临床表现的其他疾病。此外，各项临床表现并非同时出现，应动态观察，以助诊断。

2. 不完全 KD

（1）年龄≥6 个月，发热≥5 天，具有至少 2 项 KD 主要临床表现，炎症反应指标明显升高，除外其他疾病者，可疑诊。如出现冠状动脉病变者可确诊。

（2）如发热持续又不满足超声心动图和实验室指标者，应除外其他疾病。

（3）年龄＜6 个月，若发热持续不退，有炎症反应证据存在，排除其他疾病，发现明确冠状动脉病变者可诊断。

（4）强调应注意卡介苗接种处红斑、硬结、前葡萄膜炎、胆囊肿大、恢复期肛周脱屑等重要表现以辅助诊断。

【鉴别诊断要点】

皮肤黏膜淋巴结综合征与多形红斑鉴别要点

1. 前者好发于婴幼儿，后者好发于成人。

2. 前者持续性高热，后者一般不发热或低热。

3. 前者黏膜损害无渗出及假膜，后者口腔黏膜糜烂、假膜覆盖。

4. 前者的皮疹不出现水疱和结痂，后者皮肤有疱性损害。

5. 前者肢体水肿、脱皮，后者无。

6. 前者多伴心血管病变，后者无。

【治疗要点】

1. 药物治疗。

2. 支持对症治疗。

3. 手术治疗。

【用药原则】

1. 及时转诊儿童医院心内专科接受正规治疗，避免引起心血管损害，导致严重后遗症。

2. 控制全身血管炎性反应，防止或减轻心血管，尤其是冠状动脉病变。

3. 局部对症处理，保持口腔卫生，防治继发感染。

【常用药物】

本节仅列出治疗皮肤黏膜淋巴结综合征口腔表征的药物。

（一）全身用药

由儿童医院心内专科医师进行全身治疗。

（二）局部用药

1. 溶液剂

（1）氯己定溶液（chlorhexidine solution）

（2）复方氯己定溶液（compound chlorhexidine solution）

（3）氯化钠溶液（sodium chloride solution）

2. 糊剂

（1）金霉素甘油糊剂（chlortetracycline glycerol paste）

（2）金霉素倍他米松糊剂（chlortetracycline betamethasone paste）

（3）地塞米松糊剂（dexamethasone paste）

3. 散剂

（1）西瓜霜粉剂

（2）锡类散

【用药方案举例】

病例： 皮肤黏膜淋巴结综合征。病情描述：儿童，肝肾功能正常。

（一）全身用药

由儿童医院心内专科医师进行全身治疗。

（二）局部用药

1. 0.9%氯化钠溶液，清洗患儿口腔，每天3次。

2. 西瓜霜粉剂，撒涂患处，每天3次。

3. 唇皲裂者　0.05%氯己定溶液或复方氯己定溶液，稀释后湿敷，每天3次。

【预后】

1. 大多数病例有自限性，预后良好。

2. 冠状动脉损害成为成年后冠状动脉粥样硬化的危险因素。

3. 少数病例由于冠状动脉瘤、血栓闭塞或心肌炎导致死亡，甚至在恢复期也可发生猝死。

【预防】

1. 目前尚无确切预防措施。

2. 加强饮食营养，增强儿童体质。

3. 早诊断，规范治疗，长期随访。

4. 定期复查心电图、超声心动图，在发病后3～5年内随访，病后1～2年内每3～6个月复查一次，以后每年一次。有冠状动脉病变者长期随访。

5. 适当限制患儿参与剧烈的户外活动。

第四节　梅‐罗综合征

梅‐罗综合征（Melkersson-Rosenthal syndrome）是一种复杂的神经‐皮肤‐黏膜疾病，以复发性口面部肿胀、间歇性面瘫、裂舌三联征为其特点，又称唇肿、面瘫、裂舌三联症。其中，肉芽肿性唇炎被认为是梅‐罗综合征的单症状型。该病病因不明，可能与免疫（局部免疫功能异常）、遗传、感染、变态反应、自主神经调节的血管舒缩紊乱、食物敏感性等因素有关。该病无性别和种族差异，好发于年轻人。

【临床特点】

1. 反复发作的口面部渐进性肿胀，以唇肥厚肿胀为主，似肉芽肿性唇炎，还可累及颊、舌、腭、龈、鼻、颏部、眼睑、前额等部位。

2. 沟纹舌，可能有遗传倾向（图10-4-1）。

3. 间歇性周围性面瘫，继而可发展成永久性面瘫。某些病例中枢神经系统也可受累。

4. 除上述三联体征外，部分患者还可出现单侧或双侧感觉神经、运动神经或自主神经功能失调等次要体征。

【诊断要点】

1. 完全型　具备典型的三联征。

2. 不完全型　只有三联征中的任何两种或只有一种体征但病理组织检查发现非干酪样坏死性肉芽肿。

3. 有学者提出新分类法，将梅‐罗综合征分为完全型、单症状型、不全症状型、试验性、不排除等5型。

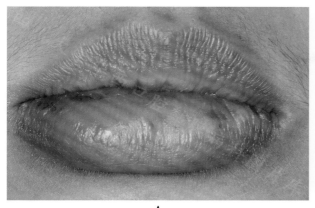
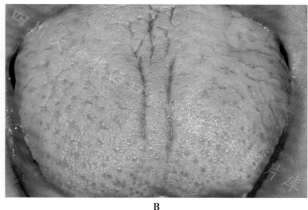

A
B

图 10-4-1 梅 - 罗综合征
A. 肉芽肿性唇炎 B. 沟纹舌
（四川大学华西口腔医学院供图）

【鉴别诊断要点】

1. 梅 - 罗综合征的唇肿与血管性水肿鉴别要点

（1）前者为慢性病程，后者多急性发病。

（2）前者唇肿呈进行性、难自愈，后者可完全消退。

（3）前者组织病理可见肉芽肿，后者为非特异性炎症。

2. 梅 - 罗综合征的面瘫与贝尔麻痹鉴别要点

（1）前者大多为反复发作、慢性病程，后者起病急骤。

（2）前者病因不明确，后者多有明显诱因如受寒、病毒感染等。

（3）前者伴发症状、体征多，后者不伴其他症状、体征。

（4）前者完全缓解率低，后者多数可治愈。

【治疗要点】

（1）去除局部刺激因素。

（2）药物治疗。

（3）物理治疗。

（4）手术治疗。

【用药原则】

1. 以对症、消炎、抗增生治疗为主。

2. 全身或局部使用糖皮质激素是有效的治疗方法。

3. 对糖皮质激素反应差或有禁忌证者，可试用其他药物。

4. 局部消炎、止痛，防止继发感染。

5. 将面瘫患者及时转诊神经内科治疗。

【常用药物】

（一）全身用药

1. 糖皮质激素

（1）泼尼松（prednisone）

（2）甲泼尼龙（methylprednisolone）

2. 免疫抑制药

（1）沙利度胺（thalidomide）

（2）羟氯喹（hydroxychloroquine）

3. 抗生素

（1）米诺环素（minocycline）

（2）甲硝唑（metronidazole）

（3）替硝唑（tinidazole）

4. 维生素类药

（1）复合维生素 B（compound vitamin B）

（2）维生素 B_{12}（vitamin B_{12}）

（3）叶酸（folic acid）

（4）甲钴胺（methycobal）

5. 抗组胺药

（1）氯雷他定（loratadine）

（2）氯苯那敏（chlorphenamine）

（3）西替利嗪（cetirizine）

（4）依巴斯汀（ebastine）

6. 其他

（1）氨苯砜（dapsone）

（2）柳氮磺胺吡啶（sulfasalazine）

（二）局部用药

1. 溶液剂

（1）氯己定溶液（chlorhexidine solution）

（2）复方氯己定溶液（compound chlorhexidine solution）

（3）碳酸氢钠溶液（sodium bicarbonate solution）

（4）复方硼砂溶液（compound borax solution）

（5）依沙吖啶溶液（ethacridine solution）

2. 糊剂

（1）金霉素甘油糊剂（chlortetracycline glycerol paste）

（2）制霉菌素糊剂（nystatin paste）

3. 注射剂

（1）醋酸泼尼松龙注射液（prednisolone acetate injection）

（2）曲安奈德注射液（triamcinolone acetonide injection）

（3）复方倍他米松注射液（compound betamethasone injection）

【用药方案举例】

病例：梅-罗综合征。病情描述：成人，肝肾功能正常。

1. 全身用药

（1）糖皮质激素或免疫抑制药：泼尼松片，口服，应根据病情轻重及患者身体状况选择用量及疗程，待病情缓解后逐渐减量。若对糖皮质激素反应较差或有禁忌证者，可选用羟氯喹或沙利度胺。

注意：密切监测较长时期服用上述药物所致的不良反应。

（2）米诺环素片，口服，100mg/次，每天2次，一般和泼尼松联合使用。

2. 局部用药

（1）肉芽肿唇炎

1）0.05% 氯己定溶液或复方氯己定溶液，湿敷唇部。

2）肿胀较严重者，4% 曲安奈德注射液 1mL，与等量 2% 利多卡因混合，在唇部注射适量混合液，每周 1 次，4 次为 1 个疗程；也可选复方倍他米松注射液或醋酸泼尼松龙注射液。

（2）沟纹舌

1）无症状者可不用药。

2）有疼痛症状者：0.05% 氯己定溶液或复方氯己定溶液，稀释，进食后含漱，含漱时采用拱舌含漱法，即将舌尖抵住下前牙舌侧，使舌背拱起，暴露沟纹，冲洗净食物残渣，每天 3 次；金霉素甘油糊剂，涂敷患处，每天 3 次。

（3）面瘫：需转诊神经内科进行治疗。

【家庭简便用药】

1. 裂舌疼痛者，可用淡盐水于进食后清洗舌背，清洗时应将舌背拱起，充分暴露沟裂。

2. 唇部干裂者，用橄榄油少量涂敷患处，每天 3 次。

【预后】

1. 该病虽可出现自发性缓解，但完全缓解率较低。

2. 唇部肿胀可因反复发作致永久性肥厚。

3. 部分面瘫病例可完全恢复，但长期反复发作可遗留咬肌和额肌萎缩、难治性面瘫等症。

【预防】

1. 目前尚无有效的预防措施。

2. 均衡饮食营养，少食辛辣刺激食物。

3. 保持口腔卫生，避免舌部沟纹存留食物残渣。

4. 避免在日光下暴晒。

第五节　口面部肉芽肿病

口面部肉芽肿病（orofacial granulomatosis，OFG）是一种慢性非干酪样坏死性肉芽肿病。病变主要累及口腔和面部，不伴全身病变。

【临床特征】

1. 口腔损害主要为唇弥散性肿胀，组织致密，触之韧感，唇红可有皲裂。颊黏膜肿胀，表现为分叶状或增厚肿大。舌肿胀，可出现沟纹舌（图 10-5-1）。

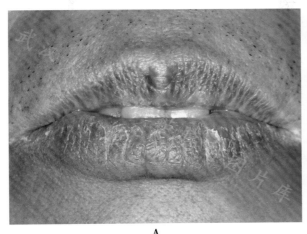
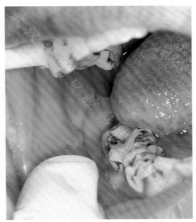

A

B

图 10-5-1　口面部肉芽肿病

A. 下唇病损　B. 右颊部病损

（武汉大学口腔医学院供图）

2. 面部肿胀可发生在眼眶周围、面颊、颏部。

3. 部分患者伴有神经系统症状,面神经麻痹常先于口面部肿胀之前发生,单侧或双侧均可。

【诊断要点】

1. 病史和口面部肿胀特点。

2. 全身情况良好。

3. 组织病理学检查发现非干酪样坏死性类上皮细胞肉芽肿。

【治疗要点】

1. 药物治疗。

2. 手术治疗(仅限严重病例)。

【用药原则】

1. 肿胀局限在口腔时,局部注射糖皮质激素。

2. 肿胀波及面部,范围较广时,全身应用糖皮质激素。

3. 避免接触可疑致敏原,配合应用抗过敏药物。

【常用药物】

(一)全身用药

1. 糖皮质激素

(1)泼尼松(prednisone)

(2)甲泼尼龙(methylprednisolone)

2. 免疫抑制药

(1)沙利度胺(thalidomide)

(2)羟氯喹(hydroxychloroquine)

(3)氯法齐明(clofazimine)

(4)英夫利昔(infliximab)

(5)氨苯砜(dapsone)

3. 抗组胺药

(1)氯雷他定(loratadine)

(2)氯苯那敏(chlorphenamine)

(3)西替利嗪(cetirizine)

(4)依巴斯汀(ebastine)

(二)局部用药

1. 溶液剂

(1)氯己定溶液(chlorhexidine solution)

(2)复方氯己定溶液(compound chlorhexidine solution)

(3)复方硼砂溶液(compound borax solution)

2. 注射剂

(1)醋酸泼尼松龙注射液(prednisolone acetate injection)

(2)曲安奈德注射液(triamcinolone acetonide injection)

(3)复方倍他米松注射液(compound betamethasone injection)

3. 皮肤制剂

他克莫司软膏(tacrolimus ointment)

【用药方案举例】

病例:口面部肉芽肿病。病情描述:成人,肝肾功能正常。

1. 全身用药

（1）糖皮质激素：泼尼松片，口服，根据病情及患者个体情况每天 10～25mg，于每晨 7～8 时一次性给予一日药量。

（2）对糖皮质激素反应差或有禁忌证者：沙利度胺，睡前服，根据病情及患者个体情况 50～75mg/次，1 个月为 1 个疗程；也可选羟氯喹或氯法齐明等。

注意：定期监测使用上述药物所致的不良反应。

（3）抗组胺药：氯雷他定片，口服，10mg/ 次，每天 1 次；也可选西替利嗪片，5mg/ 次，每天 1 次；也可选曲普利啶胶囊，口服，2.5～5mg/ 次，每天 2 次。

2. 局部用药

（1）唇部肿胀明显、顽固者：4% 曲安奈德注射液 1mL，与等量 2% 利多卡因混合，根据唇部肿胀程度在病损基底部注射适量混合液，每周 1 次，2～3 次为 1 个疗程；也可选复方倍他米松注射液或醋酸泼尼松龙注射液。

（2）唇部皲裂者：0.05% 氯己定溶液或复方氯己定溶液，湿敷唇部，每天 3 次；也可选复方硼砂溶液，1∶5 稀释，湿敷唇部，每天 3 次。同时使用地塞米松糊剂，涂敷患处，每天 3 次（图 10-5-2）。

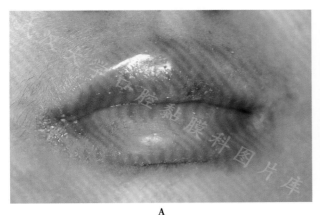
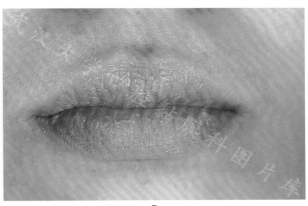

A   B

图 10-5-2　口面部肉芽肿病
A. 治疗前　B. 治疗 1 周后
（武汉大学口腔医学院供图）

【预后】

1. 该病预后良好，但常反复发作。

2. 若出现面部神经麻痹，该病恢复时间将延长。

3. 若除口面部肉芽肿外，还出现咳嗽、肠炎等其他全身体征，则应行全身检查，以排除结节病和克罗恩病的可能。

【预防】

1. 避免接触各类可疑致敏原。

2. 饮食清淡，少食海鲜及辛辣食物，包括辣椒、胡椒、姜、葱、蒜、中药香料等。

3. 保持口腔卫生，治疗口腔各类病灶。

第六节　结 节 病

结节病（sarcoidosis）是一种多系统多器官受累的全身性肉芽肿病。该病病因不明，可能和免疫、遗传、感染等因素相关。该病好发于 40 岁以下，高峰年龄为 20～29 岁，女性略多于男性。

【临床特征】

1. 全身各个系统均可受累,最常侵犯肺部,其次是眼、皮肤、淋巴结。皮肤损害最常见结节性红斑,分布在面颈部及四肢。

2. 口腔颌面部的结节病多发生于唇、颊,组织增厚、肿胀,触诊可有结节样物,有硬韧感。

3. 颈部淋巴结的慢性肿大是结节病常见的症状。

4. 双侧腮腺区肿胀,可触及硬结,无痛,伴有口干。

【诊断要点】

1. 多系统损害的临床表现。

2. 结核菌素试验无反应或极弱、结节病抗原(Kveim)试验阳性。

3. 组织病理学检查发现非干酪样坏死性类上皮细胞肉芽肿。

【治疗要点】

1. 药物治疗。

2. 物理治疗。

【用药原则】

1. 糖皮质激素为首选药物。

2. 糖皮质激素治疗无效或患者不能耐受其不良反应时,可试用其他免疫抑制药和细胞毒药物。

3. 口腔局部对症治疗。

【常用药物】

(一)全身用药

1. **糖皮质激素**

(1)泼尼松(prednisone)

(2)甲泼尼龙(methylprednisolone)

2. **免疫抑制药**

(1)甲氨蝶呤(methotrexate)

(2)硫唑嘌呤(azathioprine)

(3)羟氯喹(hydroxychloroquine)

(4)沙利度胺(thalidomide)

(5)环磷酰胺(cyclophosphamide)

(6)苯乙酸氮芥(alphatoluic acid)

3. **其他**

己酮可可碱(pentoxifylline)

(二)局部用药

1. **溶液剂**

(1)氯己定溶液(chlorhexidine solution)

(2)复方氯己定溶液(compound chlorhexidine solution)

(3)复方硼砂溶液(compound borax solution)

(4)碳酸氢钠溶液(sodium bicarbonate solution)

2. **注射剂**

(1)醋酸泼尼松龙注射液(prednisolone acetate injection)

(2)曲安奈德注射液(triamcinolone acetonide injection)

(3)复方倍他米松注射液(compound betamethasone injection)

【用药方案举例】

病例:结节病。病情描述:成人,肝肾功能基本正常。

1. 全身用药

（1）对于无症状的口腔黏膜下结节，可不做处理。

（2）泼尼松片，口服，根据病情及患者个体情况酌情制定起始剂量，待病情缓解后逐渐减量，直至维持量每天5～10mg，最后需综合病情考虑是否停药。

小剂量的糖皮质激素宜于每晨7～8时一次性给予一日药量，或隔日晨7～8时一次性给予两日药量。

（3）免疫抑制药：如果患者对糖皮质激素反应较差或不能耐受其不良反应，可试用羟氯喹片，口服，100mg/次，每天2次，根据病情确定疗程；也可试用沙利度胺片，睡前服，50～75mg/次，根据病情确定减量计划和疗程。

注意：定期监测使用上述药物所致的不良反应。

2. 局部用药

（1）唇部肿胀明显、顽固者：4%曲安奈德注射液1mL，与等量2%利多卡因混合，根据唇部肿胀程度在病损基底部注射适量混合液，每周1次，2～3次为1个疗程；也可选复方倍他米松注射液或醋酸泼尼松龙注射液。

（2）唇部皲裂者：0.05%氯己定溶液或复方氯己定溶液，湿敷唇部，每天3次；也可选复方硼砂溶液，1∶5稀释，湿敷唇部，每天3次。

【预后】

1. 与结节病的临床类型有关。急性起病者，经治疗或自行缓解，预后较好；而慢性进行性者，多个器官功能损害，肺广泛纤维化，预后较差。

2. 死亡原因常为呼吸功能不全或心脏、中枢神经系统受累所致。有报道平均5年随访中34%的病例完全恢复，30%改善，20%不变，病情恶化和死亡各占8%。

【预防】

1. 增强治疗信心与耐心，该病大多数可通过治疗或自然缓解，但其恢复过程常需数年。

2. 注意保护眼睛、皮肤、关节，防止损害加重。

3. 预防呼吸道感染，可减轻肺部的损害。

第七节　克罗恩病

克罗恩病（Crohn's disease，CD）又称肉芽肿性肠炎、节段性肠炎或局限性肠炎，是病因未明的胃肠道慢性炎性肉芽肿性疾病。病变多见于末端回肠和邻近结肠，但从口腔至肛门各段消化道均可受累，呈节段性或跳跃式分布。该病在欧美国家多见。

【临床特征】

1. 病程呈慢性，长短不等的活动期与缓解期交替，有终身复发倾向。腹痛为最常见症状，其他消化系统表现包括腹泻、腹部肿块、瘘管形成。全身表现主要有发热、营养障碍。

2. 颊部出现增生性肉芽肿，呈鹅卵石小结节外观。前庭沟处的溃疡呈线状，不易愈合，有小结节增生。唇部可发生弥漫性肿胀。牙龈可表现为明显发红，表面呈颗粒状增生。

3. 部分患者可伴有复发性阿弗他溃疡，表现为轻型或重型。

【诊断要点】

1. 口腔的临床表现。

2. 青壮年患者有慢性反复发作性右下腹痛、腹泻、腹部包块或压痛、发热等表现。

3. 结肠镜检查发现肠道炎性病变主要在回肠末端与邻近结肠呈节段性分布者，应考虑该病的诊断。

【治疗要点】

1. 药物治疗。

2. 手术治疗。

3. 生物治疗。

4. 营养治疗。

【用药原则】

1. 糖皮质激素为控制病情活动最有效药物。

2. 糖皮质激素治疗无效或患者不能耐受其不良反应时，可使用其他免疫抑制药和细胞毒药物。

3. 局部对症治疗。

【常用药物】

（一）全身用药

1. 糖皮质激素

（1）泼尼松（prednisone）

（2）甲泼尼龙（methylprednisolone）

2. 免疫抑制药

（1）环孢菌素 A（cyclosporin A）

（2）硫唑嘌呤（azathioprine）

（3）巯嘌呤（mercaptopurine）

（4）甲氨蝶呤（methotrexate）

3. 抗生素

（1）甲硝唑（metronidazole）

（2）替硝唑（tinidazole）

（3）环丙沙星（ciprofloxacin）

4. 生物制剂

（1）英夫利昔（infliximab）

（2）白细胞介素 -10（IL-10）

（3）依那西普（etanercept）

（4）奥那西普（onercept）

5. 水杨酸制剂

（1）柳氮磺胺吡啶（sulfasalazine）

（2）美沙拉嗪（mesalazine）

（3）奥沙拉嗪（olsalazine）

（二）局部用药

1. 溶液剂

（1）氯己定溶液（chlorhexidine solution）

（2）复方氯己定溶液（compound chlorhexidine solution）

（3）复方硼砂溶液（compound borax solution）

（4）依沙吖啶溶液（ethacridine solution）

2. 糊剂

（1）金霉素甘油糊剂（chlortetracycline glycerol paste）

（2）金霉素倍他米松糊剂（chlortetracycline betamethasone paste）

（3）地塞米松糊剂（dexamethasone paste）

3. 注射剂

（1）醋酸泼尼松龙注射液（prednisolone acetate injection）

（2）曲安奈德注射液（triamcinolone acetonide injection）

（3）复方倍他米松注射液（compound betamethasone injection）

【用药方案举例】

病例：克罗恩病。病情描述：成人，肝肾功能基本正常。

1. **全身用药**　由消化内科医师进行正规的全身治疗。

2. **局部用药**

（1）口腔黏膜的增生性肉芽肿：4% 曲安奈德注射液 1mL，与等量 2% 利多卡因混合，根据唇部肿胀程度在病损基底部注射适量混合液，每周 1 次，2～3 次为 1 个疗程。也可选复方倍他米松注射液或醋酸泼尼松龙注射液。

（2）口腔溃疡

1）消毒防腐制剂：0.05% 氯己定溶液或复方氯己定溶液，含漱，每天 3 次；也可选复方硼砂溶液，1∶5 稀释，含漱，每天 3 次。

2）糖皮质激素制剂：金霉素倍他米松糊剂，涂敷患处，每天 3 次；也可选地塞米松糊剂，涂敷患处，每天 3 次；也可选其他含糖皮质激素的口腔制剂。

【预后】

该病经治疗后可好转，也可自行缓解。但多数患者反复发作，迁延不愈，其中部分患者在其病程中因出现并发症而需手术治疗，预后较差。

【预防】

1. 养成健康的生活习惯，规律锻炼，提高机体抵抗力。

2. 均衡饮食营养，避免摄入生冷不洁食物。

3. 保持乐观心态，放松心情。

参 考 文 献

1. 张文，厉小梅，徐东等．原发性干燥综合征诊疗规范［J］．中华内科杂志．2020；（04）：269-276.

2. 吴开春，梁洁，冉志华等．炎症性肠病诊断与治疗的共识意见［J］．中国实用内科杂志．2018；38（09）：796-813.

3. GLICK M. Burket's oral medicine［M］. 12th Edition. Eurospan. 2015.

4. FARAH C S，BALASUBRAMANIAM R，MCCULLOUGH M J. Contemporary oral medicine：A comprehensive approach to clinical practice［M］. Springer Nature Switzerland AG. 2019.

第十一章　口腔黏膜病常用治疗药物

本书在前十章主要介绍各类口腔黏膜疾病的药物治疗，其中涉及较多的药物制剂。为了帮助读者更全面系统地了解这些常用药物，在临床中更安全合理地应用，特设本章分别对每个药物的药理作用、用法用量、不良反应、禁忌证、注意事项、特殊人群用药等进行较详细介绍。需说明的是，由于不同剂型规格药物的使用可能存在差异，请注意阅读药物说明书。

（一）全身用药

1. 抗病毒药

（1）阿昔洛韦（aciclovir）

【药理作用】　本品在体外对单纯疱疹病毒、水痘-带状疱疹病毒、巨细胞病毒等具有抑制作用。在进入被疱疹病毒感染的细胞后，本品可与脱氧核苷竞争病毒胸苷激酶或细胞激酶，药物被磷酸化成活化型阿昔洛韦三磷酸酯后发挥抑制病毒复制的作用。

【用法用量】　①生殖器疱疹初治和免疫缺陷者皮肤黏膜的单纯疱疹：成人，口服，0.2g/次，每天5次，共10天；或0.4g/次，每天3次，共5天；②带状疱疹：成人，口服，0.8g/次，每天5次，共7～10天；③肾功能不全患者应调整剂量；④水痘：2岁以上儿童，一次20mg/kg，每天4次，共5天。若病情严重，阿昔洛韦注射液，稀释后缓慢静脉滴注（持续1～2小时），一次用量5mg/kg，每8小时一次，共5天。

【不良反应】　①偶有头晕、头痛、关节痛、恶心、呕吐、腹泻、白细胞下降、蛋白尿及尿素氮轻度升高等；②长期用药偶见痤疮、失眠、月经紊乱等。

【禁忌证】　对本品过敏者禁用。

【注意事项】　①脱水或已有肝、肾功能不全者慎用；②严重免疫功能缺陷者长期或多次应用本品治疗后可能致单纯疱疹病毒和水痘-带状疱疹病毒对本品耐受；③一旦疱疹症状与体征出现，应尽早给药；④在用药期间患者宜足量饮水，防止本品在肾小管内沉淀。

【特殊人群用药】

儿童：慎用或在监测下使用。

孕妇及哺乳期妇女：孕妇需充分权衡利弊后慎用，哺乳期妇女用药期间应停止哺乳。

老年人：慎用或在监测下使用。

【剂型规格】　片剂：0.1g/片；0.2g/片；0.4g/片。粉针剂：0.25g/支；0.5g/支。

（2）伐昔洛韦（valaciclovir）

【药理作用】　本品为阿昔洛韦的L-缬氨酸酯，口服后迅速吸收并在体内转化为阿昔洛韦，抗病毒活性优于阿昔洛韦。

【用法用量】　口服，0.3g/次，每天2次，饭前空腹服。一般单纯疱疹连续服药7天，带状疱疹连续服药10天。

【不良反应】　①偶有头晕、头痛、关节痛、恶心、呕吐、腹泻、胃部不适、食欲减退、口渴、白细胞下降、蛋白尿及尿素氮轻度升高、皮肤瘙痒等；②长期给药偶见痤疮、失眠、月经紊乱。

【禁忌证】　①对本品和阿昔洛韦过敏者禁用；②孕妇禁用。

【注意事项】　①脱水或已有肝、肾功能不全者慎用；②严重免疫功能缺陷者长期或多次应用后可能致单纯疱疹病毒和水痘 - 带状疱疹病毒对本品耐受；③一旦疱疹症状与体征出现，应尽早给药；④在用药期间患者宜足量饮水，防止本品在肾小管内沉淀。

【特殊人群用药】

儿童：慎用。

孕妇及哺乳期妇女：孕妇禁用，哺乳期妇女慎用。

老年人：需调整剂量及用药间隔时间。

【剂型规格】 片剂：0.15g/片；0.3g/片；0.5g/片。

（3）泛昔洛韦（famciclovir）

【药理作用】 本品在体内可迅速转化为喷昔洛韦，后者对单纯疱疹病毒和水痘 - 带状疱疹病毒有抑制作用。

【用法用量】 口服，0.25g/次，每 8 小时 1 次。原发性生殖器疱疹连续服药 5 天，带状疱疹连续服药 7 天。

【不良反应】 ①常见厌食、恶心、呕吐、腹泻、腹痛、便秘、胀气、头痛、失眠、嗜睡、感觉异常等；②疲劳、发热、寒战、皮疹、皮肤瘙痒、鼻窦炎、咽炎等。

【禁忌证】 对本品过敏者禁用。

【注意事项】 ①肾功能不全者需按肌酐清除率调整剂量；②肝功能代偿的肝病患者无需调整剂量，尚未对肝功能失代偿的肝病患者进行药代动力学研究。

【特殊人群用药】

儿童：用药疗效及安全性尚未确定。

孕妇及哺乳期妇女：不推荐使用。

老年人：服药前需检测肾功能并及时调整剂量。

【剂型规格】 片剂：0.125g/片；0.25g/片。

（4）喷昔洛韦（penciclovir）

【药理作用】 核苷类抗病毒药。体外对单纯疱疹病毒有抑制作用。在细胞内先后经病毒胸腺嘧啶脱氧核苷激酶和细胞激酶转化为喷昔洛韦三磷酸盐，可选择性抑制病毒 DNA 的合成和复制。

【用法用量】 静脉滴注，用于病情较严重的带状疱疹患者，如三叉神经支带状疱疹、出血性带状疱疹、坏疽性带状疱疹、播散性带状疱疹等，按体重每次 5mg/kg，每天 2 次，间隔 12 小时，每次滴注时间应持续 1 小时以上，共 5～7 天。

【不良反应】 ①注射部位可发生静脉炎和局部刺激；②滴注速度过快可致肾功能损害；③可有胃肠道反应、头痛、头晕、鼻塞、双下肢及内踝水肿、手足发热、寒战等。

【禁忌证】 对本品过敏者禁用。

【注意事项】 ①对更昔洛韦过敏者也可能对本品过敏；②有肾脏疾病、脱水或同时使用其他对肾脏有毒性药物的患者，应调整剂量，缓慢静脉滴注；③运动员慎用。

【特殊人群用药】

儿童：慎用。

妊娠及哺乳期妇女：需充分权衡利弊后慎用。

老年人：应注意调整剂量。

【剂型规格】 注射液：0.25g/支。

（5）利巴韦林（ribavirin）

【药理作用】 广谱抗病毒药，可抑制病毒 RNA 和蛋白合成，使病毒的复制与传播受到抑制。

【用法用量】 口服，①病毒性呼吸道感染：成人 0.15g/次，每天 3 次，疗程 7 天；②皮肤疱疹病毒感染：成人 0.3g/次，每天 3 次，疗程 7 天；③小儿按体重给药，10mg/(kg·d)，分 4 次服用，疗程 7 天。

【不良反应】 ①常见贫血、乏力等，停药后可消失；②较少见疲倦、头痛、失眠、食欲减退、恶心、呕吐等。

【禁忌证】 ①对本品过敏者禁用；②孕妇禁用；③治疗前 6 个月内有未控制的心脏病、血红蛋白异常、重度虚弱、重度肝功能异常或失代偿期肝硬化、自身免疫性疾病者禁用；④有未控制的严重精神失常、儿童期严重精神病史者禁用。

【注意事项】 ①有严重贫血、肝功能异常者慎用；②长期或大剂量服用对肝功能、血象等有影响；③因有明显的致突变和胚胎毒性，育龄期男女性慎用。

【特殊人群用药】

儿童：目前尚缺乏详细的研究资料。

孕妇及哺乳期妇女：孕妇禁用，不推荐哺乳期妇女服用。

老年人：不推荐老年患者服用。

【剂型规格】 片剂：20mg/ 片；50mg/ 片；100mg/ 片。

（6）阿糖腺苷（vidarabine）

【药理作用】 抗 DNA 病毒药，与病毒的 DNA 聚合酶结合，使其活性降低而抑制 DNA 合成。

【用法用量】 肌内注射或缓慢静脉注射，临用前每瓶加 2mL 灭菌生理盐水溶解，成人按体重每次 5～10mg/kg，每天 1 次。

【不良反应】 不良反应程度与给药剂量和疗程成正相关关系。①可有注射部位疼痛；②少见神经肌肉疼痛、关节疼痛；③偶有血小板、白细胞减少或骨髓巨细胞增多现象，停药后多可自行恢复。

【禁忌证】 ①对本品过敏者禁用；②2 岁以下幼儿不宜使用。

【注意事项】 ①肝、肾功能不全者慎用；②用药期间注意水、电解质平衡；③即配即用；④不可静脉推注或快速滴注；⑤如注射部位疼痛，必要时可加适量利多卡因注射液。

【特殊人群用药】

儿童：2 岁以下幼儿不宜使用。

孕妇及哺乳期妇女：孕妇慎用，哺乳期妇女使用期间应暂停哺乳。老年人：伴肾功能不全时应注意调节本品剂量。

【剂型规格】 注射剂（单磷酸盐）：100mg/ 支；200mg/ 支。

（7）溴夫定（brivudine）

【药理作用】 本品为嘧啶核苷衍生物，可抑制水痘 - 带状疱疹病毒、HSV-1、EBV，但对 HSV-2 和巨细胞病毒无效。本品在被病毒感染的细胞内生成三磷酸衍生物，竞争性抑制病毒 DNA 的复制。

【用法用量】 口服，免疫功能正常的急性带状疱疹患者的早期治疗：成人，125mg/ 次，每天 1 次，连续 7 天，勿超疗程。应在出现皮疹 72 小时内或出现水疱 48 小时内尽早应用。

【不良反应】 本品的不良反应及发生率与同类药物相似。①常见的不良反应是恶心；②罕见的不良反应有嗜酸性粒细胞减少、贫血、淋巴细胞和单核细胞增加、虚弱、疲乏、头痛、腹泻、脂肪肝、肝功能异常等。

【禁忌证】 ①对本品过敏者禁用；②不得与 5- 氟尿嘧啶或其他 5- 氟嘧啶类药物联合应用；③孕妇及哺乳期妇女禁用。

【注意事项】 ①本品勿与 5- 氟尿嘧啶类药物同时服用，服用两种药物的间隔时间不得少于 4 周；②对于近期服用本品的患者，在服用含 5- 氟尿嘧啶的药物前应监测二氢嘧啶脱氢酶（DPD）的活性。

【特殊人群用药】

儿童：不推荐使用。

孕妇及哺乳期妇女：禁用。

老年人：无需调整剂量。

【剂型规格】 片剂：125mg/ 片。

（8）膦甲酸钠（foscarnet sodium）

【药理作用】 本品为无机焦磷酸盐的有机类似物，在体外具有抑制疱疹病毒 DNA 聚合酶的作用，包括 HSV-1、HSV-2、水痘 - 带状疱疹病毒等。因本品不需被磷酸化激活，所以，部分耐阿昔洛韦或更昔洛韦的病毒突变株可能对本品敏感。

【用法用量】　静脉滴注，免疫功能损害患者耐阿昔洛韦单纯疱疹病毒性皮肤黏膜感染：40mg/kg，每 8 或 12 小时一次，静滴时间不得少于 1 小时，连用 2～3 周或直至愈合。

【不良反应】　可引起多系统的不良反应，较常见的有发热、乏力、寒战、疼痛、感染、毒血症；头痛、头昏、肌肉不随意收缩、感觉减退、癫痫发作；恶心、腹泻、呕吐、腹痛；贫血、粒细胞减少、白细胞减少；盐电解质失衡；抑郁、精神错乱、焦虑；咳嗽、呼吸困难；皮疹、多汗；肾功能改变；视觉异常等。

【禁忌证】　对本品过敏者禁用。

【注意事项】　①使用期间必须密切监测肾功能，肾功能损害者需调整剂量，不能与其他肾毒性药物合用；②避免与皮肤、眼接触，若不慎接触，应立即用清水洗净。

【特殊人群用药】

儿童：应充分权衡利弊后慎用。

孕妇及哺乳期妇女：应充分权衡利弊后慎用。

老年人：用药前以及用药期间应注意评估其肾功能状态。

【剂型规格】　注射剂：0.64g/ 支（以 CNa_3O_5P 计）。

2. 抗真菌药

（1）氟康唑（fluconazole）

【药理作用】　抗真菌谱较广，可高度选择性干扰真菌的细胞色素 P-450 的活性，抑制真菌细胞膜上麦角固醇的生物合成。

【用法用量】　口服，①播散性念珠菌病：首次剂量 0.4g，以后 0.2g/ 次，每天 1 次，至少服 4 周，症状缓解后至少维持 2 周；②口咽部念珠菌病：首次剂量 0.2g，以后 0.1g/ 次，每天 1 次，疗程至少 2 周；③预防念珠菌病：有预防用药指征者 0.2～0.4g/ 次，每天 1 次。肾功能不全者应按照肌酐清除率调节给药剂量。

【不良反应】　①常见消化道症状，如恶心、呕吐、腹痛或腹泻等；②皮疹，偶可发生严重的剥脱性皮炎；③头晕、头痛；④偶出现肝毒性症状。

【禁忌证】　①对本品或其他吡咯类药物有过敏史者禁用；②孕妇禁用。

【注意事项】　①治疗中需定期检查肾功能，若用于肾功能减退者需减量；②本品目前在免疫缺陷者中的长期预防性用药，已导致念珠菌属等的耐药性增加，因此，应避免无指征的预防用药；③偶可出现肝毒性症状，需注意监测。

【特殊人群用药】

儿童：不宜应用。

孕妇及哺乳期妇女：孕妇禁用，哺乳期妇女慎用或服用本品时暂停哺乳。

老年人：肾功能无减退者不需调整剂量，肾功能减退者需根据肌酐清除率调整剂量。

【剂型规格】　片剂：50mg/ 片；100mg/ 片；150mg/ 片。胶囊剂：50mg/ 粒；100mg/ 粒；150mg/ 粒。注射液：5mL：200mg/ 支；5mL：100mg/ 支；10mL：100mg/ 支。

（2）伊曲康唑（itraconazole）

【药理作用】　本品抗真菌谱与酮康唑相似，对浅表及深部真菌均有抗菌作用。

【用法用量】　口服，为达最佳吸收，需于用餐后立即给予本品，吞服完整胶囊。口腔念珠菌病：100mg/ 次，每天 1 次，共服 15 天。一些免疫缺陷者（如患有白血病、艾滋病、器官移植等），口服本品的生物利用度可能会降低，因此，剂量可加倍。

【不良反应】　①常见胃肠道不适，如厌食、恶心、腹痛、便秘等；②较少见的有头痛、可逆性氨基转移酶升高、月经紊乱等。

【禁忌证】　①对本品过敏者禁用；②除危及生命或严重感染病例，禁用于现有或曾有充血性心力衰竭者。

【注意事项】 ①对持续用药超过 1 个月的患者,需检查肝功能,如出现异常,应停药;②肝功能异常者慎用;③当发生神经系统症状时应停药;④育龄妇女使用本品时,应采取避孕措施,直至停药后的下一个月经周期。

【特殊人群用药】

儿童:需充分权衡利弊后慎用。

孕妇及哺乳期妇女:除危及生命的病例,禁用于孕妇,哺乳期妇女用药期间应停止哺乳。

老年人:权衡利弊后可用。

【剂型规格】 胶囊剂:0.1g/ 粒。

(3)特比奈芬(terbinafine)

【药理作用】 广谱抗真菌活性,对皮肤真菌具有杀菌作用,对其他丝状真菌及酵母菌也有很好的体外抗菌活性,对白念珠菌则起抑制作用,其中对菌丝型酵母相作用更强。

【用法用量】 成人:250mg/ 次,每天一次;青少年,体重>40kg(通常年龄>12 岁):250mg/ 次,每天 1 次;儿童,体重 20~40kg(通常年龄 5~12 岁):125mg/ 次,每天 1 次;儿童,体重<20kg(通常年龄<5 岁):需权衡利弊慎用。根据感染的严重程度和适应证调整用药疗程。

【不良反应】 本品不良反应轻微,主要为胃肠道反应、皮肤反应、骨骼肌反应等,罕见味觉紊乱、肝胆功能不良,个别出现严重的皮肤反应(如 Steven-Johnson 综合征、中毒性表皮坏死松解症),极个别可发生中性粒细胞减少症。

【禁忌证】 对本品及制剂中其他成分过敏者禁用。

【注意事项】 ①使用过程中如出现较明显不良反应,应停药;②不推荐将本品应用于慢性或活动性肝病患者及肾功能受损患者(肌酐清除率<50mL/min 或血清肌酐>300μmol/L)。

【特殊人群用药】

儿童:不推荐用于 2 岁以下儿童。

孕妇及哺乳期妇女:孕妇需充分权衡利弊后慎用,哺乳期妇女用药期间应暂停哺乳。

老年人:需根据肝肾功能调整用药剂量。

【剂型规格】 片剂:125mg/ 片;250mg/ 片。

3. 抗结核病药

(1)异烟肼(isoniazid)

【药理作用】 对结核杆菌具有良好的抗菌作用,毒性相对较低。

【用法用量】 口服:①成人:预防,0.3g/d,顿服。治疗,与其他抗结核药合用,5mg/(kg·d),最高 0.3g/d 或 15mg/(kg·d),最高 0.9g/d,每周 2~3 次。②儿童:预防,10mg/(kg·d),最高 0.3g/d,顿服。治疗,10~20mg/(kg·d),最高 0.3g/d,顿服。③某些严重结核病(如结核性脑膜炎),用量可高达 30mg/(kg·d)(最高 0.5g/d)。

【不良反应】 ①发生率较低;②剂量加大至 6mg/(kg·d)时,不良反应发生率显著增加,主要为周围神经炎及肝脏毒性,加用维生素 B_6 虽可减少毒性反应,但也可能影响疗效;③大剂量应用时,可发生胃肠道症状、血液系统症状、肝损害、变态反应、内分泌失调、中枢症状、周围神经炎等。

【禁忌证】 ①对本品过敏者禁用;②肝功能不全、严重肾功能损害、精神病、癫痫患者禁用。

【注意事项】 ①本品与乙硫异烟胺、吡嗪酰胺、烟酸或其他化学结构有关药物存在交叉过敏;②大剂量应用时可致惊厥,也可引起周围神经系统的多发性病变,成人同时口服维生素 B_6 50~100mg/d 有助于防止或减少周围神经炎和维生素 B_6 缺乏症状;③应注意监控肝功能;④如出现视神经炎症状,需停药进行眼部检查,并定期复查;⑤肾功能减退但血肌酐值<6mg/100mL 者,不需减少药量;⑥肝功能减退者应酌减药量。

【特殊人群用药】

儿童:应严格按儿童用法用量使用,新生儿用药时应密切观察不良反应。

孕妇及哺乳期妇女：孕妇需充分权衡利弊后慎用，哺乳期妇女用药期间应停止哺乳。

老年人：需密切注意肝功能变化，必要时减少剂量或同时使用保肝制剂。

【剂型规格】 片剂：50mg/片；100mg/片，300mg/片，500mg/片。注射液：0.1g：2mL/支。

（2）利福平（rifampicin）

【药理作用】 本品为利福霉素类半合成广谱抗菌药，对多种病原微生物均有抗菌活性。

【用法用量】 口服：①成人：抗结核治疗，0.45～0.6g/d，空腹顿服，每天不超过1.2g；②儿童：抗结核治疗，1个月以上者10～20mg/（kg·d），空腹顿服，每天不超过0.6g；③老年人：10mg/（kg·d），空腹顿服。

静脉滴注：5%葡萄糖注射液或氯化钠注射液500mL稀释本品后静脉滴注，最终浓度不超过6mg/mL。建议滴注时间超过2～3小时，但应在4小时内滴完。

【不良反应】 ①多见消化道反应，但大多数能耐受；②肝毒性为主要不良反应，老年人、酗酒、营养不良、肝功能异常者较易发生；③变态反应：大剂量间歇疗法后偶尔出现"流感样综合征"，表现为畏寒、寒战、发热、呼吸困难、头昏、嗜睡、肌肉疼痛等，偶发急性溶血或肾衰竭；④其他：偶有白细胞减少、凝血酶原时间缩短、头痛、眩晕、视力障碍等。

【禁忌证】 ①对本品或利福霉素类抗菌药过敏者禁用；②肝功能严重不全、胆道阻塞者禁用；③孕期在3个月以内的孕妇禁用。

【注意事项】 ①治疗初期2～3个月应严密监测肝功能变化；②单用本品治疗结核病或其他细菌性感染时，病原菌可迅速产生耐药性，所以，须与其他药物合用，治疗可能持续6个月～2年，甚至数年；③用药期间应避免拔牙等手术，定期检查血象；④应于餐前1小时或餐后2小时服用，最好在清晨空腹一次服用，避免影响吸收；⑤肾功能减退者不需减量。

【特殊人群用药】

儿童：5岁以下儿童慎用。

孕妇及哺乳期妇女：3个月以内孕妇禁用，3个月以上妊娠期妇女和哺乳期妇女慎用。

老年人：酌情减少药量。

【剂型规格】 片剂：0.15g/片；0.3g/片。胶囊剂：0.15g/粒；0.3g/粒。注射剂：0.15g/支；0.45g/支；0.6g/支。

（3）乙胺丁醇（ethambutol）

【药理作用】 乙胺丁醇可抑制分枝杆菌生长，且只对生长繁殖期的分枝杆菌有效。

【用法用量】 口服：成人及13岁以上儿童：与其他抗结核药合用。①结核初治：15mg/（kg·d），每天1次，顿服或每次25～30mg/kg，最高2.5g/次，每周3次或每次50mg/kg，最高2.5g/次，每周2次。②结核复治：25mg/（kg·d），顿服，连续60天，继以15mg/（kg·d），顿服。③非结核分枝杆菌感染，15～25mg/（kg·d），顿服。

【不良反应】 ①常见视力模糊、眼痛、红绿色盲或视力减退、视野缩小（剂量>25mg/（kg·d）时，易发生视神经炎），视力变化可为单侧或双侧；②少见畏寒、关节肿痛；③罕见过敏反应及周围神经炎。

【禁忌证】 ①对本品过敏者禁用；②视神经炎、乙醇中毒及年龄<13岁者禁用；③13岁以下儿童禁用。

【注意事项】 ①痛风、肾功能减退者慎用；②治疗期间应定期检测血清尿酸浓度，防止痛风发作；用药前、疗程中，应每天1次眼部检查（视野、视力、红绿鉴别能力等），尤其是疗程长、剂量>15mg/（kg·d）的患者；③可与食物同服，每天剂量宜顿服；④单用时可迅速产生耐药性，须与其他抗结核药联合应用；⑤剂量应根据患者体重计算。

【特殊人群用药】

儿童：13岁以下儿童禁用。

妊娠期及哺乳期妇女：慎用。

老年人：应酌情减量。

【剂型规格】 片剂：0.25g/片。胶囊剂：0.25g/粒。

（4）链霉素（streptomycin）

【药理作用】 本品为氨基糖苷类抗生素，对结核分枝杆菌有强大抗菌作用，非结核分枝杆菌对本品大多耐药。

【用法用量】 肌内注射：成人：每12小时0.5g或0.75g/次，每天1次；儿童：20mg/kg，每天1次，每天最大剂量不超过1g；老年人：0.5～0.75g/次，每天1次；需与其他抗结核药合用。

【不良反应】 ①可有血尿、排尿次数减少或尿量减少、食欲减退、口渴等肾毒性症状；②影响前庭功能时可有步履不稳、眩晕等症，影响听神经可出现听力减退、耳鸣、耳部饱满感；③部分患者可出现面部或四肢麻木、针刺感等周围神经炎症状；④偶可出现皮疹、瘙痒、红肿，少数患者停药后仍可出现耳毒性症状。

【禁忌证】 对链霉素或其他氨基糖苷类过敏者禁用。

【注意事项】 ①交叉过敏：对一种氨基糖苷类过敏的患者可能对其他氨基糖苷类也过敏；②失水、第8对脑神经损害、重症肌无力或帕金森病、肾功能损害者应慎用；③用药期间应定期进行尿常规、肾功能、听力检查，尤其是老年患者。

【特殊人群用药】

儿童：慎用。

孕妇及哺乳期妇女：孕妇需充分权衡利弊后慎用，哺乳期妇女用药期间宜暂停哺乳。

老年人：慎用，定期监测。

【剂型规格】 注射剂：0.75g/瓶；1g/瓶；2g/瓶；5g/瓶。

（5）吡嗪酰胺（pyrazinamide）

【药理作用】 对人型结核杆菌具有较强抗菌作用，在pH 5～5.5时，杀菌作用最强，在中性或碱性环境中几乎无抑菌作用。

【用法用量】 口服，成人，与其他抗结核药联用。15～30mg/（kg·d），顿服，最高2g/d或每次50～70mg/kg，每周2～3次，最高3g/次。

【不良反应】 常见关节痛，较少见食欲减退、发热、乏力、眼或皮肤黄染、畏寒等。

【禁忌证】 ①对本品过敏者禁用；②12岁以下儿童禁用。

【注意事项】 ①存在交叉过敏，对乙硫异烟胺、异烟肼、烟酸或其他化学结构相似的药物过敏者可能本品也过敏；②需定期检测血尿酸浓度，防止引发急性痛风；③糖尿病、痛风或严重肝功能减退者慎用。

【特殊人群用药】

儿童：12岁以下儿童禁用。

孕妇及哺乳期妇女：怀孕的结核病患者可先用异烟肼、利福平和乙胺丁醇治疗9个月，如对上述药物中任一种耐药而对吡嗪酰胺可能敏感者可考虑采用本品。

老年人：用药尚不明确。

【剂型规格】 片剂：0.25g/片，0.5g/片；胶囊剂：0.25g/粒。

（6）利福布汀（rifabutin）

【药理作用】 主要通过抑制结核分枝杆菌的RNA聚合酶使菌体无法完成转录过程而死亡，对革兰氏阳性菌有较好的抗菌效果，可用于多耐药结核病的治疗。

【用法用量】 口服，治疗结核病时，0.15～0.3g/次，每天1次；严重肾功能不全者（肌酐清除率<30mL/min），剂量减半。

【不良反应】 常见皮疹、胃肠道反应、嗜中性粒细胞减少等。

【禁忌证】 ①对本品或其他利福霉素类药过敏者禁用；②妊娠期3个月内者禁用

【注意事项】　①在用药期间应定期检查肝功能、血常规；②服用本品后，大小便、唾液、痰液、泪液等可呈橙红色；③可能影响口服避孕药的功效，服药期间应采用其他方法避孕；④中性粒细胞减少、肌炎或眼葡萄膜炎者慎用。

【特殊人群用药】

儿童：用药应按体重调整剂量。

孕妇及哺乳期妇女：妊娠期 3 个月内者禁用，妊娠期 3 个月以上应充分权衡利弊后慎用。哺乳期妇女慎用。

老年人：应充分权衡利弊后慎用。

【剂型规格】　胶囊剂：0.15g/ 粒。

（7）利福喷丁（rifapentine）

【药理作用】　本品为半合成广谱杀菌剂，作用机制同利福平，但作用比利福平强 2～10 倍，体外对结核杆菌有很强的抗菌活性。

【用法用量】　口服，成人，0.6g/ 次，空腹服，每周 1～2 次。需与其他抗结核药联用，肺结核初始患者的疗程一般为 6～9 个月。

【不良反应】　①可出现白细胞、血小板减少、AST 及 ALT 升高、皮疹、头昏、失眠等；②少见胃肠道反应；③偶有流感症候群、免疫性血小板降低或过敏性休克样反应。

【禁忌证】　①对本品或利福霉素类抗菌药过敏者禁用；②肝功能严重不全、胆道阻塞者禁用；③孕妇禁用。

【注意事项】　①若服药后引起白细胞和血小板减少，应避免行拔牙等手术，应注意口腔卫生，剔牙需动作轻柔，直至血象恢复正常；②用药过程中，应定期检查血象和肝功能；③单独用于治疗结核病可迅速产生耐药，须与其他抗结核药合用；④酒精中毒、肝功能损害者慎用。

【特殊人群用药】

儿童：本品在 5 岁以下儿童应用的安全性尚未明确。

孕妇及哺乳期妇女：孕妇禁用；哺乳期妇女应充分权衡利弊后慎用，用药期间暂停哺乳。

老年人：老年患者肝功能有所减退，用药量应酌减。

【剂型规格】　片剂：50mg/ 片；300mg/ 片。胶囊剂：50mg/ 粒；300mg/ 粒。

（8）对氨基水杨酸钠（sodium aminosalicylate）

【药理作用】　本品为对氨基苯甲酸的同类物，通过对叶酸合成的竞争性抑制作用而抑制结核分枝杆菌的生长繁殖，但只对结核杆菌产生抑制作用。

【用法用量】　口服，成人，2～3g/ 次，每天 4 次；儿童，0.2～0.3g/（kg·d），分 3～4 次服，每天剂量不超过 12g。

【不良反应】　①常见食欲缺乏，恶心、呕吐、腹痛、腹泻等；②过敏反应有瘙痒、皮疹、药物热、哮喘；③少见胃溃疡、血尿、蛋白尿、肝功能损害等；④进餐、餐后服用可减少对胃的刺激。

【禁忌证】　对本品及其他水杨酸类药过敏者禁用。

【注意事项】　①注意交叉过敏反应；②充血性心力衰竭、胃溃疡、葡萄糖 -6- 磷酸脱氢酶（G-6-PD）缺乏症、严重肝肾功能损害患者慎用。

【特殊人群用药】

儿童：需严格按用法用量服用。

孕妇及哺乳期妇女：需充分权衡利弊后慎用。

老年人：应用的安全性尚未明确。

【剂型规格】　片剂：0.5g/ 片。注射剂：2g/ 支；4g/ 支；6g/ 支。

4. 抗菌药

（1）阿莫西林（amoxicillin）

【药理作用】　本品为广谱抗生素,对革兰氏阳性及阴性菌均有作用,耐酸,口服吸收好。

【用法用量】　口服,成人,0.5g/次,每6～8小时1次,每天剂量不超过4g;小儿,按体重20～40mg/(kg·d),每12小时1次;3个月以下婴儿,按体重30mg/(kg·d),每12小时1次;肾功能严重损害者需调整药量。

【不良反应】　不良反应发生率约为5%～6%,常见胃肠道反应、皮疹等。

【禁忌证】　对青霉素过敏及青霉素皮肤试验阳性者禁用。

【注意事项】　①使用前须做青霉素皮肤试验,阳性反应者禁用;②传染性单核细胞增多症患者应避免使用;③疗程较长者应检查血常规和肝肾功;④有哮喘、枯草热等过敏性疾病史者慎用;⑤老年人和肾功能严重损害者需调整剂量。

【特殊人群用药】

儿童:按体重计算药量,严格按用法用量服用。

孕妇及哺乳期妇女:应充分权衡利弊后慎用。

老年人:伴肾功能损害时需调整剂量。

【剂型规格】　片剂:0.125g/片;0.25g/片。胶囊剂:0.125g/粒;0.25g/粒;0.5g/粒。颗粒剂:0.125g/袋;0.25g/袋;0.5g/袋。干混悬剂:0.125g/袋。

（2）氨苄西林(ampicillin)

【药理作用】　本品为半合成的广谱青霉素,对革兰氏阳性及阴性菌均有作用,但易产生耐药性。

【用法用量】　口服,成人,2～4g/d,分4次服用;儿童,50～100mg/(kg·d),分4次服用。肌内注射:成人,0.5～1g/次,每天4次;儿童,50～100mg/(kg·d),分3～4次给予。静脉滴注:成人,1～2g/次,必要时可用到3g,溶于100mL输液中,滴注0.5～1小时,每天2～4次,必要时每4小时1次;儿童,100～150mg/(kg·d),分4次给予。

【不良反应】　①常见过敏反应,如皮疹、荨麻疹、间质性肾炎等;②胃肠道反应,如纳差、恶心、呕吐等;③偶见粒细胞和血小板减少、过敏性休克等。

【禁忌证】　①对青霉素类、头孢菌素类药物过敏或青霉素皮肤试验阳性者禁用;②尿酸性肾结石、痛风急性发作、活动性消化道溃疡患者禁用;③传染性单核细胞增多症、巨细胞病毒感染、淋巴细胞白血病、淋巴瘤患者慎用;④2岁以下小儿禁用。

【注意事项】　①应用本品前需详细询问药物过敏史并行青霉素皮肤试验;②血液生化与血象异常者慎用;③肝肾功能不全患者不宜服用本品;④一旦发生过敏性休克,必须就地抢救,予以保持气道畅通、吸氧、给予肾上腺素、糖皮质激素等治疗措施。

【特殊人群用药】

儿童:2岁以下小儿禁用。

孕妇及哺乳期妇女:孕妇仅在确有必要时应用本品,哺乳期妇女用药期间应暂停哺乳。

老年人:应适当减少药量。

【剂型规格】　胶囊剂:0.25g/粒。注射剂:0.5g/瓶;1.0g/瓶;2.0g/瓶。

（3）头孢拉定(cefradine)

【药理作用】　本品为第一代头孢菌素,对金黄色葡萄球菌、溶血性链球菌、肺炎链球菌等有抗菌作用。

【用法用量】　口服,成人,1～2g/d,分3～4次服用;小儿,25～50mg/(kg·d),分3～4次服用;肌内注射、静脉注射或静脉滴注,成人,2～4g/d,分4次注射;小儿,50～100mg/(kg·d),分4次注射;肾功能不全者按患者肌酐清除率确定给药剂量。

【不良反应】　本品不良反应较轻,发生率较低,常见恶心、呕吐、腹泻等胃肠道反应,偶见药疹、伪膜性肠炎、嗜酸性粒细胞增多、中性粒细胞减少等。

【禁忌证】　对头孢菌素过敏或有青霉素过敏性休克史者禁用。

【注意事项】　①在应用本品前须详细询问患者对头孢菌素类、青霉素类及其他药物过敏史，有青霉素类药物过敏性休克史者禁用；②肾功能减退者须减少剂量或延长给药间期。

【特殊人群用药】

儿童：慎用。

孕妇及哺乳期妇女：慎用。

老年人：伴肾功能减退者应减少剂量或延长给药间期。

【剂型规格】　片剂：0.25g/ 片；0.5g/ 片。胶囊剂：0.25g/ 粒；0.5g/ 粒。干混悬剂：0.125g/ 支；0.25g/ 支。颗粒剂：0.125g/ 袋；0.25g/ 袋。粉针剂：0.25g/ 瓶；0.5g/ 瓶；1.0g/ 瓶。

（4）头孢呋辛钠（cefuroxime sodium）

【药理作用】　本品为半合成的第二代头孢菌素类，对多数革兰氏阳性及阴性菌有良好抗菌活性，对某些革兰氏阴性杆菌的 β- 内酰胺酶稳定。

【用法用量】　肌内注射或静脉注射，成人，每 8 小时给药 0.75～1.5g，病情严重者可增至 6g；儿童，30～100mg/（kg·d），分 3～4 次给药；伴肾功能降低者应酌减剂量。

【不良反应】　不良反应较轻微且短暂，常见肌内注射部位疼痛、皮疹、血清转氨酶升高等，偶见静脉炎、嗜酸性粒细胞增多、血红蛋白降低等。

【禁忌证】　①对本品及其他头孢菌素过敏、有青霉素过敏性休克史者禁用；②孕妇及哺乳期妇女禁用；③3 个月以下婴儿禁用。

【注意事项】　①对青霉素过敏者慎用；②不可与氨基糖苷类抗生素置同一容器中注射；③用药期间应注意监测肾功能，特别是对接受高剂量的重症患者。

【特殊人群用药】

儿童：3 个月以下婴儿禁用。

孕妇及哺乳期妇女：禁用。

老年人：需根据肾功能酌情调整剂量。

【剂型规格】　注射剂：0.25g/ 支；0.5g/ 支；0.75g/ 支；1.0g/ 支；1.5g/ 支。

（5）红霉素（erythromycin）

【药理作用】　本品为大环内酯类抗生素，可抑制细菌蛋白质的合成，对葡萄球菌属、各组链球菌和革兰氏阳性杆菌均具抗菌活性，对大多数厌氧菌亦具抗菌活性。

【用法用量】　口服，建议饭前 1 小时服用，成人，0.75～2g/d，分 3～4 次服用；儿童，30～50mg/（kg·d），分 3～4 次服用。

【不良反应】　①常见腹泻、恶心、呕吐等胃肠道反应；②过敏反应表现为药物热、皮疹、嗜酸粒细胞增多等；③少见心律不齐、心动过速等。

【禁忌证】　对本品及其他大环内酯类药物过敏者禁用。

【注意事项】　①肝肾功能不全者及孕妇、哺乳期妇女慎用；②长期应用可致耐药或真菌感染，若出现双重感染，应停药并正确处理。

【特殊人群用药】

儿童：按体重计算给药剂量。

孕妇及哺乳期妇女：慎用。

老年人：伴肝肾功能不全者慎用。

【剂型规格】　片剂：50mg/ 片；0.125g/ 片；0.25g/ 片。胶囊剂：0.125g/ 粒；0.25g/ 粒。

（6）阿奇霉素（azitromycin）

【药理作用】　本品的抗菌谱比红霉素广，抗菌活性较强，对支原体、衣原体、淋病双球菌的抗菌作用较强。

【用法用量】　口服，饭前 1 小时或饭后 2 小时，成人，首次剂量 500mg/ 次，以后 250mg/ 次，每天 1 次；

儿童，10mg/（kg·d），连服3天。

【不良反应】 ①常见恶心、呕吐、腹痛、腹泻等胃肠道反应；②偶见腹胀、头昏、头痛、发热、关节痛等过敏反应。

【禁忌证】 对阿奇霉素、红霉素或其他任何一种大环内酯类药物过敏者禁用。

【注意事项】 ①口服，宜空腹，注射剂不宜肌内注射；②肝功能不全、肾功能严重不全者慎用；③轻度肾功能不全者（肌酐清除率＞40mL/min）不需作剂量调整。

【特殊人群用药】

儿童：小于6个月小儿的疗效与安全性尚未明确。

孕妇及哺乳期妇女：慎用。

老年人：疗效与安全性尚不明确。

【剂型规格】 片剂：100mg/片；125mg/片；250mg/片；500mg/片。胶囊剂：125mg/粒；250mg/粒。颗粒剂：100mg/袋；125mg/袋；250mg/袋；250mg/袋。注射剂：100mg/支；125mg/支；250mg/支；500mg/支。

（7）林可霉素（lincomycin）

【药理作用】 本品为链丝菌产生的林可胺类抗生素，对大多数革兰氏阳性菌、某些厌氧的革兰氏阴性菌有较好的抗菌活性，对革兰氏阳性菌的作用类似红霉素。

【用法用量】 口服，成人，1.5～2g/次，分3～4次服用；小儿，30～60mg/（kg·d），分3～4次服用。肌内注射，成人，0.6～1.2g/d，严重感染者1.2～2.4g/d，分2～3次给予；小儿，10～20mg/（kg·d），分次给药。静脉滴注，成人，每次0.6g溶于100～200mL注射液内，滴注1～2小时，每8～12小时1次。

【不良反应】 ①可引起胃肠道反应，如恶心、呕吐、腹痛、腹泻等；②偶见皮肤过敏反应、白细胞减少等，罕见再生障碍性贫血；③长期使用可致假膜性肠炎。

【禁忌证】 ①对林可霉素和克林霉素有过敏史者禁用；②小于1个月的婴儿禁用。

【注意事项】 ①疗程长者，需定期检测肝、肾功能和血常规；②有肠道疾病、肝肾功能减退、有哮喘或其他过敏史者慎用。

【特殊人群用药】

儿童：小于1个月婴儿禁用。

孕妇及哺乳期妇女：应充分权衡利弊后慎用。

老年人：慎用。

【剂型规格】 片剂：0.25g/片；0.5g/片。胶囊剂：0.25g/粒；0.5g/粒。注射剂：1mL：0.2g/支；2mL：0.6g/支。

（8）米诺环素（minocycline）

【药理作用】 本品的抗菌谱和四环素相似，具有高效性和长效性，抗菌作用是本类抗生素中最强的。

【用法用量】 口服，成人，首次剂量，200mg/次，以后每12小时100mg或首次剂量后每6小时50mg。

【不良反应】 ①常见胃肠道反应；②本品可沉积于牙和骨中，造成牙黄染，并影响胎儿、新生儿和婴幼儿骨骼的正常发育；③肝、肾功能损害；④过敏反应，如药物热、皮疹等；⑤偶有溶血性贫血、血小板减少、维生素K、维生素B缺乏等。

【禁忌证】 ①对本品及其他四环素类过敏者禁用；②孕妇和准备怀孕的妇女；③8岁以下小儿禁用。

【注意事项】 ①肝肾功能不全、口服吸收不良、全身状态恶化者慎用；②可致头晕、倦怠等，驾驶员应避免服用；③严重肾功能不全患者注意调整剂量；④用药期间应注意监测肝肾功能。

【特殊人群用药】

儿童：8 岁以下小儿禁用。

孕妇及哺乳期妇女：孕妇和准备怀孕的妇女禁用,哺乳期妇女用药期间应暂停哺乳。

老年人：慎用。

【剂型规格】 片剂：50mg/ 片（粒）；100mg/ 片（粒）。胶囊剂：50mg/ 粒；100mg/ 粒。

（9）磺胺甲噁唑（sulfamethoxazole）

【药理作用】 本品为磺胺类广谱抗菌药,由于多数临床常见菌对本品耐药,故仅用于敏感细菌及其他敏感病原微生物所致感染。

【用法用量】 口服,成人,2g/d,分 2 次服用；小儿,50～60mg/（kg·d）,分 2 次服用,总剂量不超过 2g/d。

【不良反应】 ①常见药疹、恶心、呕吐、头痛、乏力等；②中性粒细胞减少、血小板减少及再生障碍性贫血；③肝、肾功能损害。

【禁忌证】 ①对磺胺类药物过敏者禁用；②巨幼红细胞性贫血患者禁用；③孕妇及哺乳期妇女禁用；④小于 2 个月的婴儿禁用；⑤重度肝肾功能损害者禁用。

【注意事项】 ①交叉过敏反应,对呋塞米、砜类、噻嗪类利尿药、磺脲类、碳酸酐酶抑制药过敏者,也可能对磺胺药过敏；②缺乏 G-6PD、血卟啉症患者慎用；③注意定期行血常规、尿常规、肝肾功能检查。

【特殊人群用药】

儿童：小于 2 个月的婴儿禁用,2 个月以上小儿的用药剂量应酌减。

孕妇及哺乳期妇女：禁用。

老年人：需充分权衡利弊后慎用。

【剂型规格】 片剂：0.5g/ 片。

（10）柳氮磺胺吡啶（sulfasalazine）

【药理作用】 本品为水杨酸与磺胺吡啶的偶氮化合物,具有抗菌、抗风湿和免疫抑制作用。

【用法用量】 口服,成人,初次剂量 2～3g/d,分 3～4 次服用,无明显不适可逐渐增至 4～6g/d,待肠病症状缓解后逐渐减量至维持量,1.5～2g/d。小儿,40～60mg/（kg·d）,分 3～6 次服用,病情缓解后改为维持量 30mg/（kg·d）,分 3～4 次服用。

【不良反应】 ①常见过敏反应,可见血液系统症状、肝脏损害、肾脏损害；②偶见甲状腺肿大及功能减退、中枢神经系统毒性反应；③罕见胰腺炎、男性精子减少或不育症。

【禁忌证】 ①对磺胺类药物过敏者禁用；②孕妇及哺乳期妇女禁用；③ 2 岁以下小儿禁用。

【注意事项】 ①缺乏葡萄糖 -6- 磷酸脱氢酶、肝肾功能损害、血卟啉症、血小板、粒细胞减少等患者慎用；②多饮水,治疗中至少每周检查尿常规 2～3 次；③对呋塞米、砜类、噻嗪类利尿药、磺脲类、碳酸酐酶抑制药及其他磺胺类药物过敏者,对本品也可能过敏；④根据患者的反应与耐药性,随时调整剂量,部分患者可采用间歇治疗（用药 2 周,停药 1 周）。

【特殊人群用药】

儿童：2 岁以下小儿禁用。

孕妇及哺乳期妇女：禁用。

老年人：需充分权衡利弊后慎用。

【剂型规格】 片剂：0.25g/ 片。栓剂：0.5g/ 粒。

（11）甲硝唑（metronidazole）

【药理作用】 本品对厌氧微生物有杀灭作用,在人体中还原时生成的代谢产物也具有抗厌氧菌作用。

【用法用量】 口服,成人,0.6～1.2g/d,分 3 次服,7～10 天为一疗程；小儿,20～50mg/（kg·d）。静

脉滴注，成人，首次剂量 15mg/kg，维持量 7.5mg/kg，每 6～8 小时滴注 1 次。

【不良反应】　①常见恶心、呕吐等消化道反应；②头痛、眩晕，大剂量可致抽搐；③少见荨麻疹、潮红等过敏反应。

【禁忌证】　①有活动性中枢神经系统疾病或血液病患者禁用；②孕妇及哺乳期妇女禁用。

【注意事项】　①有肝脏疾病患者应减少剂量，出现运动失调或其他中枢神经系统症状时应停药；②厌氧菌感染合并肾功能衰竭者，给药间隔时间应延长。

【特殊人群用药】

儿童：严格按用法用量应用。

孕妇及哺乳期妇女：禁用。

老年人：用药疗效及安全性尚不明确。

【剂型规格】　片剂：0.1g/ 片；0.2g/ 片；0.25g/ 片。胶囊剂：0.2g/ 粒；0.4g/ 粒。注射剂：0.5g/ 瓶；1.25g/ 瓶。

（12）替硝唑（tinidazole）

【药理作用】　本品对厌氧菌有较强的杀灭作用。

【用法用量】　口服，成人，1g/ 次，每天 1 次，首剂加倍，疗程 5～6 天。静脉滴注，成人，0.8g/ 次，每天 1 次，疗程 5～6 天。

【不良反应】　不良反应较少见且轻微，主要为恶心、呕吐、腹痛、食欲下降及口腔金属味等。

【禁忌证】　①对本品或甲硝唑等硝基咪唑类吡咯类药物过敏者禁用；②有活动性中枢神经系统疾病或血液病患者禁用；③孕妇及哺乳期妇女禁用。

【注意事项】　①如用药过程中发生中枢神经系统不良反应，应及时停药；②用药期间不宜饮用含酒精饮料；③肝功能减退者应酌情减量。

【特殊人群用药】

儿童：用药疗效及安全性尚不明确。

孕妇及哺乳期妇女：禁用。

老年人：慎用。

【剂型规格】　片剂：0.5g/ 片。胶囊剂：0.2g/ 粒；0.25g/ 粒；0.5g/ 粒。注射剂：100mL：0.2g/ 袋；100mL：0.4g/ 袋；200mL：0.4g/ 袋；200mL：0.8g/ 袋。

（13）奥硝唑（ornidazole）

【药理作用】　本品的作用类似甲硝唑，对厌氧菌、阴道滴虫等有抑杀作用。

【用法用量】　口服，成人，500mg/ 次，每天 2 次，早晚各服 1 次。儿童，10mg/kg，每 12 小时 1 次。

【不良反应】　可引起头晕、头痛、胃肠道不适及过敏反应。

【禁忌证】　①对本品或硝基咪唑类药物过敏者禁用；②脑和脊髓病变、硬化症患者禁用。

【注意事项】　①中枢神经系统疾病患者慎用；②肝病、脑损伤患者慎用。

【特殊人群用药】

儿童：慎用。

孕妇及哺乳期妇女：慎用。

老年人：酌减用量。

【剂型规格】　片剂：0.25g/ 片；0.5g/ 片。注射剂：10mL：0.5g/ 支。

5. 糖皮质激素

（1）泼尼松（prednisone）

【药理作用】　本品具有抗炎、抗过敏、抗风湿、免疫抑制作用。

【用法用量】　根据不同病种及病情轻重程度确定剂量及疗程。

【不良反应】　本品较大剂量或长期应用易引起肥胖、糖尿病、消化道溃疡、高血压、类库欣综合征症状和并发感染等,对下丘脑 - 垂体 - 肾上腺轴抑制作用较强。

【禁忌证】 ①对本品及糖皮质激素类药物有过敏史者禁用;②高血压、血栓症、胃与十二指肠溃疡、精神疾病、电解质代谢异常、心肌梗死、内脏手术、青光眼等患者不宜使用;③孕妇禁用。

【注意事项】 ①长期服药后,停药时应逐渐减量;②糖尿病、骨质疏松症、肝硬化、肾功能不良、甲状腺功能减退患者慎用;③对细菌、真菌、病毒感染者,应在使用足量有效抗菌药物的前提下谨慎使用。

【特殊人群用药】

儿童:慎用。

孕妇及哺乳期妇女:孕妇禁用,哺乳期妇女慎用,用药期间暂停哺乳。

老年人:用药期间应严密监测。

【剂型规格】 片剂:5mg/ 片。

（2）甲泼尼龙（methylprednisolone）

【药理作用】 本品具有较强的抗炎、抗过敏、抗风湿、免疫抑制作用,钠潴留作用较弱。

【用法用量】 根据不同病种及病情轻重程度确定剂量及疗程。

【不良反应】 本品较大剂量或长期应用易引起肥胖、糖尿病、消化道溃疡、高血压、类库欣综合征症状和并发感染等,对下丘脑 - 垂体 - 肾上腺轴抑制作用较强。

【禁忌证】 ①对本品及糖皮质激素类药物有过敏史者禁用;②全身性真菌感染患者禁用;③高血压、血栓症、胃与十二指肠溃疡、精神疾病、电解质代谢异常、心肌梗死、内脏手术、青光眼等患者不宜使用;④孕妇禁用。

【注意事项】 ①长期服药后,停药时应逐渐减量;②糖尿病、骨质疏松症、肝硬化、肾功能不良、甲状腺功能减退患者慎用;③对细菌、真菌、病毒感染者,应在使用足量有效抗菌药物的同时谨慎使用,并进行严格监测。

【特殊人群用药】

儿童:慎用。

孕妇及哺乳期妇女:孕妇禁用,哺乳期妇女慎用,用药期间暂停哺乳。

老年人:用药期间应严密监测。

【剂型规格】 片剂:4mg/ 片;16mg/ 片。

（3）地塞米松（dexamethasone）

【药理作用】 本品的抗炎、抗过敏、抗风湿、免疫抑制作用比泼尼松更显著,而水钠潴留和促进排钾作用较轻。

【用法用量】 根据不同病种及病情轻重程度确定剂量及疗程。

【不良反应】 本品较大剂量或长期应用易引起肥胖、糖尿病、消化道溃疡、高血压、类库欣综合征症状和并发感染等,对下丘脑 - 垂体 - 肾上腺轴抑制作用较强。

【禁忌证】 ①对本品及糖皮质激素类药物有过敏史者禁用;②高血压、血栓症、胃与十二指肠溃疡、精神病、电解质代谢异常、心肌梗死、内脏手术、青光眼等患者不宜使用;③孕妇禁用。

【注意事项】 ①长期服药后,停药时应逐渐减量;②糖尿病、骨质疏松症、肝硬化、肾功能不良、甲状腺功能减退患者慎用;③对细菌、真菌、病毒感染者,应在使用足量有效抗菌药物的同时谨慎使用,并进行严格监测。

【特殊人群用药】

儿童:慎用。

孕妇及哺乳期妇女:孕妇禁用,哺乳期妇女慎用,用药期间暂停哺乳。

老年人:用药期间应严密监测。

【剂型规格】 片剂:0.75mg/ 片。

（4）氢化可的松（hydrocortisone）

【药理作用】　本品具有抗炎、抗过敏、抗毒、抗休克和免疫抑制作用,且有水钠潴留和促进排钾作用。

【用法用量】　根据不同病种及病情轻重程度确定剂量及疗程。

【不良反应】　本品较大剂量或长期应用易引起肥胖、糖尿病、消化道溃疡、高血压、类库欣综合征症状和并发感染等,对下丘脑 - 垂体 - 肾上腺轴抑制作用较强。

【禁忌证】　①对本品及糖皮质激素类药物有过敏史者禁用;②高血压、血栓症、胃与十二指肠溃疡、精神疾病、电解质代谢异常、心肌梗死、内脏手术、青光眼等患者不宜使用;③孕妇禁用。

【注意事项】　①长期服药后,停药时应逐渐减量;②糖尿病、骨质疏松症、肝硬化、肾功能不良、甲状腺功能减退患者慎用;③对细菌、真菌、病毒感染者,应在使用足量有效抗菌药物的同时谨慎使用,并进行严格监测。

【特殊人群用药】

儿童:慎用。

孕妇及哺乳期妇女:孕妇禁用,哺乳期妇女慎用,用药期间暂停哺乳。

老年人:用药期间应严密监测。

【剂型规格】　片剂:10mg/ 片;20mg/ 片。

6. 免疫抑制药

（1）沙利度胺（thalidomide）

【药理作用】　①本品为低毒、非成瘾性中枢神经镇静剂;②对细胞免疫和体液免疫均有抑制作用;③能稳定溶酶体膜,抑制中性粒细胞的趋化性,抗前列腺素、组胺及 5- 羟色胺,发挥抗炎作用;④具有抑制血管生成、抗肿瘤作用。

【用法用量】　根据不同病种及病情轻重程度确定剂量及疗程。

【不良反应】　①严重致畸胎作用;②常见头昏、嗜睡、直立性低血压、便秘、皮疹、水肿等;③少见肌无力、发热、高血压、甲状腺功能减退、白细胞减少等;④当治疗总剂量达 40～50g 时,可能会出现神经炎等神经毒性症状。

【禁忌证】　①孕妇及哺乳期妇女禁用;②儿童禁用;③对本品过敏者禁用;④驾驶员、高空作业者禁用或在用药期间停止相关工作。

【注意事项】　①育龄妇女在服药前至少 4 周、用药期间以及停药 6 个月内均须采取严格的避孕措施;接受本品治疗的育龄男性在停药 3 个月内也须采取严格的避孕措施;②用药期间不能献血;③神经毒性症状在停药后仍较难恢复,应注意监测神经功能;④患者不可将药给他人使用。

【特殊人群用药】

儿童:禁用。

孕妇及哺乳期妇女:禁用。

老年人:慎用。

【剂型规格】　片剂:25mg/ 片。

（2）羟氯喹（hydroxychloroquine）

【药理作用】　①稳定溶酶体膜,具有抗炎作用;②具有免疫抑制作用。

【用法用量】　口服,成人 0.2～0.4g/d,分 1～2 次服用,可持续数周或数月。

【不良反应】　本品较氯喹不良反应小:①可出现视网膜病变,如阅读及视物困难、畏光、远距视觉模糊等;②可出现脱发、头痛、眩晕、耳鸣、各型皮疹、贫血、白细胞减少、恶心、胃肠不适等;③较罕见激动不安、个性改变和惊厥。

【禁忌证】　①视网膜病变患者禁用;②对 4- 氨基喹啉化合物过敏者禁用;③孕妇及哺乳期妇女禁用。

【注意事项】　①应在用药前排除眼部疾患，用药期间定期复查，防止视力损害；②肝肾功能不全、心脏病、重型多型红斑、血卟啉病、银屑病及精神病患者慎用；③对长期接受本品治疗的患者应定期行血细胞计数检测。

【特殊人群用药】

儿童：用药疗效及安全性尚不明确。

孕妇及哺乳期妇女：禁用。

老年人：慎用。

【剂型规格】　片剂：0.1g/片；0.2g/片。

（3）硫唑嘌呤（azathioprine）

【药理作用】　①本品可使T、B淋巴细胞的绝对数减少，T细胞较B细胞更敏感，还可对NK细胞产生抑制作用；②可减少免疫复合物在肾的沉积，阻止淋巴细胞释放巨噬细胞刺激因子而抑制炎症反应。

【用法用量】　用于系统性红斑狼疮、类风湿性关节炎等疾病治疗时，常与糖皮质激素类药物联合使用，1～3mg/（kg·d），部分需长期用药者，治疗期间可根据临床反应和血液系统耐受情况在推荐剂量范围内酌情调整；用于血管炎、白塞病、干燥综合征等疾病治疗，一般用量为100mg/d，单用或与糖皮质激素合用；伴肾功能不全者，应采用推荐剂量范围的下限值。

【不良反应】　①若长期或大剂量使用，可致严重骨髓抑制，粒细胞减少，甚至出现再生障碍性贫血；②可有中毒性肝炎、胰腺炎、脱发、黏膜溃疡、厌食、恶心等，也可诱发肿瘤；③可增加细菌、病毒和真菌感染的易感性；④可能致畸胎。

【禁忌证】　①对本品过敏的患者禁用，②肾功能不全者慎用，肝功能不全者禁用；③备孕期女性、孕妇及哺乳期妇女禁用。

【注意事项】　①可能致畸胎，孕妇禁用；②用药期间严格检查血象。

【特殊人群用药】

儿童：用药有效性及安全性尚不明确。

孕妇及哺乳期妇女：备孕期女性、孕妇及哺乳期妇女禁用。

老年人：建议采用推荐剂量的下限值并严密监测。

【剂型规格】　片剂：50mg/片；100mg/片。

（4）环磷酰胺（cyclophosphamide）

【药理作用】　①本品是细胞周期非特异性抗肿瘤药，也是目前烷化剂中作为免疫抑制药应用最多的；②淋巴组织对本品的细胞毒性损伤作用敏感，因此，对体液和细胞免疫均有较强的抑制作用；③具有较强的抗炎作用。

【用法用量】　口服，成人，2mg/（kg·d），常与糖皮质激素合用治疗肾病综合征、系统性红斑狼疮、天疱疮等疾病。儿童，2～3mg/（kg·d），分2～3次服，最大剂量150mg/d，具体用药方案应根据疾病病种及严重程度选择。

【不良反应】　①骨髓抑制：白细胞减少最常见；②可影响肝功；③胃肠道反应，如食欲减退、恶心、呕吐等；④泌尿道反应，如膀胱刺激症状等；⑤其他反应包括口腔炎、脱发、皮肤色素沉着、月经紊乱及中毒性肝炎等。

【禁忌证】　①对本品过敏者禁用；②有骨髓抑制、感染、肝肾功能损害者禁用或慎用；③孕妇及哺乳期妇女禁用。

【注意事项】　①患者在用药期间应多饮水，大剂量应用时应水化、利尿，同时给予尿路保护剂；②当大剂量用药时，除应密切观察骨髓功能外，尤其要注意非血液学毒性如心肌炎等；③本品需在肝内活化，因此，腔内给药无直接作用；④有痛风史、泌尿系统结石史者慎用。

【特殊人群用药】

儿童:慎用。

孕妇及哺乳期妇女:禁用。

老年人:慎用。

【剂型规格】 片剂:50mg/片。

(5)甲氨蝶呤(methotrexate)

【药理作用】 ①是叶酸拮抗剂;②较强的免疫抑制作用,对体液免疫的抑制作用较细胞免疫强;③较强的抗炎作用。

【用法用量】 口服,成人,5～10mg/次,每周1次,可根据病情酌情渐增至15～20mg/次,每周1次,分2次服用。

【不良反应】 ①骨髓抑制:主要为白细胞和血小板减少;②可影响肝肾功;③胃肠道反应,如食欲减退、恶心、呕吐等;④白细胞低下时可并发感染;⑤其他反应包括脱发、皮疹、口腔炎、肺炎等。

【禁忌证】 ①对本品过敏者禁用;②营养不良、恶病质、伴感染、血液病及心、肺、肝、肾功能不全者禁用;③孕妇及哺乳期妇女禁用。

【注意事项】 ①本品致突变、致畸和致癌性较烷化剂轻,但长期服用有潜在的致继发性肿瘤产生的风险;②影响生殖功能;③用药期间严格检查血象。

【特殊人群用药】

儿童:慎用。

孕妇及哺乳期妇女:禁用。

老年人:慎用。

【剂型规格】 片剂:2.5mg/片;5mg/片;10mg/片。

(6)环孢素(ciclosporin)

【药理作用】 本品可选择性抑制T淋巴细胞功能,也可影响B细胞功能。

【用法用量】 口服,成人,起始剂量2.5～5mg/(kg·d),分2次服,根据病情调整剂量和疗程,症状缓解后改为最小有效剂量维持,不超过5mg/(kg·d);儿童,推荐从小剂量2.5mg/(kg·d)开始,最大不超过5mg/(kg·d),尽量以最小剂量控制病情。

【不良反应】 ①常见厌食、恶心、呕吐、震颤等;②可引起肝、肾损害、高血压、中枢神经症状;③易继发感染;④发生继发肿瘤的概率提高。

【禁忌证】 ①对本品过敏者禁用;②有病毒感染时禁用;③1岁以下婴儿禁用。

【注意事项】 ①本品经动物实验证明有增加致癌的危险性,但在人类尚无导致诱变性的证据;②肝肾功能不全、高钾血症、感染、肠道吸收不良、对本品不耐受者慎用;③孕妇及哺乳期妇女慎用。

【特殊人群用药】

儿童:1岁以下婴儿禁用。

孕妇及哺乳期妇女:应充分权衡利弊后慎用。

老年人:易并发肝肾功能不全等,慎用。

【制剂与规格】 胶囊剂:25mg/粒;100mg/粒;口服液:50mL:5 000mg。

(7)他克莫司(tacrolimus)

【药理作用】 本品的免疫抑制作用较环孢素强,主要抑制T淋巴细胞活性,可抑制IL-2、IL-3、IL-4、TNF-α、IFN-γ等T淋巴细胞活化因子的转录;也可直接抑制B细胞的激活,抑制移植物抗宿主反应和迟发型超敏反应。本品肝毒性较环孢素小,且有刺激肝细胞再生的作用。

【用法用量】 本品可作为肝、肾移植患者的首选免疫抑制药,对其他免疫抑制药耐药者可选用本品;还可用于自身免疫性疾病如类风湿关节炎、溃疡性结肠炎、银屑病、白塞病等。根据不同病种及病情轻重程度确定剂量及疗程。

【不良反应】 ①常见震颤、头痛、失眠、视觉或听觉异常、感觉异常、高血压、恶心、呕吐、腹泻、便秘等；②可有急慢性肾毒性，钙通道阻滞剂对本品所致的急性肾毒性有良好的拮抗作用；③对胰岛细胞有毒性作用，可致高血糖；④血液学变化，包括贫血、血小板减少、白细胞减少等；⑤电解质及其他代谢性疾病，如高血钾、高血钙、低血镁、高尿酸血等；⑥可诱发肿瘤或感染。

【禁忌证】 ①对本品过敏者禁用；②细菌或病毒感染者禁用；③孕妇、哺乳期妇女禁用。

【注意事项】 ①高血压、糖尿病、心绞痛及肾功能不全患者慎用；②本品的用量应根据临床诊断和全血药物浓度进行相应调整，其有效血药浓度为 5～20ng/mL；③用药过程中，应监测血压、血糖、电解质、肝肾功等；④本品可延长环孢素的半衰期，并有累加的肾毒性，故不宜与环孢素合用。

【特殊人群用药】

儿童：慎用，用药期间应严密监测。

孕妇及哺乳期妇女：禁用。

老年人：慎用。

【剂型规格】 胶囊剂：0.5mg/粒；1mg/粒；注射剂：1mL：5mg/支。

（8）吗替麦考酚酯（mycophenolate mofetil）

【药理作用】 ①本品对淋巴细胞有高度选择性，可抑制 T 和 B 淋巴细胞增殖，抑制 B 淋巴细胞抗体形成和细胞毒性 T 细胞的分化；②较少发生骨髓抑制和肝肾损害及致癌变作用等；③抑制血管平滑肌细胞增殖，可预防及治疗血管性排斥反应和减少慢性排斥反应的发生。

【用法用量】 本品可用于接受同种异体肾脏或肝脏移植患者，预防器官的排斥反应，可与环孢素或他克莫司和糖皮质激素联合使用；还可用于不能耐受其他免疫抑制药或疗效不佳的类风湿关节炎、系统性红斑狼疮、银屑病等自身免疫性疾病。

【不良反应】 ①常见消化道症状，如厌食、恶心、呕吐、腹泻、便秘、胃炎等；②血液系统损害包括血小板减少、贫血及中性粒细胞减少等；③可致皮肤疱疹病毒和巨细胞病毒感染；④偶见发热、乏力、皮疹、腿痛、头痛等。

【禁忌证】 ①对本品过敏者禁用；②孕妇、哺乳期妇女禁用。

【注意事项】 ①有严重慢性肾功能损害者，用量不宜超过 1g/次，每天 2 次；②不可与抑制肾功能药物同时使用；③用药过程中应定期进行全血细胞计数检测；④本品使用过程中进行疫苗注射效果欠佳，应避免使用减毒活疫苗；⑤有活动性严重消化系统疾病者慎用。

【特殊人群用药】

儿童：用药疗效及安全性尚不明确。

孕妇及哺乳期妇女：禁用。

老年人：易并发肝肾功能不全等，慎用。

【剂型规格】 胶囊剂：0.25g/粒；片剂：0.25g/片。

7. 免疫增强药

（1）胸腺肽（thymosin）

【药理作用】 本品可增强细胞免疫功能，对体液免疫影响甚微。

【用法用量】 本品可用于治疗自身免疫性疾病，肿瘤患者的辅助治疗，对真菌感染、重型肝炎亦有一定疗效。口服，5～30mg/次，每天 1～3 次；皮下或肌内注射，10～20mg/次，每天 1 次。

【不良反应】 ①少数有荨麻疹、皮疹等；②偶有恶心、发热、头晕、嗜睡、胸闷、无力。

【禁忌证】 ①对本品过敏者禁用；②器官移植者禁用；③细胞免疫功能亢进者禁用；④胸腺机能亢进者禁用。

【注意事项】 ①正在接受免疫抑制治疗的患者（如器官移植受者）不宜使用本品；②用药期间应定期检测肝功能。

【特殊人群用药】

儿童：慎用。

孕妇及哺乳期妇女：用药疗效及安全性尚不明确。

老年人：用药疗效及安全性尚不明确。

【剂型规格】 肠溶片：3mg/片；5mg/片；15mg/片；20mg/片；30mg/片。注射剂：2mL：5mg/支；2mL：20mg/支；5mL：50mg/支。

（2）匹多莫德（pidotimod）

【药理作用】 本品既能促进非特异性免疫反应，又能促进细胞免疫反应，长期使用可增加辅助性T细胞的数量和活性。

【用法用量】 可与抗微生物药联用以增强抗细菌或抗病毒感染作用。急性期用药，口服，成人，0.8g/次，每天2次，连用2周，后减为0.8g/次，每天1次；儿童0.4g/次，每天2次，连用2周，后减为0.4g/次，每天1次；预防期用药，成人，0.8g/次，每天1次；儿童，0.4g/次，每天1次，疗程均不超过60天。

【不良反应】 常见皮疹、恶心、呕吐、头痛、头晕等。

【禁忌证】 ①对本品或辅料成分过敏者禁用；②妊娠期在3个月内的孕妇禁用；③3岁以下儿童禁用。

【注意事项】 ①过敏体质者慎用；②先天性免疫缺陷（高IgE综合征）患者慎用；③空腹服用。

【特殊人群用药】

儿童：3岁以下儿童禁用，3岁以上儿童用量减半。

孕妇及哺乳期妇女：妊娠期在3个月内的孕妇禁用，哺乳期妇女不宜用。

老年人：用药疗效及安全性尚不明确。

【剂型规格】 片剂：0.4g/片。颗粒：2g：0.4g/袋。

（3）转移因子（transfer factor）

【药理作用】 本品对细胞免疫有增强作用。

【用法用量】 口服，成人，3~6mg/次，每天2~3次；皮下注射，1支/次，每周1~2次。

【不良反应】 未见报道。

【禁忌证】 对本品过敏者禁用。

【注意事项】 药品性状发生改变时禁用。

【特殊人群用药】

儿童：用药疗效及安全性尚不明确。

孕妇及哺乳期妇女：用药疗效及安全性尚不明确。

老年人：用药疗效及安全性尚不明确。

【剂型规格】 胶囊剂：3mg/粒；注射剂：2mL/支；粉针剂：3mg/支。

（4）卡介菌多糖核酸（BCG polysaccharide and nucleic acid）

【药理作用】 本品具有增强细胞免疫、体液免疫、抗过敏及平喘等作用。

【用法用量】 肌内注射，成人，1mL/次，每周2~3次，1~3个月为一个疗程；小儿酌减剂量。

【不良反应】 偶见红肿、结节，一般热敷后1周内可消退。

【禁忌证】 ①对本品过敏者禁用；②急性传染病（如麻疹、百日咳、肺炎等）、急性眼结膜炎、急性中耳炎患者禁用。

【注意事项】 不应有摇不散的凝块及异物，安瓿有裂纹或有异物勿用。

【特殊人群用药】

儿童：用药剂量酌减。

孕妇及哺乳期妇女：用药疗效及安全性不明确。

老年人：用药疗效及安全性不明确。

【剂型规格】 注射剂：1mL/支。

（5）重组人干扰素（recombinant human interferon）

【药理作用】 本品具有广谱的抗病毒、抗肿瘤、免疫调节作用。

【用法用量】 不同干扰素制剂的用法不同，需根据具体病情选择适合的亚型制剂，如带状疱疹可采用重组人干扰素 α-2b，肌内注射，500 万 IU/d，连用 6 天，同时口服阿昔洛韦。

【不良反应】 ①常见发热、疲倦；②头痛、肌痛、关节痛、食欲不振、恶心、腹泻等；③偶见低血压、运动失调、焦虑、脱发、皮炎等。

【禁忌证】 ①对本品过敏者禁用；②严重心、肝、肾功能不全、骨髓抑制者禁用。

【注意事项】 药品性状发生改变时勿用。

【特殊人群用药】

儿童：慎用。

孕妇及哺乳期妇女：孕妇禁用，哺乳期妇女慎用。

老年人：需酌情调整剂量。

【剂型规格】 重组人干扰素 α-2b 注射剂：500 万 IU/支；重组人干扰素 β-1b 注射剂：0.3mg/支。

（6）甘露聚糖肽（mannatide）

【药理作用】 本品具有提升外周血白细胞、增强机体免疫功能和应激能力的作用。

【用法用量】 口服，成人，5～10mg/次，每天 3 次，1 个月为一疗程；儿童，用量酌减。

【不良反应】 可有一过性发热，偶见皮疹。

【禁忌证】 ①对本品过敏者禁用；②风湿性心脏病、支气管哮喘、气管炎患者禁用。

【注意事项】 如发生过敏，应给予对症及抗过敏治疗。

【特殊人群用药】

儿童：用药疗效及安全性尚不明确。

孕妇及哺乳期妇女：用药疗效及安全性尚不明确。

老年人：用药疗效及安全性尚不明确。

【剂型规格】 片剂：5mg/片。

8. 镇痛类药

（1）布洛芬（ibuprofen）

【药理作用】 本品为非甾体类解热镇痛消炎药，可通过抑制环氧化酶、减少前列腺素合成发挥镇痛消炎作用，通过下丘脑体温调节中枢起解热作用。

【用法用量】 口服，成人，0.2～0.4g/次，每 4～6 小时 1 次，每天最大剂量 2.4g；儿童，3 个月～12 岁，一次 5～10mg/kg，必要时每 4～6 小时 1 次，最大剂量不超过 40mg/(kg·d)，13～18 岁最大剂量不超过成人剂量。

【不良反应】 ①有恶心、呕吐、腹痛、腹泻、便秘、胃肠道溃疡等；②头痛、嗜睡、眩晕、耳鸣等；③少见皮疹、下肢水肿、肾功能不全、肝功能异常、白细胞减少等。

【禁忌证】 ①对本品及其他非甾体抗炎药过敏者禁用；②对阿司匹林过敏的哮喘患者禁用；③孕妇及哺乳期妇女禁用。

【注意事项】 ①本品为对症治疗药，不宜长期或大量使用，用于解热不得超过 3 天，用于止痛不得超过 5 天；②服用本品期间不得饮酒或含酒精饮料；③消化道溃疡、胃肠道出血、心功能不全、高血压等患者需在医师指导下使用；④慎用于 60 岁以上、支气管哮喘、肝肾功能不全、凝血机制或血小板功能障碍患者。

【特殊人群用药】

儿童：在医生指导下使用。

孕妇及哺乳期妇女：禁用，备孕妇女慎用。

老年人：慎用。

【剂型规格】 片剂：0.1g/片；0.2g/片；0.4g/片。缓释片：0.2g/片；0.3g/片。胶囊剂：0.2g/粒。

（2）双氯芬酸钠（diclofenac sodium）

【药理作用】 本品为衍生于苯乙酸类的非甾体类解热镇痛消炎药，对前列腺素合成的抑制作用强于阿司匹林。

【用法用量】 口服，成人，100~150mg/d，分2~3次服用；儿童，0.5~2.0mg/（kg·d），最大剂量不超过3.0mg/（kg·d），分3次服用。

【不良反应】 ①偶见恶心、呕吐、腹痛、腹泻、头痛、头晕、皮疹、白细胞减少等；②罕见消化道出血或溃疡、嗜睡、视觉障碍、耳鸣、焦虑、荨麻疹、剥脱性皮炎、血小板减少、再生障碍性贫血等。

【禁忌证】 ①对本品及其他非甾体抗炎药过敏者禁用；②胃肠道溃疡患者禁用；③在妊娠初期3个月禁用。

【注意事项】 ①慎用于有胃肠道溃疡、溃疡性结肠炎或克罗恩病及严重肝功能损害者；②长期服用本品应监测肝功能；③对心肾功能损害、老年患者应定期监测肾功能。

【特殊人群用药】

儿童：在医生指导下使用。

孕妇及哺乳期妇女：孕妇慎用，在妊娠初期3个月禁用，哺乳期妇女不宜服用。

老年人：用药期间应定期监测肾功能。

【剂型规格】 缓释片：0.1g/片；75mg/片；50mg/片。肠溶片：25mg/片；50mg/片。

（3）阿司匹林（aspirin）

【药理作用】 本品主要通过抑制前列腺素、缓激肽、组胺等物质的合成发挥解热镇痛抗炎作用。

【用法用量】 口服，0.3~0.6g/次，每天3次或需时服。

【不良反应】 一般用于解热镇痛的剂量很少引起不良反应。长期大量用药时可出现恶心、呕吐、腹痛、荨麻疹、耳鸣、肝、肾功能损害、血管神经性水肿或休克。

【禁忌证】 ①对本品及其他非甾体抗炎药过敏者禁用；②活动性消化道出血或溃疡患者禁用；③血友病或血小板减少症患者禁用。

【注意事项】 ①避免与其他非甾体抗炎药合用；②高血压、哮喘、痛风、肝肾功能不全等患者慎用；③长期大量用药时应定期检查血象、肝功能及血清水杨酸含量；④饮酒前后不可服用。

【特殊人群用药】

儿童：慎用。

孕妇及哺乳期妇女：慎用。

老年人：易伴发肝肾功能不全，慎用。

【剂型规格】 片剂：50mg/片；100mg/片；300mg/片；500mg/片。咀嚼片：75mg/片；80mg/片；500mg/片。泡腾片：100mg/片；300mg/片；500mg/片。分散片：50mg/片。缓释片：50mg/片；75mg/片；162mg/片。肠溶片：25mg/片；40mg/片；50mg/片；75mg/片；100mg/片；150mg/片；300mg/片；500mg/片。肠溶缓释片：50mg/片。肠溶胶囊：40mg/粒；75mg/粒；100mg/粒；150mg/粒；300mg/粒；500mg/粒。缓释胶囊：50mg/粒；162.5mg/粒。散剂：100mg/袋；500mg/袋。栓剂：100mg/粒（儿童用）；300mg/粒；450mg/粒；500mg/粒。

（4）加巴喷丁（gabapentin）

【药理作用】 本品结合于大脑皮层、海马和小脑，可通过影响神经细胞膜的氨基酸转运而发挥镇静镇痛作用。

【用法用量】 用于成人带状疱疹后神经痛，口服，第1天一次性服用0.3g；第2天服0.6g，分两次服用；第3天服0.9g，分3次服用。随后可根据需要逐渐增量至1.8g/d，分3次服用。

【不良反应】 ①常见眩晕、嗜睡、周围性水肿等；②偶见恶心、呕吐、头痛、腹痛、便秘、皮疹、口干、结膜炎、中耳炎、高血糖、共济失调等。

【禁忌证】 ①对本品过敏者禁用；②急性胰腺炎患者禁用。

【注意事项】 ①勿过量；②动物实验中发现潜在的致癌性；③肾功能不全患者需减量；④糖尿病患者需经常监测血糖，必要时调整降糖药剂量；⑤服本品期间勿驾驶、操纵复杂机器、高空作业等。

【特殊人群用药】

儿童：在医生指导下使用。

孕妇及哺乳期妇女：需充分权衡利弊后慎用，哺乳期妇女在用药期间需停止哺乳。

老年人：在医生指导下使用。

【剂型规格】 片剂：0.3g/片。胶囊剂：0.1g/粒；0.3g/粒；0.4g/粒；0.6g/粒。

（5）卡马西平（carbamazepine）

【药理作用】 本品具有抗神经痛、抗惊厥、抗癫痫等作用。

【用法用量】 抗神经痛，口服，成人，第1天0.1g/次，每天2次；第2天后每隔1天增加0.1～0.2g，最高剂量不超过1.2g/d，维持量0.4～0.8g/d，分次服用。

【不良反应】 ①较常见视力模糊、复视、眼球震颤等；②较少见皮疹、荨麻疹、中毒性表皮坏死松解症等；③罕见心律失常或房室传导阻滞（老年人尤应注意）、粒细胞减少、骨髓抑制等。

【禁忌证】 ①对本品及相关结构药物（如三环类抗抑郁药）过敏者禁用；②房室传导阻滞，血清铁严重异常、骨髓抑制、严重肝功能不全等患者禁用。

【注意事项】 ①冠心病、糖尿病、青光眼、肝病、肾病等患者慎用；②治疗期间应定期监测血常规、尿常规、肝功能等；③如疼痛缓解应逐月减量至停药。

【特殊人群用药】

儿童：在医生指导下使用。

孕妇及哺乳期妇女：慎用。

老年人：慎用。

【剂型规格】 片剂：0.1g/片；0.2g/片。胶囊剂：0.2g/粒。

（6）萘普生（naproxen）

【药理作用】 本品为非甾体抗炎药，可通过抑制前列腺素的合成而发挥消炎镇痛作用。

【用法用量】 用于缓解轻至中度疼痛，口服，成人，首次0.5g，以后0.25g/次，必要时每6～8小时一次。

【不良反应】 ①可见恶心、呕吐、便秘、头晕、头痛、嗜睡、耳鸣、哮喘、下肢水肿等；②视力模糊或视力障碍、听力减退、口腔刺激感、心慌、多汗等；③偶见胃肠出血、肾损害、过敏性皮疹、肝功能损害等。

【禁忌证】 ①对本品过敏者禁用；②胃、十二指肠活动性溃疡禁用；③孕妇及哺乳期妇女禁用；④哮喘、鼻息肉综合征、血管神经性水肿患者禁用。

【注意事项】 ①不能同时服用其他含有解热镇痛成分的药品；②60岁以上、支气管哮喘、凝血机制障碍患者慎用；③有消化道溃疡或出血、心功能不全、高血压患者应在医师指导下使用；④用于止痛不得超过5天；⑤用药期间不得饮酒或饮用含酒精饮料。

【特殊人群用药】

儿童：2岁以下小儿不推荐使用，2岁以上小儿需在医生指导下使用。

孕妇及哺乳期妇女：禁用。

老年人：慎用。

【剂型规格】 片剂：0.1g/片；0.125g/片；0.25g/片。胶囊剂：0.2g/粒。

9. 维生素和微量元素类药

（1）维生素 A（vitamin A）

【药理作用】　本品具有促进生长、维持上皮组织正常功能、增强视网膜感光力等作用。

【用法用量】　口服，成人，严重维生素 A 缺乏症，10 万 U/d，3 天后改为 5 万 U/d，给药 2 周，然后 1 万～2 万 U/d，再用药 2 个月；轻度维生素 A 缺乏症，1 万～2.5 万 U/d，分 2～3 次服用。

【不良反应】　①婴幼儿对大量或超量维生素 A 较敏感，应慎用；②长期大剂量应用可引起维生素 A 过多症，甚至发生急性或慢性中毒，以 6 个月～3 岁的婴儿发生率最高。成人一次剂量超过 100 万 U，小儿一次剂量超过 30 万 U 可致急性中毒；连续每天服 10 万 U 超过 6 个月可致慢性中毒。

【禁忌证】　①对本品过敏者禁用；②维生素 A 过多症者禁用。

【注意事项】　勿长期大剂量服用。

【特殊人群用药】

儿童：在医生指导下使用。

孕妇及哺乳期妇女：用量不宜超过 5 000U/d。

老年人：勿长期或大剂量应用。

【剂型规格】　胶丸剂：5 000U/ 丸；2.5 万 U/ 丸。

（2）维生素 AD（vitamin AD）

【药理作用】　本品具有促进生长发育的作用。

【用法用量】　口服，1 粒 / 次，每天 1 次。

【不良反应】　勿长期大剂量服用。

【禁忌证】　①对本品过敏者禁用；②慢性肾功能衰竭、高钙血症等禁用。

【注意事项】　需严格按推荐剂量服用，不可超量服用。

【特殊人群用药】

儿童：需在医生指导下使用。

孕妇及哺乳期妇女：慎用，勿过量服用。

老年人：勿长期或大剂量应用。

【剂型规格】　胶囊剂：每粒含维生素 A 1 500U 和维生素 D 500U。

（3）维生素 B_1（vitamin B_1）

【药理作用】　本品为糖代谢所必需，具有维持神经、心血管及消化系统正常功能的作用。

【用法用量】　口服，成人，10～20mg/ 次，每天 3 次。

【不良反应】　注射时偶见过敏反应，个别甚至可发生过敏性休克。推荐剂量的维生素 B_1 几乎无毒性，过量使用可出现头痛、疲倦、烦躁、食欲缺乏、腹泻、浮肿。

【禁忌证】　对本品过敏者禁用。

【注意事项】　①过敏体质者慎用；②严格按推荐剂量服用，不可超量服用。

【特殊人群用药】

儿童：在医生指导下使用。

孕妇及哺乳期妇女：用药疗效及安全性尚不明确。

老年人：用药疗效及安全性尚不明确。

【剂型规格】　片剂：5mg/ 片；10mg/ 片。丸剂：5mg/ 丸；10mg/ 丸。

（4）呋喃硫胺（fursultiamine）

【药理作用】　本品为维生素 B_1 衍生物，药理作用同维生素 B_1，但疗效更持久，毒性更低。

【用法用量】　口服，成人，25～50mg/ 次，每天 3 次。

【不良反应】　偶见头昏、乏力、恶心、呕吐，停药后即消退。

【禁忌证】　对本品过敏者禁用。

【注意事项】 维生素 B_1 缺乏症者宜用复合维生素 B 制剂。

【特殊人群用药】

儿童：用药疗效及安全性尚不明确。

孕妇及哺乳期妇女：用药疗效及安全性尚不明确。

老年人：用药疗效及安全性尚不明确。

【剂型规格】 片剂：25mg/ 片；50mg/ 片。

（5）维生素 B_2（vitamin B_2）

【药理作用】 本品为黄素酶类的辅基成分，具有促进生物氧化代谢的作用。

【用法用量】 口服，成人，5～10mg/ 次，每天 3 次。

【不良反应】 在肾功能正常状况下基本不产生毒性，服用后尿呈黄绿色，但不影响继续用药。

【禁忌证】 对本品过敏者禁用。

【注意事项】 ①在防治维生素 B_2 缺乏症时，因常伴有其他 B 族维生素缺乏，故宜同时服用复合维生素 B；②宜在进餐或餐后立即服用，有利于吸收；③饮酒会影响肠道对本品的吸收。

【特殊人群用药】

儿童：在医生指导下使用。

孕妇及哺乳期妇女：用药疗效及安全性尚不明确。

老年人：用药疗效及安全性尚不明确。

【剂型规格】 片剂：5mg/ 片；10mg/ 片。

（6）维生素 B_6（vitamin B_6）

【药理作用】 本品作为辅酶参与蛋白质、糖类和脂类的代谢过程。

【用法用量】 口服，10～20mg/ 次，每天 3 次。

【不良反应】 ①对肾功能正常者基本不产生毒性；②长期大量服用可引起维生素 B_6 依赖综合征、周围神经炎。

【禁忌证】 对本品过敏者禁用。

【注意事项】 ①过敏体质者慎用；②勿超量超疗程服用。

【特殊人群用药】

儿童：在医生指导下使用。

孕妇及哺乳期妇女：慎用。

老年人：慎用。

【剂型规格】 片剂：10mg/ 片。

（7）维生素 B_{12}（vitamin B_{12}）

【药理作用】 本品为抗贫血药，维生素 B_{12} 参与体内甲基转换及叶酸代谢，影响红细胞的成熟。

【用法用量】 肌内注射，0.025～0.1mg/d 或隔天 0.05～0.2mg；口服，0.025mg/ 次，每天 3 次。用于神经炎时，用量可酌增。

【不良反应】 肌内注射偶见皮疹、瘙痒、腹泻、过敏性哮喘，极个别有过敏性休克。

【禁忌证】 ①对本品过敏者禁用；②恶性肿瘤、家族遗传性视后神经炎、烟草中毒性弱视患者禁用。

【注意事项】 ①可致过敏反应，甚至过敏性休克，不宜滥用；②痛风患者使用本品可能发生高尿酸血症；③治疗巨幼细胞贫血，在起始使用 48 小时内，注意监测血钾，以防低钾血症。

【特殊人群用药】

儿童：慎用。

孕妇及哺乳期妇女：可适当补充本品。

老年人：可适当补充本品。

【剂型规格】　片剂：0.025mg/片；注射剂：1mL：0.05mg/支；1mL：0.1mg/支；1mL：0.25mg/支；1mL：0.5mg/支；1mL：1mg/支。

（8）甲钴胺（mecobalamin）

【药理作用】　本品为存在于血液、脊髓液中的内源性辅酶维生素 B_{12}，对神经组织具有良好的传递性和修复作用。

【用法用量】　口服，成人，0.5mg/次，每天3次，可视年龄、症状酌情增减。

【不良反应】　食欲不振、恶心、腹泻、皮疹等。

【禁忌证】　对本品过敏者禁用。

【注意事项】　从事汞及其化合物生产的工作人员，不宜长期大量服用本品。

【特殊人群用药】

儿童：在医师指导下使用。

孕妇及哺乳期妇女：用药疗效及安全性尚不明确。

老年人：因老年患者身体功能减退，需酌情减少剂量。

【剂型规格】　片剂：0.5mg/片。

（9）复合维生素B（compound vitamin B）

【药理作用】　本品在蛋白质、糖类和脂类的代谢中发挥作用。

【用法用量】　口服，成人，1～2片/次，每天3次。

【不良反应】　①大剂量服用可出现烦躁、疲倦、食欲减退等；②偶见皮肤潮红、瘙痒；③服用后尿液可能呈黄色。

【禁忌证】　对本品过敏者禁用。

【注意事项】　用于日常补充和预防时宜用最低剂量。

【特殊人群用药】

儿童：在医生指导下使用。

孕妇及哺乳期妇女：在医生指导下使用。

老年人：在医生指导下使用。

【剂型规格】　片剂：每片含维生素 B_1 3mg，维生素 B_2 1.5mg，维生素 B_6 0.2mg，烟酰胺10mg，泛酸钙1mg。

（10）叶酸（folic acid）

【药理作用】　本品对细胞的生长、核酸和氨基酸的合成等具有重要作用，并与维生素 B_{12} 一起共同促进红细胞的增殖和成熟。

【用法用量】　口服，成人，5～10mg/次，每天3次；儿童，5mg/次，每天3次。

【不良反应】　不良反应较少，长期用药可见食欲不振、恶心、腹胀等，尿可能呈黄色。

【禁忌证】　对本品过敏者禁用。

【注意事项】　①维生素 B_{12} 缺乏所致的巨幼细胞贫血应以补充维生素 B_{12} 为主，叶酸为辅，不能单独用叶酸治疗；②服用大剂量叶酸可影响微量元素锌的吸收。

【特殊人群用药】

儿童：在医师指导下使用。

孕妇及哺乳期妇女：在医师指导下使用。

老年人：用药疗效及安全性尚不明确。

【剂型规格】　片剂：5mg/片。注射剂：1mL：15mg/支。

（11）烟酰胺（nicotinamide）

【药理作用】　本品为辅酶Ⅰ和Ⅱ的组成成分，也是多种脱氢酶的辅酶，参与体内生物氧化过程。

【用法用量】　口服，成人，25～100mg/次，每天2～3次；与四环素类药物合用治疗黏膜类天疱疮，

200mg/ 次，每天 2 次，1 个月为 1 个疗程。

【不良反应】　个别患者出现头晕、恶心、上腹不适、食欲缺乏等，可自行消退。

【禁忌证】　对本品过敏者禁用。

【注意事项】　症状消失后应停药。

【特殊人群用药】

儿童：在医师指导下使用。

孕妇及哺乳期妇女：在医师指导下使用。

老年人：用药疗效及安全性尚不明确。

【剂型规格】　片剂：50mg/ 片；100mg/ 片。

（12）维生素 C（vitamin C）

【药理作用】　本品具有维持免疫功能、保持血管完整、促进非血红素铁吸收等作用。

【用法用量】　口服，用于补充维生素 C，成人，50～100mg/d；用于治疗维生素 C 缺乏症，成人，100～200mg/ 次，每天 3 次。

【不良反应】　①过量服用可引起腹泻、胃酸增多、皮疹，有时见泌尿系统结石、尿内草酸盐与尿酸盐增多、血管内溶血、深静脉血栓形成等；②长期大量服用突然停药，可能引起停药后坏血病，故宜逐渐减量至停药。

【禁忌证】　对本品过敏者禁用。

【注意事项】　①痛风、高草酸盐尿症、糖尿病、葡萄糖 -6- 磷酸脱氢酶缺乏症、铁粒幼细胞性贫血等慎用；②不宜超量超疗程服用本品；③不宜与碱性药物、维生素 B_{12}、氧化剂等配伍，以免影响疗效；④孕妇服用过量时，可诱发新生儿产生坏血病。

【特殊人群用药】

儿童：在医师指导下使用。

孕妇及哺乳期妇女：慎用。

老年人：用药疗效及安全性尚不明确。

【剂型规格】　片剂：25mg/ 片；50mg/ 片；100mg/ 片；注射剂：2mL：100mg/ 支；2mL：250mg/ 支；5mL：500mg/ 支。

（13）维生素 D（vitamin D）

【药理作用】　本品对钙、磷代谢及吸收、骨形成等有重要作用。

【用法用量】　口服，成人，400～800U/d。

【不良反应】　①长期大量服用可引起高血钙、食欲缺乏、呕吐、腹泻等；②肾功能受损；③持续性头痛、乏力、骨痛、高血压、心律失常等；④偶见精神异常、皮肤瘙痒、肌痛等。

【禁忌证】　①对本品过敏者禁用；②维生素 D 增多症、高钙血症、高磷血症伴肾性佝偻病者禁用。

【注意事项】　①动脉硬化、心功能不全、高胆固醇血症、高磷血症、肾功能不全者慎用；②本品不宜与大剂量钙剂、利尿药同用；③用药期间应注意监测血清尿素氮、肌酐和肌酐清除率、血清碱性磷酸酶、血钙、血磷等。

【特殊人群用药】

儿童：在医师指导下使用。

孕妇及哺乳期妇女：慎用。

老年人：用药疗效及安全性尚不明确。

【剂型规格】　维生素 D_2 软胶囊剂：400U/ 粒；5 000U/ 粒；10 000U/ 粒。维生素 D_2 片剂：5 000U/ 片；10 000U/ 片。维生素 D_3 胶囊型滴剂：400U/ 粒。

（14）碳酸钙 D_3（calcium carbonate and vitamin D_3）

【药理作用】　本品具有维持机体神经、肌肉、骨骼、细胞膜和毛细血管通透性正常功能的作用。

【用法用量】　口服，成人，1～1.5g/d（以 Ca 计）。

【不良反应】　①嗳气、便秘、腹痛等；②偶见乳 - 碱综合征；③长期大量服用可引起胃酸分泌反跳性升高。

【禁忌证】　①对本品过敏者禁用；②高钙血症、高尿酸血症患者禁用。

【注意事项】　①心肾功能不全者、肾结石患者慎用；②大量饮用含酒精和咖啡因的饮料、吸烟及大量进食富含纤维素的食物均会影响钙吸收。

【特殊人群用药】

儿童：在医师指导下使用。

孕妇及哺乳期妇女：在医师指导下使用。

老年人：在医师指导下使用。

【剂型规格】　片剂：0.2g/片；0.25g/片；0.3g/片（以 Ca 计）。咀嚼片：0.125g/片；0.5g/片（以 Ca 计）。

（15）维生素 E（vitamin E）

【药理作用】　本品属抗氧化剂，对脂质代谢、生殖功能等均有重要作用。

【用法用量】　口服，成人，饭前服，100mg/次，每天 1 次。

【不良反应】　长期大量服用①可见恶心、呕吐、腹泻、头晕、头痛、视力模糊、乳腺肿大、唇炎、口角炎等；②可影响性功能，并有出现血栓性静脉炎的危险；③易引起血小板聚集和血栓形成。

【禁忌证】　对本品过敏者禁用。

【注意事项】　维生素 K 缺乏所致低凝血酶原血症、缺铁性贫血患者慎用。

【特殊人群用药】

儿童：在医师指导下使用。

孕妇及哺乳期妇女：用药疗效及安全性尚不明确。

老年人：用药疗效及安全性尚不明确。

【剂型规格】　胶囊剂：50mg/粒；100mg/粒。

（16）β- 胡萝卜素（β-carotene）

【药理作用】　本品为维生素 A 的前体，在体内酶的催化下可转化为维生素 A，在补充维生素 A 的同时，又可防止维生素 A 过量中毒。同时具有增强机体免疫力、保护视觉、防治心血管疾病的作用。

【用法用量】　口服，成人，6mg/次，每天 1 次。

【不良反应】　服药期间可能出现不同程度的皮肤黄染、稀便，个别患者可有瘀斑和关节痛，停药后均可自行消退。

【禁忌证】　对本品过敏者禁用。

【注意事项】　①有严重肝、肾功能损害者慎用；②服用本品期间不宜再服用维生素 A。

【特殊人群用药】

儿童：在医师指导下使用。

孕妇及哺乳期妇女：慎用。

老年人：用药疗效及安全性尚不明确。

【剂型规格】　胶囊剂：6mg/粒。

（17）多维元素（vitamins with minerals）

【药理作用】　本品含多种维生素和微量元素，具有维持机体正常新陈代谢和功能的作用。

【用法用量】　口服，1 片/次，每天 1 次。

【不良反应】　偶见胃部不适。

【禁忌证】　①对本品过敏者禁用；②慢性肾功能衰竭、高钙血症、高磷血症伴肾性佝偻病患者禁用。

【注意事项】 ①严格按规定剂量服用；②服用本品后会出现尿黄。

【特殊人群用药】

儿童：应使用儿童制剂，在医师指导下使用。

孕妇及哺乳期妇女：慎用。

老年人：用药疗效及安全性尚不明确。

【剂型规格】 复方制剂。

（18）氯化钾（potassium chloride）

【药理作用】 钾参与蛋白质、糖类的合成、能量代谢以及神经冲动传导。

【用法用量】 口服，成人，0.5～1g/次，每天1～3次。

【不良反应】 ①偶见腹痛、胃肠溃疡、坏死等；②过量服用或患有肾功能损害时易发生高钾血症。

【禁忌证】 ①对本品过敏者禁用；②高钾血症、尿量很少或尿闭患者禁用。

【注意事项】 ①代谢性酸中毒伴少尿、肾上腺皮质功能减弱、急慢性肾功能衰竭等患者慎用；②本品应吞服，不宜嚼碎；③用药期间应定期检查血钾、电解质及心电图等。

【特殊人群用药】

儿童：在医师指导下使用。

孕妇及哺乳期妇女：用药疗效及安全性尚不明确。

老年人：用药期间应监测血钾浓度。

【剂型规格】 片剂：0.25mg/片；0.5mg/片。缓释片：0.5g/片。

（19）甘草锌（licorzinc）

【药理作用】 锌为体内多种酶的重要组成成分，具有促进生长发育、改善味觉、加速伤口愈合等作用。

【用法用量】 口服，成人，5g/次，每天3次。

【不良反应】 可见轻度恶心、呕吐、便秘等。

【禁忌证】 ①对本品过敏者禁用；②急性消化道溃疡患者禁用。

【注意事项】 ①应在确诊为缺锌症时使用，不可超量使用；②心肾功能不全和高血压患者慎用。

【特殊人群用药】

儿童：在医师指导下使用。

孕妇及哺乳期妇女：在医师指导下使用。

老年人：用药疗效及安全性尚不明确。

【剂型规格】 颗粒剂：1.5g/袋；5g/袋。胶囊剂：锌12.5mg，甘草酸73.5mg/袋。

（20）硫酸亚铁（ferrous sulfate）

【药理作用】 铁是血红蛋白和肌红蛋白的组成成分，缺铁可致低色素小细胞性贫血。

【用法用量】 口服，成人，0.3～0.9g/d，分3次服用。

【不良反应】 ①恶心、呕吐、上腹痛、便秘等；②大量口服可致胃肠道出血、坏死，严重时可引起休克。

【禁忌证】 ①对本品过敏者禁用；②血红蛋白沉着症、含铁血黄素沉着症及非缺铁性贫血、肝肾功能严重损害患者禁用。

【注意事项】 ①肝炎、急性感染、肠道炎症、消化道溃疡患者慎用；②应在确诊为缺铁性贫血后使用。

【特殊人群用药】

儿童：在医师指导下使用。

孕妇及哺乳期妇女：在医师指导下使用。

老年人：用药疗效及安全性尚不明确。

【剂型规格】 片剂：0.3g/ 片。缓释片：0.25g/ 片；0.45g/ 片。

10. 维 A 酸类药

（1）维 A 酸（tretinoin）

【药理作用】 是维生素 A 的代谢中间体，可通过调节角质形成细胞的有丝分裂和更新，促进其正常角化，具有促进上皮角质层脱落的作用。

【用法用量】 口服，5～10mg/ 次，每天 2～3 次。

【不良反应】 ①可见头晕、头痛、唇炎、黏膜干燥、皮肤脱屑、对光过敏、甲沟炎、脱发、结膜炎等；②可致胚胎发育畸形；③肝功能受损。

【禁忌证】 ①对本品及其他维生素 A 衍生物过敏者禁用；②急性皮炎、湿疹类皮肤病患者禁用；③孕妇禁用；④严重肝肾功能损害者禁用。

【注意事项】 ①本品有致畸性，育龄妇女或其配偶在服药前 3 个月、服药期间以及停药后 1 年内应采取严格的避孕措施；②在治疗严重皮肤病时，可与糖皮质激素、抗生素等合用增加疗效。

【特殊人群用药】

儿童：慎用。

孕妇及哺乳期妇女：孕妇禁用，哺乳期妇女慎用。

老年人：用药疗效及安全性尚不明确。

【剂型规格】 片剂：10mg/ 片；20mg/ 片。

（2）维胺酯（viaminati）

【药理作用】 本品为维 A 酸衍生物，作用机制与维 A 酸相似，但副作用较轻。

【用法用量】 口服，成人，25～50mg/ 次，每天 2～3 次。

【不良反应】 ①可见头晕、头痛、唇炎、口腔黏膜干燥、皮肤脱屑、对光过敏、甲沟炎、脱发、结膜炎等；②骨质疏松、肌无力、疼痛、胃肠道症状、鼻出血等；③妊娠期服药可致自发性流产及胎儿发育畸形；④肝功能受损、血脂、血糖升高、血小板下降等。

【禁忌证】 ①对本品过敏者禁用；②重症糖尿病、脂质代谢障碍患者禁用；③孕妇及哺乳期妇女禁用。

【注意事项】 ①本品有致畸性，育龄妇女或其配偶在服药期间及停药后半年内应采取严格避孕措施；②用药期间忌酒，用药期间及停药后四周内不得献血；③肝肾功能严重不全者慎用；④用药部位应避免强烈日光照晒；⑤禁与维生素 A 同服。

【特殊人群用药】

儿童：用药疗效及安全性尚不清楚。

孕妇及哺乳期妇女：禁用。

老年人：肝肾功能不全者慎用。

【剂型规格】 胶丸剂：25mg/ 粒。胶囊剂：25mg/ 粒。

（3）异维 A 酸（isotretinoin）

【药理作用】 本品为维 A 酸的光学异构体，其作用机制与维 A 酸类似。

【用法用量】 口服，成人，开始剂量为 0.5mg/(kg·d)，分两次服用，治疗 2～4 周后根据临床效果及不良反应酌情调整剂量。

【不良反应】 ①口唇及皮肤干燥、唇炎、脱屑、皮疹、毛发疏松、指甲变软等；②结膜炎、角膜混浊、头痛、头晕、良性脑压增高等；③骨质疏松、肌无力、疼痛、胃肠道症状、鼻出血等；④妊娠期服药可致自发性流产及胎儿发育畸形；⑤肝功能受损、血脂、血糖升高、血小板下降等。

【禁忌证】 ①对本品及其他维 A 酸类药物过敏者禁用；②孕妇及哺乳期妇女禁用；③维生素 A 过高、血脂过高、肝肾功能不全者禁用。

【注意事项】 ①本品有致畸性，育龄妇女或其配偶在服药前 3 个月、服药期间以及停药后 3 个月内应采取严格的避孕措施；②服药期间应定期监测血常规、尿常规、血脂、肝功能等；③服药期间应避免过度日光照射；④服药期间及停药后 3 个月内不得献血。

【特殊人群用药】

儿童：用药疗效及安全性尚不清楚。

孕妇及哺乳期妇女：禁用。

老年人：肝肾功能不全者慎用。

【剂型规格】　胶丸剂：5mg/ 粒；10mg/ 粒。软胶囊剂：10mg/ 粒。

（4）阿维 A 酯（etretinate）

【药理作用】　本品为维 A 酸衍生物，具有促进表皮细胞增生、分化、角质溶解等作用。疗效优于维 A 酸，且不良反应小。

【用法用量】　口服，成人，开始剂量为 0.75～1mg/（kg·d），2～4 周后改用维持量，0.5mg/（kg·d）。

【不良反应】　①较常见皮肤干燥、脱屑、发红、瘙痒、皮疹等；②罕见视网膜出血、虹膜炎、牙龈炎、焦虑、大脑假性肿瘤；③肝肾功能受损。

【禁忌证】　①对本品及其他维 A 酸类药物过敏者禁用；②孕妇及哺乳期妇女及计划在 2 年内怀孕者禁用；③严重肝肾功能不全、血脂过高、维生素 A 过量者禁用。

【注意事项】　①本品有致畸性，育龄妇女或其配偶在服药期间及停药后 1 年内应严格避孕；②用药期间监测肝功能；③用药期间避免饮酒或含乙醇饮料；④脂代谢障碍、糖尿病、肥胖症或长期服用本品者，应定期检查胆固醇、甘油三酯及有无骨异常。

【特殊人群用药】

儿童：用药疗效及安全性尚不明确。

孕妇及哺乳期妇女：禁用。

老年人：用药疗效及安全性尚不明确。

【剂型规格】　胶丸剂：10mg/ 粒；50mg/ 粒。

11. 抗组胺药

（1）氯雷他定（loratadine）

【药理作用】　本品为哌啶类抗组胺药，可竞争性地抑制组胺 H_1 受体，抑制组胺所引起的过敏反应。

【用法用量】　空腹服，成人及 12 岁以上儿童，10mg/ 次，每天 1 次。

【不良反应】　①偶见口干、头痛、肝功能异常等；②罕见多形红斑及全身过敏反应。

【禁忌证】　对本品过敏者禁用。

【注意事项】　对于肝功能受损者应减少剂量。

【特殊人群用药】

儿童：2 岁以下小儿不推荐使用，在医师指导下使用。

孕妇及哺乳期妇女：慎用。

老年人：在医师指导下使用。

【剂型规格】　片剂：10mg/ 片。胶囊剂：10mg/ 粒。颗粒剂：5mg/ 袋；10mg/ 袋。

（2）氯苯那敏（chlorphenamine）

【药理作用】　本品为烷烷基胺类抗组胺药，具有抗过敏、抗胆碱及镇静作用。

【用法用量】　口服，成人，4mg/ 次，每天 3 次。

【不良反应】　可见轻微口干、眩晕、恶心。服用过量本品可致急性中毒。

【禁忌证】　对本品过敏者禁用。

【注意事项】　①服药期间不得驾驶或从事高空作业等；②膀胱颈梗阻、幽门十二指肠梗阻、甲状腺功能亢进、青光眼、消化性溃疡、高血压患者慎用。

【特殊人群用药】

儿童：在医师指导下使用。

孕妇及哺乳期妇女：慎用。

老年人：在医师指导下使用。

【剂型规格】　片剂：1mg/片；4mg/片。

（3）西替利嗪（cetirizine）

【药理作用】　本品为哌嗪类抗组胺药，能选择性地抗 H_1 受体，并具有稳定肥大细胞的作用，无明显的中枢抑制、抗胆碱作用。

【用法用量】　口服，成人，10～20mg/次，每天1次或早晚各服5mg。

【不良反应】　偶见口干、嗜睡、头痛、焦虑、胃肠道反应等。

【禁忌证】　①对本品过敏者禁用；②孕妇及哺乳期妇女禁用；③严重肾功能损害者禁用。

【注意事项】　①肾功能损害者需减量；②服药期间谨慎饮酒；③服药期间不得驾驶或从事高空作业等。

【特殊人群用药】

儿童：2岁以下儿童不推荐使用。

孕妇及哺乳期妇女：禁用。

老年人：慎用。

【剂型规格】　片剂：10mg/片。胶囊剂：10mg/粒。分散片：10mg/片。口服液：10mg∶10mL/支。

（4）曲普利啶（triprolidinge）

【药理作用】　本品为哌啶类抗组胺药，有抗 H_1 受体的作用。

【用法用量】　口服，成人，2.5～5mg/次，每天2次；6岁以上儿童，1.25mg/次，每天2次。

【不良反应】　偶有嗜睡、恶心等，减量或停药后症状自行消失。

【禁忌证】　①对本品过敏者禁用；②哺乳期妇女、6岁以下儿童禁用；③哮喘急性发作期患者禁用。

【注意事项】　①眼内压增高、甲状腺功能亢进、高血压、支气管哮喘、前列腺增生、消化道溃疡患者，12岁以下儿童慎用；②服药期间不得驾驶或从事高空作业等。

【特殊人群用药】

儿童：6岁以下儿童禁用，12岁以下儿童慎用。

孕妇及哺乳期妇女：孕妇慎用，哺乳期妇女禁用。

老年人：慎用。

【剂型规格】　片剂：2.5mg/片。胶囊剂：2.5mg/粒。

（5）赛庚啶（cyproheptadine）

【药理作用】　本品为哌啶类抗组胺药，具有抗过敏、抗胆碱、中枢安定等作用。

【用法用量】　口服，成人，2～4mg/次，每天2～3次。

【不良反应】　可见倦怠、口干、尿潴留、食欲增强、药疹等。

【禁忌证】　①对本品过敏者禁用；②孕妇及哺乳期妇女禁用；③青光眼、尿潴留、幽门梗阻患者禁用。

【注意事项】　①驾驶汽车或操作机器者慎用；②不宜长时间暴露于阳光或日光灯下；③2岁以下儿童及老年人慎用。

【特殊人群用药】

儿童：2岁以下儿童慎用，2岁以上儿童在医师指导下使用。

孕妇及哺乳期妇女：禁用。

老年人：慎用。

【剂型规格】　片剂：2mg/片。

（6）苯海拉明（diphenhydramine）

【药理作用】 本品为乙醇胺类抗组胺药，能对抗或减弱组胺对血管、胃肠和支气管平滑肌的作用，对中枢神经系统有较强的抑制作用，也有镇吐和抗胆碱作用。

【用法用量】 口服，成人，25～50mg/次，每天2～3次。肌内注射，成人，20mg/次，每天1～2次。

【不良反应】 ①常见头晕、头痛、嗜睡、口干、恶心、倦怠；②偶见皮疹、粒细胞减少等。

【禁忌证】 ①对本品过敏者禁用；②早产儿、新生儿、重症肌无力、闭角型青光眼、前列腺肥大患者禁用。

【注意事项】 ①消化道溃疡所致的幽门狭窄、甲状腺功能亢进、心血管疾病、高血压、哮喘等患者不宜使用；②服药期间不得驾驶或从事高空作业等。

【特殊人群用药】

儿童：早产儿、新生儿禁用，儿童慎用。

孕妇及哺乳期妇女：孕妇慎用，哺乳期妇女不宜使用。

老年人：慎用。

【剂型规格】 片剂：25mg/片；50mg/片。注射剂：1mL：20mg/支。

（7）氯马斯汀（clemastine）

【药理作用】 本品为H_1受体拮抗剂，可抑制毛细血管渗透性，中枢抑制作用微弱。

【用法用量】 口服，成人及12岁以上儿童，1.34mg/次，每天2次，早晚各服一次。

【不良反应】 ①少见轻度嗜睡、疲乏、食欲不振、恶心、呕吐、口干等；②偶见皮肤瘙痒、荨麻疹、过敏性休克等。

【禁忌证】 ①对本品过敏者禁用；②早产儿、新生儿、下呼吸道感染等患者禁用。

【注意事项】 ①服药期间不宜驾驶、从事高空作业等；②本品不宜与乙醇、中枢神经抑制药，如催眠药、镇静药等同时服用；③眼内压升高、甲亢、高血压、前列腺肥大、尿路梗阻等患者慎用。

【特殊人群用药】

儿童：新生儿、早产儿禁用，儿童在医师指导下使用。

孕妇及哺乳期妇女：慎用。

老年人：酌情减量。

【剂型规格】 片剂：1.34mg/片。胶囊剂：1.34mg/粒。干混悬剂：0.67mg/包。

（8）依巴斯汀（ebastine）

【药理作用】 本品为哌啶类第二代抗组胺药，能选择性抑制H_1受体，但对中枢抑制和抗胆碱作用很弱。

【用法用量】 口服，成人及12岁以上儿童，10mg/次或20mg/次，每天1次。对于严重肝功能衰竭患者，每天用量严禁超过10mg。

【不良反应】 ①偶见口干、恶心、呕吐、腹泻、便秘等；②罕见头痛、头昏、皮疹、水肿、心动过速、嗜酸性粒细胞增多等；③可引起肝功能异常。

【禁忌证】 对本品及辅料过敏者禁用。

【注意事项】 ①已确定有心电图Q-T间期延长或心律失常患者慎用；②肝、肾功能不全者慎用；③上呼吸道感染患者慎用；④在驾驶或操纵机器期间慎用。

【特殊人群用药】

儿童：12岁以上儿童，在医师指导下使用。

孕妇及哺乳期妇女：慎用。

老年人：慎用。

【剂型规格】 片剂：10mg/片。

12. 抗休克的血管活性药

（1）肾上腺素（adrenaline）

【药理作用】　本品对 α 和 β 受体都有激动作用，使心肌收缩力加强，心率加快，使皮肤、黏膜及内脏小血管收缩，但冠状血管和骨骼肌血管则扩张。

【用法用量】　皮下注射，成人，0.25～1mg/ 次，具体用药方案需根据病情确定。

【不良反应】　①头痛、心悸、血压升高、震颤、眩晕、呕吐、四肢发凉；②用药局部可有充血、水肿；③心律失常。

【禁忌证】　①对本品过敏者禁用；②高血压、器质性心脏病、糖尿病、外伤性及出血性休克、心源性哮喘等患者禁用。

【注意事项】　①器质性脑病、心血管病、青光眼、帕金森病、精神疾病患者慎用；②抗过敏休克时，须补充血容量。

【特殊人群用药】

儿童：慎用。

孕妇及哺乳期妇女：慎用。

老年人：慎用。

【剂型规格】　注射剂：1mL：1mg/ 支。

（2）异丙基肾上腺素（isoprenaline）

【药理作用】　本品为 β 受体激动剂，使心肌收缩力增强，心率加快，使骨骼肌、冠脉等不同程度舒张，支气管平滑肌松弛。

【用法用量】　具体用药方案需根据病情确定。

【不良反应】　①常见口咽发干、心悸不安；②少见头晕、目眩、恶心、心率加快、震颤等。

【禁忌证】　①对本品过敏者禁用；②心绞痛、心肌梗死、甲状腺功能亢进、嗜铬细胞瘤患者禁用。

【注意事项】　心律失常伴有心动过速、心血管疾患、糖尿病、高血压、甲状腺功能亢进等患者慎用。

【特殊人群用药】

儿童：慎用。

孕妇及哺乳期妇女：慎用。

老年人：慎用。

【剂型规格】　注射剂：2mL：1mg/ 支。

13. 抗 M_3 受体药

（1）毛果芸香碱（pilocarpine）

【药理作用】　本品为拟胆碱药，可通过直接激动汗腺、唾液腺、泪腺、消化道和呼吸道腺体细胞 M- 胆碱受体引起分泌增多，以汗腺和唾液腺最明显。

【用法用量】　口服，成人，4mg/ 次，每天 3 次。

【不良反应】　流涎、出汗、胃肠道不适、腹痛、支气管痉挛等。

【禁忌证】　对本品过敏者禁用；心动过缓、低血压、冠心病、胃肠道痉挛、腹泻、腹痛、消化道溃疡、尿路梗阻、机械性肠梗阻、输尿管痉挛、胆道疾病、甲亢、癫痫、震颤麻痹等患者禁用。

【注意事项】　①心血管病、慢性支气管炎、慢性阻塞性肺病、肝肾功能损害等患者慎用；②视觉不适，可降低夜间驾驶安全性；③若患者在服用本品时出现连续出汗而又不能补充足量饮用水时，应及时就医，防止虚脱。

【特殊人群用药】

儿童：慎用。

孕妇及哺乳期妇女：慎用。

老年人：用药疗效及安全性尚不明确。

【剂型规格】　片剂：2mg/ 片；4mg/ 片。

（2）茴三硫（anethole trithione）

【药理作用】　可显著增加毒蕈碱受体的数量，明显提高腺体（如唾液腺、泪腺）的分泌量。

【用法用量】　口服，成人，25mg/ 次，每天 3 次。

【不良反应】　本品不良反应较少，偶见软便，可酌减剂量。

【禁忌证】　①对本品过敏者禁用；②胆道阻塞患者禁用。

【注意事项】　①甲亢患者慎用；②偶有荨麻疹样红斑、皮肤瘙痒等，停药后可消失。

【特殊人群用药】

儿童：不宜使用。

孕妇及哺乳期妇女：不宜使用。

老年人：酌情减量。

【剂型规格】　片剂：25mg/ 片。

（3）西维美林（cevimeline）

【药理作用】　本品为结合毒蕈碱受体的胆碱能激动药，可使外分泌腺（如唾液腺、汗腺等）分泌增加，作用与毛果芸香碱相似。

【用法用量】　口服，成人，30mg/ 次，每天 3 次。

【不良反应】　①常见多汗、头痛、恶心、呕吐、皮疹、结膜炎、咳嗽、支气管炎等；②可能发生流泪、呼吸窘迫、视力障碍、胃肠痉挛、心动过速、心动过缓、低血压、高血压、心律失常等；③由于平滑肌收缩，可能引起胆囊炎、胆管炎和胆道梗阻等。

【禁忌证】　①对本品过敏者禁用；②孕妇及哺乳期妇女禁用；③哮喘、瞳孔缩小患者禁用。

【注意事项】　①高血压、低血压、心律失常、慢性阻塞性肺气肿、肾结石等患者慎用；②用药期间视力不佳，不宜夜间驾驶或做其他不安全工作；③用药期间适当补充水分，保持电解质平衡。

【特殊人群用药】

儿童：用药疗效及安全性尚不明确。

孕妇及哺乳期妇女：禁用。

老年人：用药疗效及安全性尚不明确。

【剂型规格】　片剂：30mg/ 片。

14. 雌激素

（1）己烯雌酚（diethylstilbestrol）

【药理作用】　本品为人工合成的非甾体雌激素，具有促进女性器官及副性征正常发育、维持性功能、抗雄激素等作用。

【用法用量】　口服，成人，0.25～0.5mg/d，21 天后停药 1 周，周期性服用，一般可用 3 个周期（自月经第 5 天开始服药）。

【不良反应】　①可见不规则阴道流血、子宫肥大、血栓、心、肝功能异常、高脂血症、钠潴留等；②少见恶心、呕吐、厌食、头痛、头晕等。

【禁忌证】　①对本品过敏者禁用；②孕妇禁用；③有血栓性静脉炎、肺栓塞、与雌激素有关的肿瘤、未确诊的阴道不规则流血、高血压等患者禁用。

【注意事项】　①长期使用应定期监测血压、肝功能、阴道脱落细胞等；②心功能不全、肝肾功能障碍、糖尿病、癫痫、精神抑郁等患者慎用。

【特殊人群用药】

儿童：用药疗效及安全性尚不明确。

孕妇及哺乳期妇女：禁用。

老年人：慎用。

【剂型规格】　片剂：0.5mg/片；1mg/片；2mg/片。

（2）尼尔雌醇（nilestriol）

【药理作用】　本品为雌三醇的衍生物，适用于围绝经期妇女的雌激素替代疗法。

【用法用量】　口服，成人，2mg/次，每2周1次。

【不良反应】　①轻度恶心、呕吐、腹胀、头痛，头晕、乳房胀痛、白带增多；②突破性出血、高血压；③偶有肝功能损害。

【禁忌证】　①对本品过敏者禁用；②孕妇禁用；③雌激素依赖性疾病（如乳腺癌、子宫内膜癌、宫颈癌、较大子宫肌瘤等）病史者、血栓病、高血压等患者禁用。

【注意事项】　应每2个月给予孕激素以抑制雌激素的促子宫内膜增生作用。

【特殊人群用药】

儿童：用药疗效及安全性尚不明确。

孕妇及哺乳期妇女：禁用。

老年人：用药疗效及安全性尚不明确。

【剂型规格】　片剂：1mg/片；2mg/片。

15. 生物制剂

（1）利妥昔单抗（rituximab）

【药理作用】　本品为人鼠嵌合性单克隆抗体，能特异性地与位于前B和成熟B淋巴细胞表面的跨膜抗原CD20结合，启动介导B细胞溶解的免疫反应。

【用法用量】　本品可用于复发或耐药的滤泡性中央型淋巴瘤的治疗，还可作为初始中重度天疱疮患者的一线治疗选择及黏膜类天疱疮高风险组患者的联合治疗选择。具体剂量及疗需程根据不同病种及病情轻重程度确定。

【不良反应】　①常见厌食、恶心、呕吐、血小板减少、白细胞减少等；②可见发热、乏力、头痛、胸痛、腹痛、关节痛、肌肉痛、皮疹、心律失常、低血压等。

【禁忌证】　①对本品及制剂中的赋形剂成分过敏者禁用；②孕妇及哺乳期妇女禁用；③严重心衰患者禁用。

【注意事项】　①应严密监测可能出现的输液反应或与肿瘤溶解综合征相一致的症状和体征等；②定期监测全血细胞计数、血压等；③在用药前或用药期间应避免接种减毒活疫苗；④育龄女性在用药期间及治疗后12个月内，应严格避孕。

【特殊人群用药】

儿童：用药疗效及安全性尚未确定。

孕妇及哺乳期妇女：禁用。

老年人：用药疗效及安全性尚未确定。

【剂型规格】　注射剂：100mg：10mL/瓶；500mg：50mL/瓶。

（2）英夫利昔单抗（infliximab）

【药理作用】　本品为人鼠嵌合性单克隆抗体，可与TNF-α特异性结合，抑制其与抗体结合，使其丧失生物活性。

【用法用量】　本品可用于治疗类风湿性关节炎、克罗恩病、强直性脊柱炎等。具体剂量及疗程需根据不同病种及病情轻重程度确定。

【不良反应】　①可见发热、寒战等输液反应；②恶心、呕吐、皮疹、头痛、肌肉痛、关节痛、低血压、呼吸困难等；③潜在诱发恶性肿瘤或感染。

【禁忌证】　①对鼠源性蛋白或本品其他成分过敏者禁用；②孕妇及哺乳期妇女禁用；③本品剂量高于5mg/kg时禁用于中重度心力衰竭患者。

【注意事项】　①输液时间不得小于2小时；②本品不宜与其他药物同时输注。

【特殊人群用药】

儿童：用药疗效及安全性尚未确定。

孕妇及哺乳期妇女：禁用。

老年人：慎用。

【剂型规格】　注射剂：100mg/瓶。

（3）阿达木单抗（adalimumab）

【药理作用】　本品可与 TNF-α 特异性结合，阻断其与受体的相互作用而消除其生物学功能，还可改变黏附分子水平。

【用法用量】　本品可用于治疗中重度银屑病关节炎、难治性重症银屑病等。具体剂量及疗程需根据不同病种及病情轻重程度确定。

【不良反应】　①注射部位反应，如疼痛、红斑、瘙痒等；②诱发无肾脏或中枢神经系统并发症的狼疮、血细胞减少、多发性硬化症等；③罕见诱发恶性肿瘤和感染。

【禁忌证】　①对本品或制剂中其他成分过敏者禁用；②孕妇及哺乳期妇女禁用；③活动性结核或其他严重感染、中重度心衰患者禁用。

【注意事项】　①应严密监测是否出现感染，用药前需排除结核等感染；②定期检测 PPD、全血细胞计数及肾功能等；③本品可能致头晕，驾驶员或高空作业等工作者慎用。

【特殊人群用药】

儿童：用药疗效及安全性尚未确定。

孕妇及哺乳期妇女：禁用。

老年人：慎用。

【剂型规格】　阿达木单抗：40mg：0.8mL/支。

16. 其他

（1）氨苯砜（dapsone）

【药理作用】　本品对麻风杆菌有较强的抑制作用，同时具有抗炎、抗菌、免疫抑制作用。

【用法用量】　可用于治疗麻风病、系统性红斑狼疮、类天疱疮、带状疱疹等。具体剂量及疗程需根据不同病种及病情轻重程度确定。

【不良反应】　①常见咽痛、胃痛、背痛、腿痛、食欲减退、皮肤瘙痒、皮疹、乏力、发热、溶血性贫血等；②精神错乱、周围神经炎、白细胞减少、粒细胞缺乏等；③如出现发热、淋巴结肿大、肝、肾功能损害、单核细胞增多等，则为"氨苯砜综合征"。

【禁忌证】　①对本品及磺胺类药物过敏者禁用；②孕妇及哺乳期妇女禁用；③严重肝肾功能不全、造血系统疾病、胃、十二指肠溃疡、有精神病史等患者禁用。

【注意事项】　①严重贫血、葡萄糖-6-磷酸脱氢酶缺乏、肝、肾功能减退等患者慎用；②定期检测血常规计数、葡萄糖-6-磷酸脱氢酶水平、肝肾功能等。

【特殊人群用药】

儿童：慎用。

孕妇及哺乳期妇女：禁用。

老年人：用量酌减。

【剂型规格】　片剂：50mg/片；100mg/片。

（2）秋水仙碱（colchicine）

【药理作用】　本品为抗痛风及抗肿瘤药物，同时具有抗炎、抗纤维化作用。

【用法用量】　可用于治疗痛风性关节炎、复发性口腔溃疡、白塞病等。具体剂量及疗程需根据不同病种及病情轻重程度确定。

【不良反应】　①不良反应与剂量大小有明显相关性，常见食欲不振、恶心、呕吐、腹痛、腹泻等；②长期用药可出现严重的出血性胃肠炎或吸收不良综合征等；③晚期中毒症包括血尿、意识障碍、呼吸抑制等，死亡率较高，多见于老年人；④有潜在致畸作用。

【禁忌证】 ①对本品过敏者禁用；②孕妇及哺乳期妇女，2岁以下儿童禁用；③骨髓增生功能低下、肝、肾功能不全者禁用。

【注意事项】 ①骨髓造血功能不全、严重心肺疾病、胃肠疾病者慎用；②定期监测白细胞、血小板、骨髓造血功能及肝肾功能；③育龄妇女在服药期间及停药后数周内严格避孕。

【特殊人群用药】

儿童：用药疗效及安全性尚未确定，2岁以下小儿禁用。

孕妇及哺乳期妇女：禁用。

老年人：慎用。

【剂型规格】 片剂：0.5mg/片；1.0mg/片。

（3）己酮可可碱（pentoxifylline）

【药理作用】 主要用于缺血性脑血管病后脑循环的改善，同时可用于周围血管病，如伴有间歇性跛行的慢性闭塞性脉管炎等的治疗。

【用法用量】 口服：缓释片：饭后口服，0.4g/次，每天1~2次；肠溶片：口服，0.2~0.4g/次，每天2~3次。静脉滴注：初次剂置为己酮可可碱100mg，于1~2小时内输入。根据患者耐受性可每次增加50mg，但用药量不可超过200mg/次，每天1~2次。最大剂量不应超过400mg/d。

【不良反应】 ①可有头痛、头晕、腹胀、腹泻、恶心、呕吐、过敏等症状，一些人可能出现震颤、失眠等现象；②少见消化系统、皮肤、心血管系统等不良反应；③偶见心绞痛、心律不齐、黄疸、肝炎、肝功能异常、血液纤维蛋白原降低、再生障碍性贫血等。

【禁忌证】 ①对本品过敏者禁用；②急性心肌梗死、严重冠状动脉及脑血管硬化伴高血压、严重的心律失常者禁用。

【注意事项】 ①严重冠心病、低血压、血压不稳或肾功能严重失调者慎用；②有出血倾向或新近有过出血史者不宜应用此药，以免诱发出血。

【特殊人群用药】

儿童：用药有效性和安全性尚未确定。

孕妇及哺乳期妇女：禁用。

老年人：肝肾功能减退者应酌减用量。

【剂型规格】 肠溶片：0.1g/片；缓释片：0.4g/片；缓释胶囊：0.4g/粒。注射液：0.1g/支。

（4）氯法齐明（clofazimine）

【药理作用】 本品具有抗菌、抗炎作用，对各型麻风、盘状红斑狼疮、多形红斑、肉芽肿性唇炎等均有效。

【用法用量】 具体剂量及疗程需根据不同病种及病情轻重程度确定。成人最大剂量不超过300mg/d。

【不良反应】 ①常见皮肤黏膜着色，停药后色素可逐渐消退；②食欲减退、恶心、呕吐、腹痛、腹泻等；③偶见眩晕、嗜睡、肝炎、消化道出血、脾坏死、肠梗阻等。

【禁忌证】 ①对本品过敏者禁用；②孕妇及哺乳期妇女禁用；③严重肝、肾功能不全、胃肠道疾患者禁用。

【注意事项】 ①有胃肠疾病、肝功能损害患者慎用；②应与食物或牛奶同时服用。

【特殊人群用药】

儿童：禁用。

孕妇及哺乳期妇女：禁用。

老年人：慎用。

【剂型规格】 胶丸剂：50mg/丸。

（5）复方甘草酸苷片（compound glycyrrhizin tablets）

【药理作用】 本品具有抗炎、免疫调节、改善肝功能作用。

【用法用量】 口服，成人，2片/次，每天3次；儿童，根据年龄、病情轻重程度等酌情减量。

【不良反应】 ①可见低血钾症、血压上升、水钠潴留、浮肿、尿量减少、体重增加等假性醛固酮增多症状；②脱力感、肌力低下、肌痛、四肢痉挛、麻痹等横纹肌溶解症状。

【禁忌证】 ①对本品过敏者禁用；②醛固酮症、肌病、低血钾症等患者禁用；③有血氨升高倾向的末期肝硬化患者禁用。

【注意事项】 ①本品含有甘草酸苷，所以与其他含甘草制剂合用时，可增加体内甘草酸苷含量，易出现假性醛固酮增多症状；②过量使用本品易引起假性醛固酮症。

【特殊人群用药】

儿童：需在医师指导下使用。

孕妇及哺乳期妇女：应充分权衡利弊后慎用。

老年人：慎用。

【剂型规格】 片剂：25mg/片。

（6）硫糖铝（sucralfate）

【药理作用】 本品具有保护胃黏膜、促进溃疡愈合、加速组织修复的作用。

【用法用量】 饭前1小时及睡前空腹嚼碎服用，成人，1g/次，每天4次。

【不良反应】 ①常见便秘，适当多饮水可避免；②偶见口干、恶心、胃痛等。

【禁忌证】 ①对本品过敏者禁用；②孕妇及哺乳期妇女禁用；③习惯性便秘者禁用。

【注意事项】 ①本品连续使用不得超过7天；②肝肾功能不全者慎用；③甲状腺功能亢进、营养不良性佝偻病等患者不宜长期服用本品。

【特殊人群用药】

儿童：禁用。

孕妇及哺乳期妇女：禁用。

老年人：慎用。

【剂型规格】 胶丸剂：50mg/丸。

（7）氢氧化铝（aluminium hydroxide）

【药理作用】 本品具有抗酸、局部止血、保护溃疡面、促进溃疡愈合等作用。

【用法用量】 饭前1小时嚼碎服用，成人，0.6～0.9g/次，每天3次。

【不良反应】 ①长期大剂量使用可致严重便秘，甚至引起肠梗阻；②老年人长期使用可致骨质疏松；③肾功能不全者慎用。

【禁忌证】 ①对本品过敏者禁用；②阑尾炎、急腹症患者禁用。

【注意事项】 ①本品连续使用不得超过7天；②妊娠期前3个月、肾功能不全、长期便秘者慎用；③低磷血症、前列腺肥大、青光眼、高血压、心脏病、胃肠道阻塞性疾患、甲状腺功能亢进、溃疡性结肠炎等患者慎用。

【特殊人群用药】

儿童：用药疗效及安全性尚不明确。

孕妇及哺乳期妇女：用药疗效及安全性尚不明确。

老年人：用药疗效及安全性尚不明确。

【剂型规格】 片剂：0.3g/片。

（二）局部用药

1. 溶液剂

（1）氯己定溶液（chlorhexidine solution）

【药理作用】 本品为双胍类化合物,具有抗菌消毒防腐作用。

【用法用量】 含漱,10mL/次,每天3次。

【不良反应】 ①可使口腔黏膜着色,假牙因表面或边缘粗糙可发生永久性着色;②可发生味觉改变、无痛性浅表脱屑或过敏反应。

【禁忌证】 ①对本品过敏者禁用;②因本品可使牙齿填充物的粗糙面或边缘永久着色,故前牙唇面有修复者慎用。

【注意事项】 ①本品不能吞服;②应避免本品接触眼睛和其他敏感组织。

（2）复方氯己定溶液（compound chlorhexidine solution）

【药理作用】 本品具有抗菌消毒防腐作用,所含甲硝唑具有抗厌氧菌作用。

【用法用量】 含漱,10mL/次,每天3次。

【不良反应】 ①长期使用可使口腔黏膜表面及牙齿着色,舌苔发黄,味觉改变;②偶见过敏反应或口腔黏膜浅表脱屑。

【禁忌证】 对本品过敏者禁用。

【注意事项】 ①本品不能吞服;②应避免本品接触眼睛和其他敏感组织;③本品连续使用时间不宜超过3个疗程;④如同时使用其他口腔含漱液,应至少间隔2小时。

（3）复方硼砂溶液（compound borax solution）

【药理作用】 本品中的硼砂与低浓度液化酚具有消毒防腐作用,碳酸氢钠有抗真菌作用。

【用法用量】 含漱,一次取少量（约10mL）加5倍量的温开水稀释后含漱,每天3~4次。

【不良反应】 偶见皮肤刺激如烧灼感、皮疹、瘙痒等。

【禁忌证】 ①对本品过敏者禁用;②新生儿、婴儿禁用。

【注意事项】 ①含漱后应吐出不可咽下;②本品误服后可引起局部组织腐蚀,吸收后可致急性中毒,早期症状为呕吐、腹泻、皮疹及中枢神经系统先兴奋后抑制等症,一旦发生应立即送医。

（4）依沙吖啶溶液（ethacridine solution）

【药理作用】 本品具有消毒防腐作用,还能抑制革兰氏阳性球菌。

【用法用量】 含漱,15mL/次,每天3次。

【不良反应】 偶见皮肤刺激如烧灼感、皮疹等。

【禁忌证】 对本品过敏者禁用。

【注意事项】 ①本品用于伤口患处,应先清洁创面;②水溶液不稳定,遇光后颜色逐渐变深;③本品仅供漱口等外用,切忌吞服。

（5）聚维酮碘溶液（povidone iodine solution）

【药理作用】 本品具有消毒防腐作用,且对多种细菌、病毒、真菌等有杀灭作用。

【用法用量】 含漱,15mL/次,每天3次。

【不良反应】 偶见过敏性皮疹、皮炎等。

【禁忌证】 ①对碘过敏者禁用;②孕妇及哺乳期妇女禁用。

【注意事项】 ①过敏体质者、甲状腺疾病患者慎用;②本品仅供漱口等外用,切忌吞服;如误服,应立即用淀粉糊或米汤洗胃,并立即送医;③用药部位如出现烧灼感、红肿等应立即停药。

（6）碳酸氢钠溶液（sodium bicarbonate solution）

【药理作用】 本品呈弱碱性,能中和口腔内异常发酵产生的酸性物质,使口腔成为弱碱性环境,可抑制念珠菌生长、繁殖及黏附。

【用法用量】 含漱,一次取少量（约10mL）加1倍量的温开水稀释后含漱,每天3次;或取2g碳酸氢钠粉（食用小苏打粉）兑100mL水,含漱,每天3次。

【不良反应】 少见且轻微。

【禁忌证】 对本品过敏者禁用。

【注意事项】　与酸或酸性盐类药物等有配伍禁忌。

（7）地塞米松溶液（dexamethasone solution）

【药理作用】　本品为糖皮质激素局部制剂，具有抗炎、止痛、抗过敏、免疫抑制等作用。

【用法用量】　含漱或局涂或湿敷口内充血糜烂病损，每1mL本品兑10mL或20mL纯净水，每天3次。

【不良反应】　①长期使用可致黏膜萎缩、毛细血管扩张、色素沉着、真菌感染等；②偶见过敏反应。

【禁忌证】　①对本品及糖皮质激素类药物有过敏史患者禁用；②口腔真菌、病毒、细菌等感染者禁用。

【注意事项】　①局部使用时勿吞服；②糖尿病、骨质疏松、肝硬化、肾功能不良、甲状腺功能减退患者慎用。

（8）环孢素溶液（ciclosporin solution）

【药理作用】　本品具有抗炎及免疫抑制作用。

【用法用量】　含漱，10mL/次，每天3次。

【不良反应】　①长期使用可致真菌感染等；②偶见过敏反应。

【禁忌证】　①对本品过敏者禁用；②1岁以下婴儿、感染性疾病患者禁用。

【注意事项】　①孕妇及哺乳期妇女慎用；②口腔黏膜感染性疾病应用

（9）他克莫司溶液（tacrolimus solution）

【药理作用】　本品具有抗炎及免疫抑制作用。

【用法用量】　含漱，15mL/次，每天4次。

【不良反应】　可出现接触致敏、口干、念珠菌病、口腔溃疡等。

【禁忌证】　①对本品过敏者禁用；②孕妇及哺乳期妇女禁用；③口腔细菌、病毒、真菌等感染者禁用。

【注意事项】　①勿长期连续应用；②勿用于2岁以下的儿童。

（10）呋喃西林溶液（nitrofurazone solution）

【药理作用】　本品通过干扰细菌的糖代谢和氧化酶系统而发挥抑菌或杀菌作用。

【用法用量】　含漱，15mL/次，每天3次。

【不良反应】　①可见接触性皮炎及过敏反应；②口服可致不可逆的多发性周围神经炎。

【禁忌证】　对本品过敏者禁用。

【注意事项】　①皮肤破损处不宜使用；②避免接触眼睛和其他黏膜；③用药部位如有烧灼感、红肿等情况应停药；④过敏体质者慎用；⑤本品仅作外用，含漱后勿吞服。

（11）过氧化氢溶液（hydrogen peroxide solution）

【药理作用】　本品为氧化性消毒剂，在过氧化氢酶的作用下迅速分解，释出新生氧，发挥抗菌作用。

【用法用量】　含漱，15mL/次，每天3次。

【不良反应】　①高浓度对皮肤和黏膜产生刺激性灼伤；②连续应用漱口可产生可逆性的舌乳头肥大。

【禁忌证】　对本品过敏者禁用。

【注意事项】　本品遇光和热易分解变质。

（12）龙掌口含液

【药理作用】　本品含飞龙掌血根皮、飞龙掌血叶、地骨皮、升麻、薄荷脑等，具有散瘀止血、除湿解毒、消肿止痛作用。

【用法用量】　含漱，10mL/次，每天4次。

【不良反应】　尚不明确。

【禁忌证】　对本品过敏者禁用,过敏体质者慎用。

【注意事项】　①本品仅供含漱用,勿吞服;②不宜在用药期间同时服用温补性中药;③忌烟、酒、辛辣、油腻食物;④孕妇慎用。儿童应在医师指导下使用。

2. 糊剂

（1）金霉素倍他米松糊剂（chlortetracycline betamethasone paste）

【药理作用】　本品具有抗菌、消炎、收敛、止痛作用。

【用法用量】　涂敷患处,每天3次。

【不良反应】　少见,可有用药部位轻微刺激感。

【禁忌证】　对本品过敏者禁用。

【注意事项】　本品仅为外用药,勿吞。

（2）金霉素甘油糊剂（chlortetracycline glycerol paste）

【药理作用】　本品具有抗菌、消炎、止痛作用。

【用法用量】　涂敷患处,每天3次。

【不良反应】　未见明显不良反应。

【禁忌证】　对本品过敏者禁用。

【注意事项】　本品仅为外用药,勿吞。

（3）地塞米松糊剂（dexamethasone paste）

【药理作用】　本品为糖皮质激素局部制剂,具有抗炎、止痛、抗过敏、免疫抑制等作用。

【用法用量】　涂敷患处,每天3次。

【不良反应】　①长期使用可致黏膜萎缩、毛细血管扩张、色素沉着、真菌感染等;②偶见过敏反应。

【禁忌证】　①对本品及其他糖皮质激素过敏者禁用;②真菌、细菌、病毒等感染者禁用。

【注意事项】　①不宜大面积、长期使用本品;②用药部位如有烧灼感、红肿等情况,应及时停药,并将局部药物洗净。

（4）维A酸糊剂（tretinoin paste）

【药理作用】　本品具有调节表皮细胞更新、促进正常角化、角质溶解等作用。

【用法用量】　涂敷患处,每天2~3次。

【不良反应】　偶见局部黏膜轻度充血及粗糙感。

【禁忌证】　对本品过敏者禁用;孕妇及哺乳期妇女禁用;唇红部位禁用。

【注意事项】　本品有刺激性,可加重炎症反应,故勿用于黏膜的充血、糜烂病损。

（5）制霉菌素糊剂（nystatin paste）

【药理作用】　本品为多烯类抗真菌药,具有广谱抗真菌作用。

【用法用量】　涂敷患处,每天3次。

【不良反应】　未见明显不良反应。

【禁忌证】　对本品过敏者禁用。

【注意事项】　①勿接触眼睛;②置于儿童不宜触及处。

（6）氨来呫诺糊剂（amlexanox paste）

【药理作用】　本品具有抗炎、抗过敏作用。

【用法用量】　涂敷患处,用药量以覆盖溃疡面为准,每天3次,最好在三餐后和睡前清洁口腔后使用。

【不良反应】　偶见瞬时疼痛、用药部位刺激或烧灼感、接触性黏膜炎、恶心、腹泻,停药后可消失。

【禁忌证】　对本品过敏者禁用。

【注意事项】　①如用药10天后口腔溃疡仍无明显愈合,应及时就医;②如不慎入眼,应及时清洗;③置于儿童不宜触及处;④使用本品后若发生皮疹或接触性黏膜炎,应立即停药。

3. 散剂

（1）西瓜霜粉剂

【药理作用】　本品具有清热解毒、消肿止痛作用。

【用法用量】　撒涂患处，每天3次。重症者兼服，1～2g/次，每天3次。

【不良反应】　尚不明确。

【禁忌证】　对本品过敏者禁用，过敏体质慎用。

【注意事项】　①忌烟酒、辛辣、鱼腥食物；②不宜在服药期间同时服用滋补性中药。

（2）锡类散

【药理作用】　本品具有清热解毒、化腐生肌作用。

【用法用量】　撒涂患处或用蜂蜜调匀涂敷患处，每天1～2次。

【不良反应】　偶有微肿、灼热、疼痛。

【禁忌证】　尚不明确。

【注意事项】　口腔内喷涂或敷药时不要呼吸，儿童勿哭闹，防止药粉进入呼吸道引起呛咳。

（3）冰硼散

【药理作用】　本品具有清热解毒、消肿止痛作用。

【用法用量】　撒涂患处或用蜂蜜调匀涂敷患处，每天3次。

【不良反应】　偶有微肿、灼热、疼痛。

【禁忌证】　尚不明确。

【注意事项】　①虚火上炎者慎用；②服药期戒烟酒、忌辛辣、油腻；③本品不宜长期大剂量使用。

4. 喷雾剂

（1）重组人表皮生长因子喷剂（口腔专用制剂）（recombinant human epidermal growth factor derivative spray）

【药理作用】　本品具有促进创面愈合、预防瘢痕形成作用。

【用法用量】　喷涂患处，每天1次。

【禁忌证】　对本品过敏者禁用。

【不良反应】　未见明显不良反应。

【注意事项】　①避免在高温环境长期存放；②当本品外观、性状改变时勿用。

（2）口腔炎喷雾剂

【药理作用】　本品具有清热解毒、消肿止痛作用。用于治疗口腔炎、口腔溃疡、咽喉炎等。

【用法用量】　喷涂患处，每天3次，小儿酌减。

【不良反应】　未见明显不良反应。

【禁忌证】　尚不明确。

【注意事项】　尚不明确。

5. 口含片

（1）西地碘含片（cydiodine buccal tablets）

【药理作用】　本品具有杀菌、消毒防腐作用。

【用法用量】　含服，1片/次，每天3次。

【不良反应】　偶见皮疹、皮肤瘙痒，长期含服可致舌苔染色，停药可消退。

【禁忌证】　对碘过敏者禁用。

【注意事项】　正在测试甲状腺功能者不宜使用。

（2）溶菌酶含片（lysozyme buccal tablets）

【药理作用】　本品具有抗菌、抗病毒、消炎作用。

【用法用量】　含服，1片/次，每天4次。

【不良反应】　偶见皮疹等。

【禁忌证】　对本品过敏者禁用。

【注意事项】　过敏体质者慎用,本品性状改变时勿用。

（3）西吡氯铵含片（cetylpyridinium chloride buccal tablets）

【药理作用】　本品为阳离子表面活性剂,对革兰氏阳性菌、革兰氏阴性菌、厌氧菌、真菌均有抑制作用。

【用法用量】　含服,1片/次,每天3～4次。

【不良反应】　偶见口腔刺激感、皮疹等。

【禁忌证】　对本品过敏者禁用。

【注意事项】　性状发生改变时勿用。

（4）地喹氯铵含片（dequalinium chloride buccal tablets）

【药理作用】　本品为阳离子表面活性剂,对革兰氏阳性菌、革兰氏阴性菌、厌氧菌、真菌均有抑制作用。

【用法用量】　含服,1片/次,每天3～4次。

【不良反应】　偶见恶心、胃部不适,罕见皮疹等过敏反应。

【禁忌证】　对本品过敏者禁用。

【注意事项】　过敏体质者慎用。

（5）氯己定苯佐卡因含片（compound chlorhexidine hydrochloride buccal tablets）

【药理作用】　本品具有广谱抗菌、止痛作用。

【用法用量】　含服,1片/次,每天4～5次。

【不良反应】　①偶见过敏反应或口腔黏膜浅表脱屑;②长期服用能使口腔黏膜表面和牙齿着色、舌苔发黑、味觉改变、咽部烧灼感,停药后可恢复。

【禁忌证】　①对本品过敏者禁用;②牙周炎、前牙有充填物的患者禁用。

【注意事项】　①过敏体质者慎用;②儿童须在成人监护下使用;③请将本品放在儿童不能接触的地方。

（6）石辛含片

【药理作用】　本品具有清胃泻火、消肿止痛的作用。

【用法用量】　含服,1～2片/次,每天4次,疗程5天。

【不良反应】　个别出现轻度口苦、恶心、欲吐、腹泻、头晕、头痛、全身皮疹等。

【禁忌证】　尚不明确。

【注意事项】　运动员慎用。

（7）利巴韦林含片（ribavirin buccal tablets）

【药理作用】　本品为广谱抗病毒药,用于治疗流行性感冒、疱疹性口腔炎等。

【用法用量】　含服,1片/次,每天4次,疗程5天。

【不良反应】　常见贫血、乏力,较少见疲倦、头痛、失眠、食欲减退、恶心、呕吐、轻度腹泻、便秘等。

【禁忌证】　对本品过敏者、孕妇禁用。

【注意事项】　①有严重贫血、肝功能异常者慎用;②6岁以下小儿口服剂量未确定;③老年人不推荐应用。

6. 膜剂

（1）复方庆大霉素膜（compound gentamicin sulfate pellicles）

【药理作用】　本品具有抑菌、止痛、抗炎作用。

【用法用量】　取略大于溃疡面的药膜贴敷患处(药膜不分正反面),每天3～4次。

【不良反应】　尚未见有关不良反应报道。

【禁忌证】　对本品过敏者禁用,过敏体质者慎用。

【注意事项】　①严格按推荐剂量使用,不可超量,每次使用量不超过 1 片,连续使用不超过 10 天;②孕妇及哺乳期妇女应在医师指导下使用,儿童须在成人监护下使用;③运动员慎用。

（2）谷固醇达克罗宁膜(compound sitosterol pellicles)

【药理作用】　谷甾醇具有修复组织的功能,盐酸达克罗宁为局部麻醉药,二者合用具有止痛、促愈合作用。

【用法用量】　贴敷患处,1 格 / 次,每天 6 次。

【不良反应】　偶可引起接触性皮炎,用药部位红肿、皮疹、瘙痒。

【禁忌证】　对任意成分过敏者禁用。

【注意事项】　①儿童、孕妇及哺乳期妇女、老人等人群用药尚不明确;②大剂量使用本品可出现食欲减退、胃肠道痉挛、腹泻等。

7. 凝胶剂

（1）复方甘菊利多卡因凝胶(compound chamomile and lidocaine hydrochloride gel)

【药理作用】　本品具有抗菌、消炎、止痛、促愈合作用。

【用法用量】　涂敷患处,每天 1~3 次。

【不良反应】　①本品一般无不良反应,但大剂量使用时可能在特殊部位吸收;②不宜用于低龄儿童,用于年龄较大的儿童,应避免意外吞咽过量本品所含利多卡因所致的毒性反应;③利多卡因可触发迟发型变态反应和速发型变态反应,可与其他酰胺类药物发生交叉过敏反应,频繁局部使用利多卡因,特别是用于黏膜,可触发变态反应。

【禁忌证】　对本品及各种成分过敏者禁用。

【注意事项】　①本品可用于缓解幼儿或学龄儿童因出牙所致的不适,但每次凝胶的用量长度不应超过 0.5cm,24 小时内不应超过 3 次。勿超量使用,避免患儿误吞过量本品所含利多卡因引起毒性反应;②将本品置于儿童不可触及处;③孕妇及哺乳期妇女、老年人的用药尚无有关资料。

（2）重组人干扰素 α-2b 凝胶(recombinant human interferon α-2b gel)

【药理作用】　本品为皮肤制剂,具有广谱抗病毒、抑制细胞增殖及调节免疫等作用。

【用法用量】　涂敷唇部或口周皮肤,勿入口内,每天 4 次,每次涂药后按摩 2~3 分钟以帮助药物吸收。

【不良反应】　偶见轻度瘙痒、灼痛,不需中止治疗,一般可自行缓解。

【禁忌证】　对本品过敏者禁用。

【注意事项】　治疗唇及生殖器疱疹,本品为非首选药。

8. 混悬剂

制霉菌素混悬液(nystatin suspension)

【药理作用】　本品具有广谱抗真菌作用。

【用法用量】　5 万~10 万 U/mL 制霉菌素混悬液,含漱或涂敷患处,每天 3 次,共 7~14 天。可将 10 片制霉菌素片(50 万 U/ 片),研细兑入 100mL 纯净水呈混悬液。

【不良反应】　未见明显不良反应。

【禁忌证】　对本品过敏者禁用。

【注意事项】　将本品放在儿童不能接触之处。

9. 粘贴剂

（1）地塞米松粘贴片(dexamethasone muco-adhesive tablets)

【药理作用】　本品为糖皮质激素局部制剂,具有抗炎、抗过敏作用。

【用法用量】　贴于患处,1 片 / 次,每天不超过 3 次,连用不超过 1 周。

【不良反应】　①偶见皮疹等过敏反应;②长期使用可见糖皮质激素类全身性不良反应。

【禁忌证】 对本品过敏者禁用,过敏体质者慎用;严重活动性结核病、高血压、糖尿病、胃与十二指肠溃疡、骨质疏松症、有精神病史、癫痫病史、青光眼等患者禁用。

【注意事项】 ①本品仅限口腔使用;②本品不宜长期使用,连用1周后症状未缓解,应停药就医;③孕妇、哺乳期妇女、儿童、运动员慎用;④本品在口腔内缓慢溶化后可咽下;⑤使用过量或发生严重不良反应,应立即就医。

（2）氨来呫诺粘贴片(amlexanox muco-adhesive tablets)

【药理作用】 本品具有抗炎、抗过敏作用。

【用法用量】 贴于患处,1片/次,每天3次。

【不良反应】 ①可见用药局部疼痛、灼烧感、刺激感、异样感、非特异反应等;②偶有恶心、咽喉痛、头痛、肝功能异常等。

【禁忌证】 对本品过敏者禁用。

【注意事项】 ①如出现皮疹或接触性黏膜炎应立即停药;②用药1小时内,应避免饮水或进食;③如用药10天后溃疡仍未愈合或疼痛未减轻,应及时就医;④本品在口腔内缓慢溶化后可咽下。

（3）甲硝唑口腔粘贴片(metronidazole oral sticking tablets)

【药理作用】 本品为抗厌氧菌药,用于治疗牙龈炎、牙周炎、冠周炎及口腔溃疡。

【用法用量】 贴于患处,1片/次,每天3次。

【不良反应】 偶见过敏反应,长期使用可引起味觉改变。

【禁忌证】 ①孕妇及哺乳期妇女禁用;②有活动性中枢神经疾患者禁用。

【注意事项】 ①对本品过敏者禁用,过敏体质者慎用;②儿童必须在成人监护下使用;③用药期间不得饮酒。

10. 软膏/乳膏剂

（1）地塞米松口腔软膏(dexamethasone oral paste)

【药理作用】 本品为糖皮质激素局部制剂,具有抗炎、止痛、抗过敏作用

【用法用量】 涂敷患处,每天2～3次。

【不良反应】 ①长期使用可致黏膜萎缩、毛细血管扩张、色素沉着、真菌感染等;②偶见过敏反应。

【禁忌证】 ①对本品及其他糖皮质激素过敏者禁用;②真菌、细菌、病毒等感染者禁用。

【注意事项】 ①不宜大面积、长期使用本品;②用药部位如有烧灼感、红肿等情况,应及时停药,并将局部药物洗净。

（2）曲安奈德口腔软膏(triamcinolone acetonide dental paste)

【药理作用】 本品为糖皮质激素局部制剂,具有抗炎,止痛、抗过敏作用。

【用法用量】 涂敷患处,勿反复揉擦,每天2～3次。

【不良反应】 ①长期使用可引起如同全身使用糖皮质激素类药物的副作用,如肾上腺皮质功能抑制、葡萄糖代谢改变、蛋白质分解和消化道溃疡等。这些情况在停药后可消失;②少见口干、灼热、脱皮、黏膜萎缩、继发感染、口周皮炎、过敏性接触性皮炎、毛囊炎、痤疮样皮疹、色素减退、皮疹等。

【禁忌证】 ①对本品及其他糖皮质激素过敏者禁用;②真菌、细菌、病毒等感染者禁用。

【注意事项】 ①不宜长期使用本品;②如果出现持续的局部刺激症状和过敏反应,应立即停药并采取相应治疗;③结核病、消化道溃疡、糖尿病患者若无医嘱不能自行使用本品;④若用药7天后病损仍未显著愈合,应及时就医。

（3）阿昔洛韦软膏(aciclovir ointment)

【药理作用】 本品为皮肤制剂,对单纯疱疹病毒、水痘带状疱疹病毒、巨细胞病毒等具有抑制作用。

【用法用量】 涂敷唇部或口周皮肤,勿入口内,每天3～4次。

【不良反应】　可见轻度灼痛、瘙痒、皮疹等。

【禁忌证】　①对本品过敏者禁用；②孕妇禁用。

【注意事项】　①不能用于眼部；②涂药部位如有灼烧感、瘙痒、红肿等，应立即停药、洗净，必要时就医。

（4）复方酮康唑软膏（compound ketoconazole ointment）

【药理作用】　本品为皮肤制剂，所含酮康唑为抗真菌药，丙酸氯倍他索为糖皮质激素，二者合用具有较强的抗真菌、抗炎、抗过敏作用。

【用法用量】　涂敷唇部或口周皮肤，勿入口内，每天2次。

【不良反应】　①常见红斑、灼热、瘙痒、刺痛、毛囊炎、皮肤萎缩变薄、毛细血管扩张等；②可见皮肤干燥、多毛、对感染的易感性增加等；③长期用药可能引起皮质功能亢进症，表现为多毛、痤疮、骨质疏松症等；④偶可引起接触性皮炎。

【禁忌证】　①对本品过敏者禁用；②孕妇及哺乳期妇女禁用，小儿禁用；③病毒性感染如疱疹等禁用。

【注意事项】　①避免接触眼睛；②不能长期应用，亦不宜采用封包治疗。

（5）他克莫司软膏（tacrolimus cream）

【药理作用】　本品为皮肤制剂，具有抗炎、抗过敏、抑制免疫等作用。

【用法用量】　涂敷唇部或口周皮肤，勿入口内。用药次数：0.03%他克莫司软膏，第1、第2周每天2次，第3、第4周每天1次，宜逐渐减量至停药。

【不良反应】　部分患者出现接触致敏、口干、念珠菌病、口腔溃疡、口腔炎等。

【禁忌证】　①对本品过敏者禁用；②孕妇、哺乳期妇女禁用。

【注意事项】　①勿长期连续应用；②勿用于2岁以下儿童。

11. 注射剂

（1）曲安奈德注射液（triamcinolone acetonide injection）

【药理作用】　本品为糖皮质激素局部制剂，具有抗炎、抗过敏、抑制免疫等作用。

【用法用量】　取本品1mL与等量2%利多卡因混合，根据糜烂或溃疡面积大小在病损基底部注射适量混合液，1~2周1次，1~3次为1个疗程。

【不良反应】　长期使用本品可引起局部组织萎缩、硬结及继发念珠菌感染等，也有产生全身性不良反应的可能。

【禁忌证】　①对本品过敏者禁用；②病毒、细菌、真菌、结核等感染者禁用。

【注意事项】　①使用前应摇匀，不得经静脉注射；②可能诱发感染；③心脏病或急性心力衰竭、糖尿病、全身性真菌感染、青光眼、肝肾功能损害、骨质疏松、胃溃疡等患者慎用；④运动员慎用；⑤长期用药者应定期对血糖、尿糖、血压、血清电解质、大便隐血、骨质疏松等进行检测。

（2）复方倍他米松注射液（compound betamethasone injection）

【药理作用】　本品为糖皮质激素局部制剂，具有抗炎、抗过敏、抑制免疫等作用。

【用法用量】　取本品1mL与等量2%利多卡因混合，根据糜烂或溃疡面积大小在病损基底部注射适量混合液，1~2周1次，1~3次为1个疗程。

【不良反应】　长期使用本品可引起局部组织萎缩、硬结及继发念珠菌感染等，也有产生全身性不良反应的可能。

【禁忌证】　①对本品过敏者禁用；②病毒、细菌、真菌、结核等感染者禁用。

【注意事项】　①使用前应摇匀，不得经静脉注射；②可能诱发感染；③心脏病或急性心力衰竭、糖尿病、全身性真菌感染、青光眼、肝肾功能损害、骨质疏松、胃溃疡等患者慎用；④运动员慎用；⑤长期用药者应定期对血糖、尿糖、血压、血清电解质、大便隐血、骨质疏松等进行检测。

（3）醋酸泼尼松龙注射液（prednisolone acetate injection）

【药理作用】 本品为糖皮质激素局部制剂,具有抗炎、抗过敏、抑制免疫等作用。

【用法用量】 取本品 1mL 与等量 2% 利多卡因混合,根据糜烂或溃疡面积大小在病损基底部注射适量混合液,隔天注射 1 次,5 次为 1 个疗程。

【不良反应】 长期使用本品可引起局部组织萎缩、硬结及继发念珠菌感染等,也有产生全身性不良反应的可能。

【禁忌证】 ①对本品过敏者禁用;②病毒、细菌、真菌、结核等感染者禁用。

【注意事项】 ①使用前应摇匀,不得经静脉注射;②可能诱发感染;③心脏病或急性心力衰竭、糖尿病、全身性真菌感染、青光眼、肝肾功能损害、骨质疏松、胃溃疡等患者慎用;④运动员慎用;⑤长期用药者应定期对血糖、尿糖、血压、血清电解质、大便隐血、骨质疏松等进行检测。

(三)中成药

1. 雷公藤总苷片(tripterygium glycosides tablets)

【药理作用】 ①通过抑制炎症介质的释放、降低毛细血管通透性、减轻水肿程度等途径发挥较强的抗炎作用;②对细胞免疫和体液免疫均有较强的抑制作用;③具有抗血凝、促进纤溶、改善微循环作用。

【用法用量】 饭后服,1~1.5mg/(kg·d),分 3 次服,1 个月为一疗程,病情控制后可减量或间歇服药。

【不良反应】 ①恶心、呕吐、腹痛、腹泻、头晕、乏力、白细胞或血小板减少;②月经紊乱、闭经、精子活力降低、生成受抑制等,但停药后一般可恢复正常;③皮肤黏膜色素沉着、皮疹、痤疮、指甲变软、口腔溃疡等。

【禁忌证】 ①对本品过敏者禁用;②儿童、备孕者、孕妇及哺乳期妇女禁用;③心、肝、肾功能不全、严重心律失常者禁用;④严重贫血、白细胞、血小板降低者禁用;⑤胃、十二指肠溃疡活动期患者禁用。

【注意事项】 ①青年男性忌长期大量使用本品;②若需长期使用,应注意监测药物所致的不良反应;③若长期大量使用,可产生类似糖皮质激素的不良反应。

【特殊人群用药】

儿童:禁用。

孕妇和哺乳期妇女:禁用。

老年人:用药疗效及安全性尚不明确。

【剂型规格】 片剂:10mg/ 片。

2. 昆明山海棠片(tripterygii hypoglauci tablets)

【药理作用】 本品具有祛风除湿、舒筋活络、清热解毒的功效,对炎症反应和免疫功能均有抑制作用。

【用法用量】 饭后即刻服,2 片 / 次,每天 3 次,1 个月为一疗程,病情控制后可减量或间歇疗法。

【不良反应】 ①对性腺有较明显抑制作用,女性月经减少或闭经,男子精子减少或消失。服药时间越长,对性腺的抑制作用越明显,一般停药后可恢复;②白细胞、血小板减少;③纳差、恶心、胃痛、腹胀、腹泻、便秘、皮疹、口腔溃疡等。

【禁忌证】 ①对本品过敏者禁用;②备孕者、孕妇及哺乳期妇女禁用;③严重肝病,胃、十二指肠溃疡活动期等患者禁用。

【注意事项】 ①本品可引起骨髓抑制,使用时应注意监测外周血象;②不宜过量或长期服用本品;③肝、肾功能不全者慎用。

【特殊人群用药】

儿童:用药疗效及安全性尚不明确。

备孕者、孕妇及哺乳期妇女:禁用。

老年人:用药疗效及安全性尚不明确。

【剂型规格】 片剂:0.28g/ 片。

3. 白芍总苷胶囊(total glucosides of paeony capsules)

【药理作用】 本品具有抗炎和免疫调节作用。

【用法用量】　口服，0.6g/ 次，每天 2～3 次。

【不良反应】　偶有软便、腹部不适，不需处理或酌情减量。

【禁忌证】　对本品过敏者禁用。

【注意事项】　尚不明确。

【特殊人群用药】

儿童：用药疗效及安全性尚不明确。

孕妇及哺乳期妇女：用药疗效及安全性尚不明确。

老年人：用药疗效及安全性尚不明确。

【剂型规格】　胶囊：0.3g/ 粒。

4. 口炎颗粒

【药理作用】　本品具有清热解毒的功效。

【用法用量】　开水冲服，3～6g/ 次，每天 3 次。

【不良反应】　尚不明确。

【禁忌证】　对本品过敏者禁用。

【注意事项】　①用药期间忌烟、酒、辛辣、油腻食物；②不宜在服本品期间同时服用温补性中药；③脾虚大便溏者慎用。

【特殊人群用药】

儿童：应在医师指导下使用。

孕妇及哺乳期妇女：慎用。

老年人：应在医师指导下使用。

【剂型规格】　颗粒剂：3g/ 包。

5. 复方珍珠口疮颗粒

【药理作用】　本品具有燥湿、生肌止痛的功效。

【用法用量】　饭后半小时，开水冲服，1 袋 / 次，每天 2 次。

【不良反应】　偶见轻度恶心、上腹部不适症状。

【禁忌证】　对本品过敏者禁用。

【注意事项】　①脾胃虚寒者慎用；②肝肾功能损害及贫血者慎用；③不宜长期连续服用；④用药期间忌烟、酒、辛辣、生冷、油腻食物。

【特殊人群用药】

儿童：应在医师指导下使用。

孕妇及哺乳期妇女：应在医师指导下使用。

老年人：应在医师指导下使用。

【剂型规格】　颗粒剂：10g/ 包。

6. 六味地黄丸

【药理作用】　本品具有滋阴补肾的功效。

【用法用量】　口服，6g/ 次，每天 2 次。

【不良反应】　可见食欲不振、恶心、呕吐、胃肠不适、腹泻、腹痛、便秘、皮疹、瘙痒、头痛、心悸等。

【禁忌证】　对本品过敏者禁用。

【注意事项】　①不宜长期连续服用；②感冒发热病人不宜服用；③较严重的高血压、心脏病、糖尿病等患者应在医师指导下服用。

【特殊人群用药】

儿童：应在医师指导下使用。

孕妇及哺乳期妇女：应在医师指导下使用。

老年人：应在医师指导下使用。

【剂型规格】　丸剂：60g/瓶。

7. 知柏地黄丸

【药理作用】　本品具有滋阴降火的功效。

【用法用量】　口服，浓缩丸 8 丸/次，每天 3 次；水蜜丸 6g/次，每天 2 次；大蜜丸 1 丸/次，每天 2 次。

【不良反应】　尚不明确。

【禁忌证】　对本品过敏者禁用。

【注意事项】　尚不明确。

【特殊人群用药】

儿童：应在医师指导下使用。

孕妇及哺乳期妇女：应在医师指导下使用。

老年人：应在医师指导下使用。

【剂型规格】　浓缩丸：1.7g/10 丸；大蜜丸：9g/丸；水蜜丸：3g/30 丸。

8. 芦笋胶囊

【药理作用】　具有滋阴生津、增强免疫，减轻放疗、化疗不良反应的功效。

【用法用量】　口服，0.6g/次，每天 3 次。

【不良反应】　无明显不良反应。

【禁忌证】　对本品过敏者禁用。

【注意事项】　尚不明确。

【特殊人群用药】

儿童：应在医师指导下使用。

孕妇及哺乳期妇女：应在医师指导下使用。

老年人：应在医师指导下使用。

【剂型规格】　胶囊：0.3g/粒。

9. 增抗宁胶囊

【药理作用】　具有益气健脾，养阴生津，清热，提高机体免疫功能的功效。

【用法用量】　口服，3 粒/次，每天 4 次。

【不良反应】　尚不明确。

【禁忌证】　对本品过敏者禁用。

【注意事项】　尚不明确。

【特殊人群用药】

儿童：应在医师指导下使用。

孕妇及哺乳期妇女：应在医师指导下使用。

老年人：应在医师指导下使用。

【剂型规格】　胶囊：0.44g/粒。

参 考 文 献

1. 国家药典委员会. 中华人民共和国药典：2020 版[M]. 11 版. 北京：中国医药科技出版社，2020.
2. 国家药典委员会. 中华人民共和国药典临床用药须知：2015 版[M]. 北京：中国医药科技出版社，2015.
3. 陈新谦，金有豫，汤光. 陈新谦新编药物学[M]. 18 版. 北京：人民卫生出版社，2018.
4. 卫生部合理用药专家委员会. 中国医师药师临床用药指南[M]. 第 2 版. 重庆：重庆出版社，2014.
5. 肖海鹏. CDR 临床用药手册[M]. 北京：中国医药科技出版社，2020.

附录一 口腔黏膜病常用药物汉英对照表

β- 胡萝卜素（β-carotene）

A

阿达木单抗（adalimumab）

阿莫西林（amoxicillin）

阿昔洛韦（aciclovir）

阿昔洛韦软膏（aciclovir ointment）

阿奇霉素（azitromycin）

阿司匹林（aspirin）

阿糖腺苷（vidarabine）

阿维 A 酯（etretinate）

氨苯砜（dapsone）

氨苄西林（ampicillin）

氨来呫诺糊剂（amlexanox paste）

氨来呫诺粘贴片（amlexanox muco-adhesive tablets）

奥硝唑（ornidazole）

B

白芍总苷胶囊（total glucosides of paeony capsules）

苯海拉明（diphenhydramine）

吡嗪酰胺（pyrazinamide）

布洛芬（ibuprofen）

C

重组人干扰素（recombinant human interferon）

重组人干扰素 α-2b 凝胶（recombinant human interferon α-2b gel）

醋酸泼尼松龙注射液（prednisolone acetate injection）

D

地喹氯铵含片（dequalinium chloride buccal tablets）

地塞米松（dexamethasone）

地塞米松糊剂（dexamethasone paste）

地塞米松口腔软膏（dexamethasone oral paste）

地塞米松溶液（dexamethasone solution）

地塞米松粘贴片（dexamethasone muco-adhesive tablets）

对氨基水杨酸钠（sodium aminosalicylate）

多维元素（vitamins with minerals）

F

伐昔洛韦（valaciclovir）

泛昔洛韦（famciclovir）

氟康唑（fluconazole）

呋喃硫胺（fursultiamine）

呋喃西林溶液（nitrofurazone solution）

复方倍他米松注射液（compound betamethasone injection）

复方甘草酸苷片（compound glycyrrhizin tablets）

复方甘菊利多卡因凝胶（compound chamomile and lidocaine hydrochloride gel）

复方氯己定溶液（compound chlorhexidine solution）

复方硼砂溶液（compound borax solution）

复方庆大霉素膜（compound gentamicin sulfate pellicles）

复方酮康唑软膏（compound ketoconazole ointment）

复合维生素 B（compound vitamin B）

G

甘草锌（licorzinc）

甘露聚糖肽（mannatide）

谷固醇达克罗宁膜（compound sitosterol pellicles）

过氧化氢溶液（hydrogen peroxide solution）

H

红霉素（erythromycin）

环磷酰胺（cyclophosphamide）
环孢素（ciclosporin）
环孢素溶液（ciclosporin solution）
磺胺甲噁唑（sulfamethoxazole）
茴三硫（anethole trithione）

J

己酮可可碱（pentoxifylline）
己烯雌酚（diethylstilbestrol）
加巴喷丁（gabapentin）
甲氨蝶呤（methotrexate）
甲钴胺（mecobalamin）
甲硝唑（metronidazole）
甲泼尼龙（methylprednisolone）
金霉素倍他米松糊剂（chlortetracycline betamethasone paste）
金霉素甘油糊剂（chlortetracycline glycerol paste）
聚维酮碘溶液（povidone iodine solution）

K

卡介菌多糖核酸（BCG polysaccharide and nucleic acid）
卡马西平（carbamazepine）
昆明山海棠片（tripterygii hypoglauci tablet）

L

雷公藤总苷片（tripterygium glycosides tablet）
利巴韦林（ribavirin）
利福布汀（rifabutin）
利福喷丁（rifapentine）
利福平（rifampicin）
利妥昔单抗（rituximab）
链霉素（streptomycin）
膦甲酸钠（foscarnet sodium）
林可霉素（lincomycin）
硫唑嘌呤（azathioprine）
硫酸亚铁（ferrous sulfate）
硫糖铝（sucralfate）
柳氮磺吡啶（sulfasalazine）
氯苯那敏（chlorphenamine）
氯法齐明（clofazimine）

氯化钾（potassium chloride）
氯己定苯佐卡因含片（compound chlorhexidine hydrochloride buccal tablet）
氯己定溶液（chlorhexidine solution）
氯雷他定（loratadine）
氯马斯汀（clemastine）

M

吗替麦考酚酯（mycophenolate mofetil）
毛果芸香碱（pilocarpine）
米诺环素（minocycline）

N

萘普生（naproxen）
尼尔雌醇（nilestriol）

P

喷昔洛韦（penciclovir）
匹多莫德（pidotimod）
泼尼松（prednisone）

Q

羟氯喹（hydroxychloroquine）
氢化可的松（hydrocortisone）
氢氧化铝（aluminium hydroxide）
秋水仙碱（colchicine）
曲安奈德口腔软膏（triamcinolone acetonide dental paste）
曲安奈德注射液（triamcinolone acetonide injection）
曲普利啶（triprolidinge）

R

溶菌酶含片（lysozyme buccal tablets）

S

赛庚啶（cyproheptadine）
沙利度胺（thalidomide）
肾上腺素（adrenaline）
石辛含片（shixin buccal tablets）
双氯芬酸钠（diclofenac sodium）

T

他克莫司（tacrolimus）

他克莫司溶液（tacrolimus solution）

他克莫司软膏（tacrolimus cream）

碳酸钙 D_3（calcium carbonate and vitamin D_3）

碳酸氢钠溶液（sodium bicarbonate solution）

特比奈芬（terbinafine）

替硝唑（tinidazole）

头孢呋辛钠（cefuroxime sodium）

头孢拉定（cefradine）

W

维 A 酸（tretinoin）

维 A 酸糊剂（tretinoin paste）

维胺酯（viaminati）

维生素 A（vitamin A）

维生素 AD（vitamin AD）

维生素 B_1（vitamin B_1）

维生素 B_2（vitamin B_2）

维生素 B_6（vitamin B_6）

维生素 B_{12}（vitamin B_{12}）

维生素 C（vitamin C）

维生素 D（vitamin D）

维生素 E（vitamin E）

X

西地碘含片（cydiodine buccal tablets）

西吡氯铵含片（cetylpyridinium chloride buccal tablets）

西替利嗪（cetirizine）

西维美林（cevimeline）

胸腺素（thymosin）

溴夫定（brivudine）

Y

烟酰胺（nicotinamide）

叶酸（folic acid）

依巴斯汀（ebastine）

依沙吖啶溶液（ethacridine solution）

伊曲康唑（itraconazole）

乙胺丁醇（ethambutol）

异丙基肾上腺素（isoprenaline）

异维 A 酸（isotretinoin）

异烟肼（isoniazid）

英夫利昔单抗（infliximab）

Z

制霉菌素糊剂（nystatin paste）

制霉菌素混悬液（nystatin suspension）

转移因子（transfer factor）

附录二　口腔黏膜病常用物理疗法

（一）超声雾化疗法

【适应证】

1. 口腔黏膜较广泛的充血、糜烂、溃疡。

2. 各类疾病引起的咽喉黏膜炎症。

3. 恶性肿瘤放射治疗引起的口腔黏膜炎症。

【禁忌证】

1. 对雾化药物有过敏者禁用。

2. 严重传染性疾病患者禁用。

3. 安置心脏起搏器者禁用。

4. 孕妇及哺乳期妇女慎用。

【作用原理】

超声雾化器可通过传感器中的压电元件以一定频率振动，将电能转换为同频率的声能并产生张力波，以水为介质，使药液在气相中分散为细微的雾化颗粒，随气雾直接作用于口腔黏膜病损局部。本疗法的优点是用药面积大，易进入黏膜表皮细胞，能及时减轻黏膜炎性损害，促进其修复愈合。

【操作方法】

1. **药物选择**　常用布地奈德雾化液，用灭菌注射用水稀释。

2. 将蒸馏水加入雾化器水槽内至规定刻度，每次治疗前均应保证适当水量。

3. 将雾化罐放入水槽内嵌紧，倒入 15～20mL 雾化液。

4. 连接螺纹管和出雾口，如使用含嘴型出雾口应嘱患者含紧含嘴，口、鼻同时缓慢吸气，鼻呼气；如使用面罩型出雾口，面罩贴近患者口鼻处，喷嘴距口鼻 5～10cm。

5. 接通电源，打开雾化开关，指示灯亮并有气雾溢出，按需要调节雾量，吸入 15～20 分钟，每天 1～2 次，3～4 天为 1 个疗程。

6. 雾化结束后，取下含嘴或面罩。先关雾化器开关，再关电源开关，最后拔除电源。

【注意事项】

1. 雾化液必须当日新鲜配制。配方中若有易过敏的药物，慎用。患者吸入时若感不适，应立即停止雾化。

2. 对年龄较小且配合的患儿应注意酌减雾化时间，并根据病情调整药物剂量。

3. 每次使用毕仪器应注意清洁消毒，干燥存放，避免交叉感染。

（二）微波疗法

【适应证】

1. 难治性口腔扁平苔藓、口腔白斑病、肉芽肿性唇炎等。

2. 尖锐湿疣、乳头状瘤、黏液腺囊肿等。

【禁忌证】

1. 孕妇禁用。

2. 严重心肺功能不全者禁用。

3. 安置心脏起搏器者禁用。

【作用原理】

微波是一种超高频电磁波,它的某些物理特性与光波相似,可被不同介质所反射、折射、散射和吸收。微波对人体组织的作用常取决于其频率,频率越高,电场作用越强,热作用越强;而频率越低,磁场作用越强,穿透力越强。微波作用于人体主要产生热作用和非热作用。前者可使局部病变组织凝固、坏死、脱落,还具有改善微循环、促进黏膜创面修复,提高组织免疫反应能力等作用;后者的作用机制可能与高频电场引起细胞膜上电位及离子交换通道的改变有关,具有促进炎症消退、组织再生等作用。

【操作方法】

1. 术前嘱患者用 0.05% 氯己定溶液含漱,清洁口腔。

2. 根据病损所在部位选择局部浸润或阻滞麻醉。

3. 待麻醉显效后,根据病损性质和大小选择适宜的治疗探头。如为口腔扁平苔藓,可选用圆柱状探头直接贴附于病损表面;如为黏液腺囊肿,可选用针状探头直接插入治疗。有时两种探头还可交叉使用。

4. 启动机器开关,调整治疗功率和定时,若病损直径超过 0.5cm,则每隔 0.5cm 设一个辐射点。

5. 术后无需特殊处理,可酌情服抗生素和镇痛类药物。术后宜摄入流质或软食,注意保持口腔卫生。

【注意事项】

1. 对头面部病损进行治疗时,需为患者戴防护眼镜。

2. 治疗过程中应注意观察患者反应,如有不适及时停止治疗。

3. 每次使用毕仪器应注意清洁消毒,避免交叉感染。

(三)冷冻疗法

【适应证】

1. 难治性口腔扁平苔藓、口腔白斑病、光化性唇炎等;

2. 尖锐湿疣、恶性黑色素瘤等。

【禁忌证】

1. 对冷冻敏感或过敏者禁用。

2. 冷球蛋白血症、雷诺综合征等患者禁用。

3. 口腔病损累及范围广泛者不宜使用。

4. 高血压、心血管疾病等患者慎用。

【作用原理】

冷冻治疗主要是利用低温对病变组织及其周围循环进行损伤从而达到治疗作用的方法。本疗法的作用机制包括两方面,一方面,快速制冷与缓慢复温,可在细胞内外形成冰晶,使细胞膜破裂、细胞坏死、组织内血管收缩、血小板凝集等,致使微血栓形成、血管闭塞、组织缺血性坏死;另一方面,细胞被破坏后抗原可释出,可增强对肿瘤细胞的免疫杀伤作用。本疗法的优点是对特殊解剖部位的病损具有操作优势,能最大限度地保存组织和功能,术前无须麻醉,术中出血少,术后反应较轻,可用于年老体弱患者。

【操作方法】

1. 制冷设备一般选择液氮低温治疗机,降温可达 -196℃。

2. 根据病损部位及大小选择适宜的探头,使用前通电制冷约 10 分钟,待探头表面形成冰霜待用。

3. 治疗前嘱患者用 0.05% 氯己定溶液含漱,清洁口腔。

4. 病损部位应充分暴露,严格隔湿,对于不宜暴露部位,可用非金属质地的口镜、拉钩等牵拉周围组织,以充分暴露病损部位。

5. 冷冻方法可选择接触冷冻或喷射冷冻。对于病损较局限、渗出不明显者多选用接触冷冻法:可用无菌棉签蘸取适量液氮直接涂擦病损处,根据病损情况可适当加压使局部形成白霜;或者直接用探头接触病损部位,视病损严重程度可选择 $1\sim1.2kg/cm^2$ 的液氮压力,时间为 0.5～2 分钟,严重者还可重复冻融 1 次;对于病损面积较大、有渗出者可选用喷射冷冻法:将探头距离病损表面 1～2cm,通过喷射导管将液氮直接喷射于病损区,每次治疗需冻融 2～3 次,严重者可 3～4 次。治疗以不超过病损边缘 5mm 为界、病损表面发白变硬为度。

6. 每 2～3 周治疗 1 次,每次治疗时间选择在冷冻局部创面完全结痂时进行,视病情 3～4 次为 1 个疗程。

【注意事项】

1. 操作时应严格隔湿,注意保护周围的正常黏膜。

2. 个别病例可能出现水疱、出血、麻木等反应。

3. 偶发探头与组织冻结取不下时,不可强行取下,可用 75% 酒精涂于粘连处即可取下。

4. 建议在冷冻治疗前先行组织病理学检查,明确诊断后选择合适的冷冻方案。

5. 注意预防并发症,尤其口底及舌根组织疏松易发生肿胀,应酌情使用糖皮质激素、抗组胺类药物进行预防。

(四)激光疗法

【适应证】

1. **低能量激光**　重型复发性阿弗他溃疡、难治性口腔扁平苔藓、唇疱疹、慢性非特异性唇炎等。

2. **高能量激光**　乳头状瘤、寻常疣、黏液腺囊肿等。

【禁忌证】

1. 疑似或确诊为恶性病损者禁用。

2. 孕妇禁用。

【作用原理】

激光可分为低能量激光和高能量激光。低能量激光具有止痛、消炎、促进局部微循环及溃疡愈合的作用;高能量激光可使局部组织细胞迅速脱水,直接去除病灶,并有良好的止血杀菌效果。激光疗法的优点是创伤小病人易接受,光导纤维可较自如地对各个部位包括狭窄细小处病变进行准确照射,操作简便,不伤及周围正常组织,术中不出血,创面愈合后瘢痕表浅或不留瘢痕。

【操作方法】

1. 治疗前嘱患者用 0.05% 氯己定溶液含漱,清洁口腔。

2. 按照病损所在部位选择表面或局部浸润麻醉,部分病例可酌情选择阻滞麻醉。

3. 根据不同仪器及病损范围大小,选择适宜的照射功率和时间,对表浅病损,可将光导纤维对准病灶,距离约 1～2mm 进行照射;对于良性肿瘤等深在病损,可行插入式多方向照射凝固。必要时重复烧灼 2～3 次,直至完全清除病灶。

4. 治疗过程中不断清除焦痂。

【注意事项】

1. 治疗时应注意避开腮腺导管开口。

2. 激光治疗过程中的汽化会产生烟雾,应使用吸引器。

3. 操作过程中注意对医患眼睛的保护。

(五)光动力疗法

【适应证】

1. 口腔白斑病、口腔红斑病、口腔扁平苔藓、盘状红斑狼疮等口腔潜在恶性疾患。

2. 口腔疣状增生等。

【禁忌证】

1. 对光敏剂过敏者禁用。

2. 正在使用光敏剂进行治疗者禁用。

3. 血卟啉症及其他对光敏感患者禁用。

4. 凝血功能障碍者禁用。

5. 孕妇慎用。

【作用原理】

光动力治疗中所需的光敏剂可选择性地富集于增殖活跃的细胞中,而不富集于正常细胞。在使用特定波长的光照射病损部位后,触发局部光生物化学反应,使细胞内产生大量氧化产物而导致其直接死亡;还可通过损伤血管导致局部缺血缺氧而间接引起细胞死亡;另外,还可诱发机体免疫应答反应。

【操作方法】

1. 治疗前嘱患者用0.05%氯己定溶液含漱,清洁口腔。

2. 以灭菌注射用水调配光敏剂溶液,盐酸氨酮戊酸外用散为临床常用光敏剂,常用浓度为20%。

3. 根据病损大小敷贴光敏剂水溶液。

4. 局部麻醉后选择特殊发光装置的适宜波长照射病损,每次照射3分钟,间隔1分钟,共照射6次。

5. 术后可酌情给予患者止痛类药物。

【注意事项】

1. 由于氧是光动力治疗不可或缺的要素,因此,在光照过程中采用间断照射的方法以保证组织中有足够的氧浓度。

2. 操作应轻柔,避免损伤正常组织。

3. 嘱患者治疗后避光48小时。

4. 在治疗后最常见的不良反应为疼痛,可伴局部糜烂或反应性水肿,偶见吞咽困难、发热、呼吸困难等,偶见皮肤过敏。

后　记

一直想为本书第2版写个后记，可又不知从何落笔。

写这本书最初的起因和契机？似乎又太冗长……
写这本书经历的曲折和艰辛？似乎又太复杂……
写这本书呈现的认真和执着？似乎又太严肃……
写这本书焕发的热情和活力？似乎又太矫情……
写这本书收获的赞誉和激励？似乎又太直白……
写这本书寄予的希望和愿景？似乎又太炽热……

那就只剩满心的感激！感谢那些在过去、现在、将来给予我们关心和帮助的人们！
感谢李秉琦老师的谆谆教诲和殷殷关怀，时隔十四年"四周谈"再版，已化作天上星星的您想必会欣慰的吧……

周红梅
二○二四年夏

52检